4XF Outdoor FitCamp

DANKSAGUNG

Wir bedanken uns bei unseren Models
Johannes Kaus, Leonie Müller, Anja Nacken, Krisztian Pörsze und Miriam Schreck für die produktive Zusammenarbeit.
Außerdem danken wir den Teilnehmern des Kurses „Functional Circle" im Sportstudio Vitafit in Dreieich dafür, dass jeder sein Bestes gegeben hat und wir das fotografisch festhalten durften!

Der Firma

erima

herzlichen Dank für die Ausstattung unserer Modelle mit funktioneller Fitnessbekleidung aus ihrer aktuellen Kollektion.

Den Firmen

ERHARD SPORT   TOGU   KÜBLER SPORT

AIREX   VARIOSLING MADE IN GERMANY   ARTZT Produkte für Sport und Gesundheit

danken wir für die Ausstattung mit den nötigen Trainingsgeräten.
Nicht zuletzt danken wir dem Meyer & Meyer Verlag für die Realisierung des Projekts und insbesondere Martin Meyer für das angenehme und erfolgreiche Fotoshooting sowie die gelungenen Fotoaufnahmen.

Aus Gründen der besseren Lesbarkeit haben wir uns entschlossen, durchgängig die männliche (neutrale) Anredeform zu nutzen, die selbstverständlich die weibliche mit einschließt.

Das vorliegende Buch wurde sorgfältig erarbeitet. Dennoch erfolgen alle Angaben ohne Gewähr. Weder die Autorinnen noch der Verlag können für eventuelle Nachteile oder Schäden, die aus den im Buch vorgestellten Informationen resultieren, Haftung übernehmen.

WO SPORT SPASS MACHT

Jörn Rühl | Jens Binias

4XF Outdoor FitCamp

Natur, Spaß und hartes Training

Meyer & Meyer Verlag

Papier aus nachweislich umweltverträglicher Forstwirtschaft.
Garantiert nicht aus abgeholzten Urwäldern!

4XF *Outdoor FitCamp* – Natur, Spaß und hartes Training

Bibliografische Information der Deutschen Nationalbibliothek
Die Deutsche Nationalbibliothek verzeichnet diese Publikation in der Deutschen Nationalbibliografie; detaillierte bibliografische Details sind im Internet über <http://dnb.d-nb.de> abrufbar.

Auckland, Beirut, Cairo, Cape Town, Dubai, Hägendorf, Hongkong,
Indianapolis, Manila, Maidenhead, Neu Delhi, Singapur, Sydney, Teheran, Wien

Member of the World Sport Publishers' Association (WSPA)

Gesamtherstellung: Print Consult GmbH, München
ISBN 978-3-89899-886-4
E-Mail: verlag@m-m-sports.com
www.dersportverlag.de

Inhalt

1 Aktiver leben – Natursport als Fitness- und Gesundheitssport 9

2 Natursport und Parksport 15

3 *4XF Training* – stark & dynamisch 23

4 *4XF Outdoor FitCamp* – Philosophie und Rahmenbedingungen 31
4.1 Philosophie 32
4.2 Zielgruppe 32
4.3 Gruppengröße 33
4.4 Kurs oder Dauerangebot? 34
4.5 Auswahl der Trainingsstätte 35
4.6 Wetter 36
4.7 Die Ausrüstung der Teilnehmer 37
4.8 Das Material 38
4.9 Zeitliche Planung und Trainingshäufigkeit 44

5 *4XF Outdoor FitCamp* – Ablauf der Kurseinheiten 49
5.1 Aufbau, Begrüßung und Motivation 52
5.2 Mobilisation 55
5.3 Dynamisches Aufwärmen 56
5.4 Teamspiele 58
5.5 Zirkeltraining 59
5.6 Lockerung und Dehnung 72
5.7 Abschluss und Teamgeist 73

6 Der *4XF Outdoor FitCamp*-Übungspool 77
6.1 Übungspool Mobilisation 78
6.2 Übungspool Dynamisches Aufwärmen 98
6.2.1 LIA – Lineares Aufwärmen 98
6.2.2 LAA – Laterales Aufwärmen 119
6.3 Übungspool Teamspiele 131

6.4 Übungspool Zirkeltraining ... 148
6.4.1 DÜ – Drückende Übungen ... 148
6.4.2 ZÜ – Ziehende Übungen ... 159
6.4.3 KH – Knie- und hüftstreckende Übungen ... 171
6.4.4 KÜ – Komplex- und Rumpfkräftigungsübungen (dynamisch) ... 190
6.4.5 RÜ – Rotatorische Übungen ... 209
6.4.6 LS – Läufe und Sprünge ... 226
6.4.7 SÜ – Rumpfstabilisationsübungen (statisch) ... 250
6.5 Übungspool Dehnübungen ... 267

7 Urban Fitness ... 277
7.1 Was ist Urban Fitness? ... 278
7.2 Übungspool Urban-Fitness-Übungen ... 281
7.2.1 UDÜ – Drückende Übungen (Urban) ... 281
7.2.2 UZÜ – Ziehende Übungen (Urban) ... 285
7.2.3 UKH – Knie- und hüftstreckende Übungen (Urban) ... 291
7.2.4 ULS – Läufe und Sprünge (Urban) ... 299
7.2.5 USÜ – Rumpfstabilisationsübungen (statisch) (Urban) ... 305

8 Partnerübungen ... 309
8.1 Warum Partnerübungen? ... 310
8.2 Übungspool Partnerübungen ... 312
8.2.1 PDÜ – Drückende Übungen mit Partner ... 312
8.2.2 PZÜ – Ziehende Übungen mit Partner ... 314
8.2.3 PKH – Knie- und hüftstreckende Übungen mit Partner ... 317
8.2.4 PKÜ – Komplex- und Rumpfkräftigungsübungen (dynamisch) mit Partner ... 319
8.2.5 PRÜ – Rotatorische Übungen mit Partner ... 323
8.2.6 PSÜ – Rumpfstabilisationsübungen (statisch) mit Partner ... 327

9 Literaturverzeichnis ... 335

Bildnachweis ... 341

- Fortschritte der TN festhalten
- Besonderheiten aufschreiben

2. Zirkel:

① Dips

② Medizinballwerfen (Partnerübung) Rotation

③ Raupe

④ Vierecks-Lauf (vorne, seitlich, hinten, seitlich)

⑤ Front ziehen

⑥ Squat (Kettleball überkopfdrücken)

⑦ Mountain Climbers

⑧ Beine weisen im Sitzen (Partnerübung)

KAPITEL 1

1	Aktiver leben – Natursport als Fitness- und Gesundheitssport
2	Natursport und Parksport
3	*4XF Training* – stark & dynamisch
4	*4XF Outdoor FitCamp* – Philosophie und Rahmenbedingungen
5	*4XF Outdoor FitCamp* – Ablauf der Kurseinheiten
6	Der *4XF Outdoor FitCamp*-Übungspool
7	Urban Fitness
8	Partnerübungen
	Anhang – Literaturverzeichnis

Kapitel 1

AKTIVER LEBEN – NATURSPORT ALS FITNESS- UND GESUNDHEITSSPORT

Lange Jahre dachte man bei Fitness- und Gesundheitssport an Gruppen, die, auf Gymnastikmatten liegend, ihre Bauchmuskulatur kräftigen, an eine Hallenwand gestützt, ihre Oberschenkelmuskulatur dehnen oder, auf dem großen Gymnastikball sitzend, eine aufrechte Haltung üben. All diese Szenarien haben zumindest eines gemeinsam: Sie finden innerhalb einer Halle statt und vermitteln dem Betrachter nicht den Eindruck von übermäßig dynamischer Bewegung! Aber ist es nicht gerade Bewegung, an der es im täglichen Leben mangelt?

Uns fehlt Bewegung!

Die Bewegung wird in unserem Alltag immer weniger. Viele Experten bezeichnen den Bewegungsmangel inzwischen als eine der größten gesundheitlichen Bedrohungen aller Zeiten. Denn auf Dauer schwächt ein Leben mit zu wenig Bewegung unseren Körper und macht ihn krank, da die Strukturen und die Funktionsweise des Körpers auf Bewegung und ein gewisses Maß an Belastung angewiesen sind. Nur so können die Prozesse des Aufbaus und des Abbaus von Strukturen (Muskeln, Knochen, Faszien etc.) im Gleichgewicht gehalten werden, ohne dass es zu degenerativen Veränderungen kommt. Immerhin leidet inzwischen fast die Hälfte aller Bundesbürger an Übergewicht und bereits ein Fünftel ist krankhaft adipös. Rückenschmerzen sind mittlerweile schon bei Grundschulkindern bekannt. Neben Leistungsdruck und Stress lässt sich auch hier Bewegungsmangel als auslösender Faktor identifizieren.

Gesundheitsgefahr Fortschritt

Unsere Vorfahren waren auf der Jagd oder Nahrungssuche täglich 10-12 h auf den Beinen und legten dabei 15-25 km zu Fuß zurück. Dabei lag ihr Arbeitsumsatz durch körperliche Aktivität und Bewegung täglich zwischen 2.000 und 2.500 Kilokalorien. Heute schafft es der Mensch, seine „Grundversorgung" bereits mit 2-4 km am Tag zu sichern. Selbst zu Beginn des 20. Jahrhunderts war der Mensch bei der täglichen Arbeit noch immens gefordert. Der zunehmende technische Fortschritt macht es für den Menschen in modernen Industrienationen jedoch immer weniger erforderlich, dass er sich bewegt. Der Energieverbrauch durch körperliche Aktivität ist in den Industrienationen in den letzten 20 Jahren im Durchschnitt um 800 Kilokalorien am Tag zurückgegangen. Gleichzeitig ist die Verfügbarkeit von energiereicher Nahrung immer mehr gestiegen.

Viele Sportangebote – wenige Sporttreibende

Nun könnte man meinen, den Menschen fehle heutzutage die Möglichkeit bzw. die Gelegenheit, sich zu bewegen. Doch im Gegenteil: Nie war das Bemühen, Menschen über Kampagnen zur körperlichen Aktivität zu bewegen, so stark, und nie war das Angebot an Sportarten so vielfältig und so umfangreich wie heute. Und doch: Noch nie in ihrer Geschichte waren die Menschen so inaktiv wie in der heutigen Zeit. Zwar meinen, laut Umfragen, 60 % der Erwachsenen, dass sie körperlich aktiv sind, jedoch nur 10-20 % erreichen wirklich den Aktivitätsgrad, der ihnen hilft, gesund und fit zu bleiben.

Forderung nach mehr Bewegung

Experten empfehlen einen zusätzlichen Verbrauch von 1.500-2.000 Kilokalorien pro Woche durch moderate, regelmäßige körperliche Betätigung, um dem Körper einen idealen Gesundheitsschutz zu bieten, 2.500 Kilokalorien pro Woche gar, um Übergewicht effektiv vorzubeugen. Dies entspricht zum Beispiel ca. 3-4 h Walking plus 0,5-0,75 h Kräftigungstraining pro Woche!

Natursport und Bewegung als Lebensprinzip

Natursportarten, wie Wandern, Walking, Nordic Walking, Jogging, Running oder Outdoor Fitnesstraining, wie z. B. ***4XF Outdoor FitCamp***, bieten ideale Möglichkeiten, um dieser Forderung bzw. diesem Bedürfnis nach Bewegung und körperlicher Aktivität nachzukommen. Sich alleine oder in der Gruppe in der freien Natur zu bewegen, ist für viele Menschen motivierender, entspannender und abwechslungsreicher als ein Training in Hallen oder Gymnastikräumen. Darüber hinaus kann Natursport auch mehr sein, als eine von vielen Möglichkeiten, körperlich aktiv zu werden: Für viele wird die Bewegung an der frischen Luft zum Lebensprinzip. Ein Bewegen innerhalb natürlicher Elemente, wie Holz, Stein, Wasser, Luft, Gras, Wind, Sonnenschein usw., und das Erleben der dadurch entstehenden positiven Gefühle, kann für Menschen, deren (Arbeits-)Alltag durch ein Eingesperrtsein in Büros oder Fabrikhallen gekennzeichnet ist, eine Quelle der psychischen Regeneration darstellen.

Wie hilft uns Natursport?

Das Fitnesstraining durch Walking, Jogging, Running oder ***4XF Outdoor FitCamp*** zeigt zahlreiche positive Effekte:

- Es stärkt Muskeln, Knochen, Bänder und Gelenke;
- erhöht die Herzleistung, senkt die Herzfrequenz und schont damit das Herz;
- verbessert die Durchblutung, senkt den Blutdruck und erhöht die Elastizität der Gefäße;
- verbessert die Atmung und Sauerstoffversorgung des Körpers;

- verbessert den Fettstoffwechsel;
- stärkt das Immunsystem;
- fördert unser Wohlbefinden und unser Selbstwertgefühl;
- erhöht Körperbewusstsein und Lebensqualität und
- schafft einen Ausgleich zu den oft einseitigen und belastenden Haltungs- und Bewegungsanforderungen des Arbeitsalltags.

Mehr Bewegung in den Alltag

Sich draußen zu bewegen, dabei die Natur zu erleben und zu genießen, seinen Körper zu trainieren, sich dabei zu entspannen und vom stressigen Alltag zu erholen, kann zu einem wichtigen Wohlfühlfaktor für jedermann werden. Wer diese wohltuende Wirkung von Natursport einmal erlebt und verinnerlicht hat, der sucht sich auch im normalen Alltag entsprechende Bewegungsmöglichkeiten: Der nimmt vielleicht auch mal die Treppe statt den Aufzug, geht zu Fuß zum Einkaufen oder geht persönlich zum Kollegen eine Etage tiefer, statt ihn anzurufen. Denn wie uns die oben aufgeführten Beispiele zeigen, geht es nicht nur darum, 1-2 x in der Woche Sport zu treiben, sondern grundsätzlich darum, einen aktiveren Lebensstil zu entwickeln. Hier bietet das Sporttreiben draußen in der „freien" Natur, also das „Nicht-eingesperrt-Sein", einen Anreiz, der die Hürde, ein Bewegungsangebot überhaupt wahrzunehmen, entscheidend senken kann.

KAPITEL 2

1	Aktiver leben – Natursport als Fitness- und Gesundheitssport
2	**Natursport und Parksport**
3	*4XF Training* – stark & dynamisch
4	*4XF Outdoor FitCamp* – Philosophie und Rahmenbedingungen
5	*4XF Outdoor FitCamp* – Ablauf der Kurseinheiten
6	Der *4XF Outdoor FitCamp*-Übungspool
7	Urban Fitness
8	Partnerübungen
	Anhang – Literaturverzeichnis

Kapitel 2

NATURSPORT UND PARKSPORT

Immer wenn im Frühling die Tage länger werden und die Sonnenstrahlen die Tristesse der Winterzeit vertreiben, zieht es auch die Menschen wieder hinaus ins Freie. Plötzlich sind unsere städtischen Parks und Grünanlagen wieder stark belebt und sowohl auf den Wegen als auch auf dem Rasen tummeln sich Menschen.

Doch Parks und öffentliche Grünflächen werden nicht mehr nur zum Spazierengehen oder zum entspannten Verweilen auf Parkbänken genutzt. Mehr und mehr erobern Sport und Bewegungsaktivitäten die städtischen Grünanlagen: Walker, Läufer, Skater, Ballspieler, Jongleure oder Fitnesssportler gehören inzwischen zum alltäglichen Bild.

Der Trend: Sport in der Natur

Sich zu bewegen und dabei auch noch die Natur zu erleben und zu genießen, ist der große Trend unserer Zeit. Um etwas für ihre Gesundheit zu tun und gleichzeitig Abstand und Erholung von ihrem schnelllebigen und durch zunehmenden Stress geprägten Alltag zu finden, zieht es immer mehr Menschen hinaus zum Sport in der Natur.

Natursport bezeichnet dabei Angebote, bei denen unter den primären Motiven Naturerfahrung und Fitness – häufig in Kombination mit Gemeinschaft – unterschiedliche Aktivitäten in der Natur miteinander verbunden werden. Vielfältige körperliche Aktivitäten im Freien sind seit jeher ein zentrales Element des Sports – früher wie heute.

Moderner Trendsport in der Natur, z. B. Slackline, Urban Fitness, Geocaching, Parkour oder etwa Zirkeltraining, wie ***4XF Outdoor FitCamp***, schaffen es dabei sogar, Turn- und Sportvereinen und anderen Sportanbietern den Zugang zu neuen Alters- und Zielgruppen zu öffnen.

Parksport

Der moderne Stadtmensch jedoch, der häufig sehr viel Stress und Zeitdruck ausgesetzt ist und deshalb sehr ökonomisch und zielgerichtet seine knapp bemessene Freizeit plant, sucht dieses Naturerlebnis häufig nicht mehr auf dem Lande, abseits der urbanen Zentren, sondern möchte die Kombination aus Sport und Natur in unmittelbarer Nähe seines Wohn- oder Arbeitsumfeldes erleben, zum Beispiel im Park.

Diesen Trend, Parks bzw. öffentliche Grünflächen sportlich zu nutzen, sollten Sportanbieter aufgreifen und ihre Angebotspalette entsprechend erweitern. Dabei eignen sich sowohl neue Bewegungstrends als auch Varianten klassischer Bewegungsangebote für diesen „Parksport".

Um nachhaltig als Sportangebot erfolgreich zu sein, Interessierte an Bewegung und Sport heranzuführen und bei Teilnehmern erfolgreich eine langfristige Festigung ihres aktiven bzw. sportiven Lebensstils zu erreichen, sollte Parksport

- qualitativ hochwertige Angebote bereithalten;
- von gut ausgebildeten Trainern angeleitet werden;
- in einer motivierenden Gruppe absolviert werden;
- sich durch individuell zielgerichtetes Training auszeichnen;
- umweltverträglich vollzogen werden; 2
- die Interessen anderer Nutzer nicht beeinträchtigen und
- sich in Planung und Gestaltung von Parks/Grünflächen einbringen.

4XF Outdoor FitCamp & Co. – die Vielfalt des Parksports

Denken wir an Bewegung und Sport im Park oder auf öffentlichen Grünflächen, fallen uns zunächst die Aktivitäten ein, die uns tagtäglich im Freien begegnen: Joggen, Walking, Federball, Volleyball usw. Doch auch viele andere klassische Bewegungsformen, wie zum Beispiel Pilates oder Yoga, lassen sich sehr einfach an die frische Luft verlagern und erfahren dadurch eine zusätzliche Aufwertung, da sie Teilnehmern so neue Bewegungserfahrungen und Bewegungserlebnisse ermöglichen. Zudem erweitern neue Trends, wie zum Beispiel Geocaching, Slacklining oder ***4XF Outdoor FitCamp***, die Palette des Parksports.

Finden Sportangebote nicht in abgeschlossenen Räumen, sondern auf öffentlichen Grünflächen statt, sind sie näher bei den Menschen und animieren Interessierte zum Zuschauen. Der Weg zum Ausprobieren und Mitmachen ist dann auch nicht mehr weit – die Barriere ist deutlich leichter zu überwinden. Auf diese Weise können Sportvereine und andere Anbieter leichter Menschen erreichen, die bislang einen weniger aktiven Lebensstil hatten. Neben der Förderung von Fitness, Gesundheit und einem aktiven Lebensstil bringen solche Bewegungsangebote an der frischen Luft zudem eine deutliche Aufwertung von Parks bzw. öffentlichen Grünflächen mit sich. Somit ist Parksport für alle ein Gewinn.

Einige Beispiele für Parksport

Urban Fitness

Inzwischen gibt es in zahlreichen deutschen Städten Kurse unter diesem Namen. Es ist ein neues, extrem effizientes Outdoortraining in kleinen Gruppen. Das Training kann unter anderem auf allen Plätzen der Stadt und in Parks stattfinden, ohne dass weitere Hilfsmittel eingesetzt werden müssen. Bänke, Treppen, Geländer, Hügel/Berge, Gräben, Baumstämme und vieles mehr, was das urbane Umfeld zu bieten hat, werden genutzt.

4XF Outdoor FitCamp

Als eine Variante der „Urban Fitness" kann ***4XF Outdoor FitCamp*** betrachtet werden, welches ebenfalls draußen auf öffentlichen Grünanlagen oder Plätzen stattfindet. Hier werden neben den Möglichkeiten, die das urbane Umfeld bietet, zusätzlich weitere Hilfsmittel, wie z. B. Seile, Hanteln, Medizinbälle, Tubes etc., eingesetzt.

Geh- und Laufschule

Mit Körperwahrnehmungs- und Koordinationsübungen und kleinen Intervallen werden Anfänger spielerisch, mit Spaß und ohne Überforderung, an Jogging und Walking herangeführt.

Outdoor-Kids

Was für die Großen gilt, lernen hier auch schon die Jüngsten: Es gibt kein schlechtes Wetter, sondern nur falsche Kleidung. Es geht hinaus – denn im Freien machen Erlebnisspiele, Fußball, Gummitwist etc. doppelt so viel Spaß.

Geocaching

Geocaching ist eine Schatzsuche bzw. moderne Schnitzeljagd, bei der das Ziel mit einem GPS-Gerät gesucht wird. Dazu gibt man die Koordinaten eines Caches (Verstecks), die man im Internet erhält, in das GPS-Gerät ein und versucht damit, den Schatz zu finden.

CrossScouting 2

CrossScouting ist eine abwechslungsreiche Alternative zum herkömmlichen Dauerlauf oder Walking und beinhaltet ein Ausdauertraining mit Orientierungsaufgaben.

Standfest & stabil (Sturzprävention)

Alltagsnahes Koordinations- und Gleichgewichtstraining mit allem, was uns der Park bietet: Unebenheiten (Hügel), Kanten, Hindernisse (Steine, Äste), unterschiedliche Untergründe (Rasen, Sand, Erde, Kies) etc. Ergänzend wird die Kraft und die Mobilität trainiert.

Slacklining

Bei dieser Trendsportart wird auf einem Gurtband (Slackline) balanciert, das zwischen zwei Befestigungspunkten (Bäumen) gespannt ist. Konzentration und Gleichgewicht sind gefragt.

Gesundheitssport, Tai-Chi und Qigong

Viele Gesundheitssportangebote, insbesondere Bewegungs- und Entspannungsformen aus Fernost, lassen sich bei schönem Wetter sehr gut im Freien durchführen. An der frischen Luft steigen die Motivation und die positiven Effekte.

Buggy-Fitness

Sie wollen nach der Schwangerschaft wieder fit werden oder Ihre Fitness erhalten? Das ist ganz einfach: Das Training besteht aus einer Kombination aus Walken oder Joggen mit gezielten Übungen für den ganzen Körper – alles an der frischen Luft und mit den Babys im Kinderwagen.

Sport- und Freizeitspiele outdoor

Neben Turn- und Sportspielen, wie Ringtennis und Indiaca® oder Fußball und Volleyball, beleben auch Freizeitaktivitäten wie Jonglieren, Frisbee, Boccia, Outdoor-Kegelspiele (Kubb, Mölkky) oder Cross-Boule zunehmend unsere Parks.

In den letzten Jahren hat eine Vielzahl neuer Sportanbieter diese neuen Angebote in Großstädten und Ballungszentren etabliert. Momentan geht dieser Trend immer mehr in die Fläche, auch in Kleinstädten und auf dem Land verbreiten sich Angebote dieser Art rasant. Selbst die guten, alten Trimm-dich-Pfade (sofern sie nicht schon demontiert wurden) werden wiederbelebt. Diesen Trend versuchen wir mit ***4XF Outdoor FitCamp*** aufzugreifen.

KAPITEL 3

1	Aktiver leben – Natursport als Fitness- und Gesundheitssport
2	Natursport und Parksport
3	*4XF Training* – stark & dynamisch
4	*4XF Outdoor FitCamp* – Philosophie und Rahmenbedingungen
5	*4XF Outdoor FitCamp* – Ablauf der Kurseinheiten
6	Der *4XF Outdoor FitCamp*-Übungspool
7	Urban Fitness
8	Partnerübungen
	Anhang – Literaturverzeichnis

Kapitel 3

4XF TRAINING – STARK & DYNAMISCH

Das Konzept ***4XF Outdoor FitCamp*** ist Bestandteil der geschützten Marke „4XF Training" des Deutschen Turner-Bundes (DTB). Die Marke ***4XF*** des DTB steht für den gesamten Bereich des Functional Trainings. In ihr sind die Angebote aus den vier Bereichen Functional Training, Cross Training, Core & Stability und Outdoor FitCamp zusammengefasst. Die DTB-Akademie bietet hierfür Instructorausbildungen an, die jeweils einzeln absolviert werden können. Zusätzlich kann bei Absolvierung aller vier Module ein Zertifikat als „Functional Training Coach (DTB)" erworben werden. Die Absolventen entsprechender Weiterbildungen können die ***4XF***-Marken frei nutzen und zur Werbung und Öffentlichkeitsarbeit verwenden. Dieses Konzept versetzt Turn- und Sportvereine bzw. andere Sportanbieter in die Lage, die Nachfrage nach diesen Angeboten zu bedienen, ohne dabei monatliche Lizenzgebühren zu bezahlen. Nähere Informationen dazu unter www.dtb-online.de und www.dtb-akademie.de.

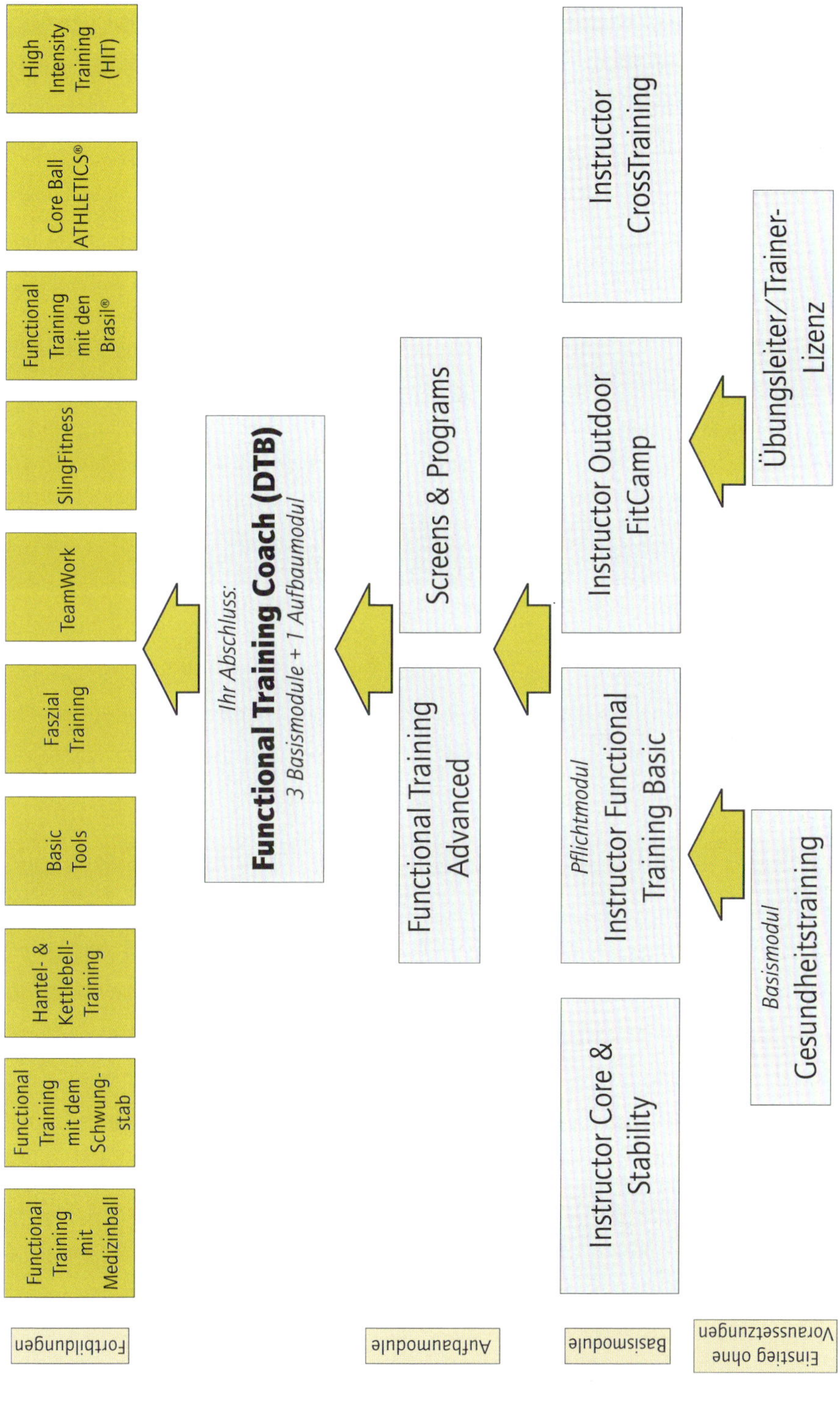
Fortbildungen
Functional Training mit Medizinball
Functional Training mit dem Schwungstab
Hantel- & Kettlebell-Training
Basic Tools
Faszial Training
TeamWork
SlingFitness
Functional Training mit den Brasil®
Core Ball ATHLETICS®
High Intensity Training (HIT)
Ihr Abschluss:
Functional Training Coach (DTB)
3 Basismodule + 1 Aufbaumodul
Aufbaumodule
Functional Training Advanced
Screens & Programs
Basismodule
Instructor Core & Stability
Pflichtmodul
Instructor Functional Training Basic
Instructor Outdoor FitCamp
Instructor CrossTraining
Einstieg ohne Voraussetzungen
Basismodul
Gesundheitstraining
Übungsleiter/Trainer-Lizenz

3

Functional Training ist eine Trainingsmethode, bei der die unterschiedlichen Muskelgruppen nicht isoliert, sondern, integriert in unterschiedliche Bewegungsmuster, trainiert werden. Durch das Training in *Muskelketten*, das sind Muskeln bzw. Muskelgruppen, die erst durch ihr Zusammenspiel komplexe Bewegungen erzeugen, verbessert sich deren Zusammenarbeit und somit auch die Leistungsfähigkeit sowie die Funktionalität für den Alltag. Dies kommt sowohl dem Athleten wie auch dem Hobbysportler und dem „normalen" Büromenschen oder der Hausfrau zugute.

Zwar werden beim Functional Training teilweise altbekannte Klassikerübungen wiederverwendet, dennoch besteht ein großer Unterschied zu althergebrachten Trainingsmethoden und Trainingsphilosophien.

Der Bewegungsapparat besteht aus Muskeln, Bändern, Sehnen sowie Knochen und Gelenken, die, gesteuert vom Zentralnervensystem (ZNS), wie eine Einheit auf externe oder interne Reize reagieren. Gespeicherte Bewegungsmuster werden als Reaktion auf Reize ständig vom Gehirn abgerufen und gelangen über das Rückenmark an den „Ort der Handlung" (zu den Muskeln, welche die komplexen Bewegungen ausführen). Wenn wir aber einzelne Muskeln isoliert trainieren, bereiten wir den Körper nicht ausreichend auf diese komplexen, alltäglichen Bewegungsmuster vor. Demnach spielt die Sensomotorik (die zentrale Verarbeitung und motorische Reaktion auf innere und äußere Reize) eine sehr wichtige Rolle beim Functional Training.

Um die Muskeln und den Körper effektiv und funktionell zu trainieren, sollten wir mit oben genannten Bewegungsmustern arbeiten. D. h., Bewegungen, die gegen die Schwerkraft ausgeführt werden, wie z. B. Extension/Flexion der Knie und Hüfte im Stehen, oder ziehende und drückende Bewegungen mit dem Oberkörper, Geh-, Lauf- oder Sprungformen, hebende Bewegungen mit rotatorischen Elementen – Bewegungen, die wir sowohl in allen Sportarten, aber auch im Alltag ständig ausüben. Bei all diesen Bewegungen beteiligt sich eine Vielzahl von Muskeln, welche die Bewegungen nach Bedarf beschleunigen oder abbremsen. Je besser die Muskeln als Team (*Kette*) arbeiten, desto ökonomischer und sicherer wird die Bewegung ausgeführt. Die Funktion der Kette bezieht sich nicht nur auf die *Agonisten* (ausführenden Muskeln), sondern auch auf die *Stabilisatoren* (Muskeln, die eine Bewegung oder Haltung stabilisieren). Functional Training ist mit seinen dynamischen und statischen Komponenten gleichzeitig auch ein Stabilisationstraining, da die Stabilisation der Gelenke essenziell für eine einwandfreie Bewegungsausführung ist. Dies ist auch im Hinblick auf die Häufigkeit und die Vermeidung von Rückenschmerzen von Bedeutung.

Vor den oben genannten Hintergründen bilden Übungen, wie z. B. „Kniebeugen", „Liegestütze" oder „Rudern", die Basis für dieses funktionelle Training. Eigentlich sind dies Klassikerübungen, die aber immer mehr aus den Trainingsabläufen verschwinden, weil sie entweder als zu anstrengend gelten oder eine vermeintliche Belastungssituation, z. B. des Rückens, vermieden werden soll. Dies erwies sich jedoch als Denkfehler: Durch das Meiden von Übungen, die z. B. den Rumpf stark beanspruchen, haben wir die Fähigkeit verloren, unseren Körper gegen die Schwerkraft zu stabilisieren. Die Folge ist eine umso größere Anfälligkeit der vermeintlich geschonten Strukturen.

Fazit: Richtig ausgeführt und dosiert, schützen diese oben genannten, komplexen Trainingsübungen unseren gesunden Bewegungsapparat vor Schäden und erhöhen seine Funktionalität und seine Belastbarkeit im Alltag!

Die beim ***4XF Outdoor FitCamp*** verwendeten Übungen sind für unterschiedliche Fitnesslevels abgestuft. Alle Übungen trainieren komplexe Muskelketten und folgen zur Belastungssteigerung alle dem gleichen Prinzip: 3

Zum einen steigert sich die Schwierigkeit durch die verstärkte Arbeit gegen die Schwerkraft, zum anderen aber auch durch eine Verstärkung der Komplexität der Bewegungskomponenten. Aber selbst weniger gut Trainierte finden Übungen auf einem passenden Level, die für sie durchführbar sind.

An dieser Stelle sei noch einmal erwähnt, dass es sich bei den Übungen zum Teil um solche handelt, die viele Trainer so oder in ähnlicher Form bereits kennen. Das Neue am Functional Training ist zum einen die veränderte Trainingsphilosophie hinter den Übungen, zum anderen die stärkere Akzentuierung der Stabilisation bei der Progression, also der Steigerung des Schwierigkeitsgrades, der komplexen Übungen. Das Konzept des Functional Trainings verlangt einen großen Umdenkprozess, da es statt isoliertem Training einzelner Muskeln, wie beim Gerätetraining im Studio, vielmehr integriertes, komplexes Training in Muskelketten in den Vordergrund stellt und sich in seiner Funktionalität statt an der Mechanik moderner Trainingsgeräte stärker an Alltags- und Sportbewegungen orientiert.

Darüber hinaus ist es ein Grundprinzip des Functional Trainings, dass der Körper des Trainierenden durch den Einsatz eigener Muskulatur in einer Trainingsposition stabilisiert wird – im Gegensatz zum Training an vielen Fitnessgeräten, bei dem häufig das Gerät selbst bzw. Stühle oder Bänke als Hilfsmittel zur Stabilisation genutzt werden. Dies bedeutet aber, dass sich, vor dem Hintergrund oben genannter Prinzipien des Functional Trainings, auch die Rahmenbedingungen eines modernen und funktionalen Fitnesstrainings ändern müssen:

- Hochmoderne und hoch technisierte Fitnesstrainingsgeräte müssten ersetzt werden durch Medizinbälle, Gymnastikmatten, Seile, Koordinationsleitern, Kettlebells und Schlingentrainer.
- Eindimensionale Übungen in einer statischen, durch Maschinen fixierten Position müssten ersetzt werden durch komplexe Bewegungsübungen, bei denen der Trainierende selbst den Körper stabilisiert.
- Stärker als früher rückt wieder das Training mit dem eigenen Körpergewicht mit seinen entsprechenden Übungen in den Mittelpunkt.
- Statt einer einfachen Belastungsdifferenzierung durch eine Veränderung des Widerstands von Maschinen ist eine individuellere Betreuung und Einschätzung des Trainierenden sowie eine genaue Differenzierung durch veränderte, abgestufte und angepasste Trainingsübungen gefragt.

3

KAPITEL 4

1	Aktiver leben – Natursport als Fitness- und Gesundheitssport
2	Natursport und Parksport
3	*4XF Training* – stark & dynamisch
4	***4XF Outdoor FitCamp*** **– Philosophie und Rahmenbedingungen**
5	*4XF Outdoor FitCamp* – Ablauf der Kurseinheiten
6	Der *4XF Outdoor FitCamp*-Übungspool
7	Urban Fitness
8	Partnerübungen
	Anhang – Literaturverzeichnis

Kapitel 4

4XF Outdoor FitCamp – PHILOSOPHIE UND RAHMENBEDINGUNGEN

4.1 Philosophie

Raus aus der stickigen Luft und der sterilen Atmosphäre vieler Fitnesscenter und rein in die Natur – Ziel beim ***4XF Outdoor FitCamp*** ist es, Fitnessbedürftigen eine regelmäßige Portion Outdoorunterstützung zu bieten. Herausforderung, Gruppenfeeling und Freude am Erfolg sind die Grundlage, um die Teilnehmer an ihre körperlichen Grenzen führen zu können. Basierend auf einem abwechslungsreichen und dadurch niemals langweiligen Trainingsprogramm, werden frische Luft, Spaß und hartes Training zu einem unwiderstehlichen Mix.

4.2 Zielgruppe

Durch die Erkenntnis, dass man auch im Fitnessbereich mit intensivem und hochintensivem Training nicht nur zeitsparender, sondern auch sehr effektiv und gezielt trainieren kann, ist ***4XF Outdoor FitCamp*** grundsätzlich für alle als Fitnesstraining interessant geworden. Es spricht alle Erwachsenen an, denen ein Fitnessstudio zu langweilig ist und die gerne draußen und im Team trainieren wollen.

All jene, die sich mit dem Gerätetraining in Hochglanz-Fitnesstempeln und modernen Wellnessanlagen bisher nicht anfreunden konnte, finden beim ***4XF Outdoor FitCamp*** eine echte Alternative, bei der Fitnesstraining auf das Wesentlichste reduziert ist und unter freiem Himmel stattfindet.

Wer dazu nicht gerne alleine trainiert, sich aber für bisherige Group-Fitness-Formate – die durch Frontalunterricht und ein durch Beats der Musik getaktetes Vormachen des Trainers und Nachmachen der Teilnehmer bestimmt waren – nicht begeistern konnte, findet mit ***4XF Outdoor FitCamp*** ein sehr einfaches und bodenständige, aber gleichzeitig forderndes Training in der Kleingruppe (Personal-Group-Training).

Mit seinem herausfordernden Charakter ist ***4XF Outdoor FitCamp*** nicht für totale Sporteinsteiger konzipiert, sondern setzt Gesundheit und eine gewisse Grundlagenfitness voraus. Im Gegensatz zu anderen Fitnesstrends, die in großer Mehrheit von Frauen angenommen bzw. auf deren Bedürfnisse hin konzipiert wurden, spricht ***4XF Outdoor FitCamp*** verstärkt bzw. in gleichem Maße auch Männer an.

4.3 Gruppengröße

Die Gruppengröße beim ***4XF Outdoor FitCamp*** beträgt maximal 12 Teilnehmer. Dank der kleinen Zahl der Sportler kennt der Trainer diese binnen kurzer Zeit sehr gut und kann gezielt auf ihre Bedürfnisse eingehen, sie unterstützen, motivieren und beraten. Außerdem sorgt diese geringe Anzahl dafür, dass der Trainer während des Trainings ausreichend Kapazität hat, alle Teilnehmer im Blick zu haben und ggf. in ihrer Bewegungsausführung zu korrigieren.

4.4 Kurs oder Dauerangebot?

Zur Realisierung eines ***4XF Outdoor FitCamps*** bieten sich mehrere Angebotsformen an:

- Dauerangebote, die das ganze Jahr über mindestens 1 x pro Woche stattfinden und offen für Neueinsteiger sind, die dann in die Gruppe integriert werden müssen. Dies ist aufgrund der dann auftretenden Heterogenität schwierig, da die neue Person oft auf einem anderen Kenntnis- und auch Trainingsstand ist. Die Erfahrung zeigt, dass die Fluktuation in solchen Dauerangeboten oft groß und die Bindung der Teilnehmer eher schwach ist.
- Zeitlich eng begrenzte Wochenendangebote/Workshops („Schnupperkurse"), die die Möglichkeit bieten, ein Angebot vorzustellen, um Interesse zu wecken und weiter in ein Kursprogramm bzw. Dauerangebot einzusteigen.
- Kursangebote, die mit einer klar definierten Anzahl von Trainingseinheiten und einer festen Gruppe innerhalb eines bestimmten Zeitraums stattfinden (zum Beispiel 16 Trainingseinheiten innerhalb von acht Wochen mit 2 x Training pro Woche).

Es lohnt sich in vielerlei Hinsicht, ein Kurssystem neben den Dauerangeboten einzurichten: Über Kurse können sich Turn- und Sportvereine sowie andere Sportanbieter nach außen öffnen, wenn auch Nicht-Mitgliedern ermöglicht wird, teilzunehmen. Neue Mitglieder können leichter gewonnen und integriert werden, da eine Kursteilnahme die Hemmschwelle zum Erwerb der Mitgliedschaft senkt. Kursangebote spielen somit eine große Rolle dabei, den Teilnehmern den Einstieg zu erleichtern und sie schließlich nach Kursende weiter in entsprechenden Dauerangeboten zu binden. Dauerangebote werden somit langfristig gestärkt.

Zudem kann häufig nur mittels aktueller Kursangebote auch auf aktuelle Trends wie ***4XF Outdoor FitCamp*** eingegangen werden, und damit dauerhaft die Konkurrenzfähigkeit erhalten werden. Gleichzeitig generieren Kurse im Vergleich zu Dauerangeboten höhere Einnahmen, und entstehende Kosten werden durch die Kursgebühren gedeckt.

Spezielle Kurse für bestimmte Zielgruppen, in denen das Niveau der Teilnehmer besser berücksichtigt werden kann (z. B. Einsteiger, Fortgeschrittene), ermöglichen schnellere Erfolgserlebnisse. Die jeweilige sportliche Aktivität kann folglich positiv erlebt werden und im besten Falle resultiert daraus eine dauerhafte Bindung an den Sport (lebenslanges Sporttreiben).

Diese Bindung sollte das Ziel eines neuen Programms wie ***4XF Outdoor FitCamp*** sein, nicht die nur einmalige Durchführung eines Kurses. In der Anfangsphase muss bereits berücksichtigt bzw. geplant werden, wie fitness- und gesundheitsorientierte Kursangebote auf Dauer mit den anderen Angeboten vernetzt werden bzw. neue Angebote geschaffen werden können, um die Kursteilnehmer langfristig zu integrieren.

4.5 Auswahl der Trainingsstätte

Das Bewegungsprogramm ist für eine Durchführung im Freien konzipiert. Benötigt wird eine mindestens 10 x 20 m große Rasenfläche.

Die Trainingsfläche ist so auszuwählen, dass bestimmte Mindestbedingungen erfüllt sind:

4

- Der Untergrund sollte so eben sein, dass Lauf- und Sprungübungen ohne Gefahr durchzuführen sind.
- Der Untergrund sollte so beschaffen sein, dass Bodenübungen möglich sind (evtl. können Gymnastikmatten eingesetzt werden).
- Die Fläche sollte so gelegen sein, dass auch bei einem Einsatz von Musik als Motivationsfaktor keine Anlieger gestört werden.
- Die Fläche sollte so gelegen sein, dass sie zwar öffentlich von Publikum einsehbar ist, es aber zu keinen ungewollten Kollisionen mit Fußgängern oder Radfahrern kommen kann.

- Die Fläche sollte so beschaffen sein, dass auch ein Training bei schlechteren Witterungsbedingungen wie Wind, Regen, Schnee oder Eis möglich ist.
- Idealerweise ist die Fläche bei morgendlicher/abendlicher Dunkelheit ausgeleuchtet, z. B. durch Laternen.
- Auf bzw. am Rand der Trainingsfläche sollten sich Bäume, Schilder, Laternen, Geländer oder Ähnliches befinden, an denen sich Trainingsgeräte wie Tubes bzw. Schlingentrainer zwischen Boden- bis Überkopfhöhe anbringen lassen.
- Bei der Auswahl der Trainingsfläche ist darauf zu achten, dass sie gut zu Fuß, mit dem Fahrrad oder mit öffentlichen Verkehrsmitteln erreichbar ist. Es sollten sich aber auch Parkplätze in der Nähe befinden, da neben den Teilnehmern vor allem auch der Trainer mit dem Auto anreisen und die benötigten Materialien zum Trainingsplatz transportieren muss.
- Neben der Rasenfläche sollte es zumindest an deren Rand auch eine kleine Fläche mit härterem Untergrund geben (z. B. einen Weg), da sich dort Seilsprünge besser durchführen lassen.

Viele Parks und öffentliche Grünflächen sind explizit für die sportliche Nutzung freigegeben. Zudem begrüßen Städte und Gemeinden im Allgemeinen den Sportbetrieb auf ihren Grünanlagen, da sich dadurch deren Mehrwert erhöht. Dennoch empfehlen wir, die Durchführung von ***4XF Outdoor FitCamps*** bei den zuständigen Ordnungs- oder Grünflächenämtern anzumelden.

Wir empfehlen außerdem, die Trainingsfläche vor jedem Training auf Gefahren, wie z. B. Glasscherben, oder auch Verunreinigungen, wie z. B. Hundekot, hin abzusuchen. Dies kann durchaus als gemeinsame Aktion der Trainingsgruppe vor dem Aufbau des Zirkels erfolgen.

4.6 Wetter

Hier gilt wie bei allen Outdoorbewegungsformen insbesondere der Satz: „Es gibt kein schlechtes Wetter – nur falsche Kleidung!" Das heißt, es wird prinzipiell bei jedem Wetter trainiert, die Teilnehmer sollten lediglich ihre Bekleidung den Witterungsverhältnissen anpassen. Natürlich gibt es auch Ausnahmen, wie z. B. Gewitter, Hagel, Starkregen oder extreme Kälte bzw. extremer Schneefall – immer dann, wenn die Gesundheit der Teilnehmer gefährdet ist, muss das Training natürlich ausfallen bzw. muss ein Ausweichort gesucht werden. Ist das Wetter regnerisch und kühl, bieten sich auch Varianten an, die einen stärkeren Anteil an Bewegung haben. Es kann z. B. ein Lauftraining absolviert werden, in das in bestimmten Intervallen Übungen integriert werden. So kann ein zu starkes Auskühlen der Teilnehmer verhindert werden. Auch bei sehr matschigem Untergrund oder geschlossener Schneedecke ist diese Form eine gute Alternative (siehe auch Kap. 7).

4.7 Die Ausrüstung der Teilnehmer

Zum Training eignet sich ein guter Laufschuh. Dieser zeichnet sich durch gute Dämpfungs-, Stabilisierungs- und Führungseigenschaften sowie ein rutschfestes Profil aus. Von zu steifen Schuhen (z. B. manche Hallensportschuhe) bzw. zu flexiblen Schuhen mit zu geringen Dämpfungs-, Stabilisierungs- und Führungseigenschaften (z. B. sogenannte *Barfußlaufschuhe*) ist abzuraten.

Es empfiehlt sich, die Beratung in einem Fachhandel in Anspruch zu nehmen, um neben einer fußgerechten Passform auch bestimmte Fußfehlstellungen und das Gewicht berücksichtigen zu können.

Gerade im Outdoorbereich ist Sportkleidung aus Baumwolle ungeeignet, da sie auf der Haut nass, schwer und kalt wird und der Körper dann bei Wind sehr schnell auskühlen kann. Atmungsaktive Synthetikmaterialien hingegen sind zu empfehlen, auch bei der Unterwäsche.

Bei kalten Temperaturen empfiehlt es sich, mehrere Schichten dieser atmungsaktiven Textilien nach dem „Zwiebelprinzip" übereinander zu ziehen. Bei der oberen Schicht sollten Sie darauf achten, dass das Material zusätzlich wind- und wasserfest ist.

Im Falle der Durchführung des Kurses bei sehr warmem und sonnigem Wetter ist zudem auf Sonnenschutz zu achten.

Ferner sollten die Teilnehmer auch immer ausreichend Getränke (Wasser) und ein Handtuch (zum einen für den Schweiß, zum anderen als Unterlage) zum Training mitbringen.

4.8 Das Material

Die Anzahl der Geräte, die beim ***4XF Outdoor FitCamp*** eingesetzt werden, ist sehr überschaubar. Dennoch ist ein Geräteeinsatz beim ***4XF Outdoor FitCamp*** aus mehreren Gründen unerlässlich: Zum einen lassen sich bestimmte Übungen (z. B. ziehende Übungen oder Läufe und Sprünge) ohne Hilfsmittel nicht oder nur in wenig anspruchsvoller Form durchführen, zum anderen gestalten Geräte das Training deutlich abwechslungsreicher und motivierender.

Natürlich ist es auch grundsätzlich möglich, ein ***4XF Outdoor FitCamp*** komplett ohne Materialien zu gestalten und ausschließlich mit Bodyweight- oder Partnerübungen zu arbeiten, bzw. ausschließlich die Gegebenheiten zu nutzen, die das Umfeld bietet. Die Übungsvielfalt wird dadurch jedoch stark eingeschränkt und damit geht das abwechslungsreiche, interessante Moment verloren, welches die Trainingseinheit attraktiv gestaltet.

Im Kapitel „Urban Fitness" (Kap. 7) wird beschrieben, wie man ein Outdoorfitnesstraining ohne Geräteeinsatz durchführen kann, indem man das nutzt, was einem vor Ort zur Verfügung steht, z. B. Bänke, Geländer, Treppen, Steinblöcke, Tore, Spielplatzgeräte etc. Jedoch ist zu bedenken, dass man an einem Trainingsort in den seltensten Fällen alle aufgezeigten Möglichkeiten für Urban-Fitness-Übungen gleichzeitig findet, sondern meist nur eine oder wenige.

Einige Partnerübungen stellen auch eine interessante Alternative dar, um ohne Geräteeinsatz zu trainieren, jedoch ist deren Einsatz immer von einer geraden Anzahl von Teilnehmern abhängig. Damit sind Partnerübungen eine wenig planbare Größe, da die tatsächliche Teilnehmerzahl nicht im Vorfeld, sondern erst im Training bekannt ist.

Um den Geräteeinsatz trotzdem so gering wie möglich zu halten, wird im ***4XF Outdoor FitCamp*** im Schwerpunkt das *Zirkeltraining* genutzt. Dadurch müssen nicht alle eingesetzten Geräte für jeden Teilnehmer zur Verfügung gestellt werden, sondern nur für die Station, an der trainiert wird. Zudem werden nicht alle Geräte in jeder Kurseinheit eingesetzt und es werden auch nicht an jeder Station des Zirkeltrainings Geräte benötigt. Darüber hinaus wurden Materialien gewählt, die überwiegend klein, leicht und gut zu transportieren sind. Bei Materialien, die etwas sperriger (z. B. Medizinball) oder schwerer (z. B. Kettlebells, Hanteln) sind, wurde die Nutzung punktuell geplant und vor allem darauf geachtet, dass sie innerhalb einer Kurseinheit nicht mehrfach eingesetzt werden.

Folgende Geräte kommen während eines ***4XF Outdoor FitCamps*** zum Einsatz:

Gymnastikmatten

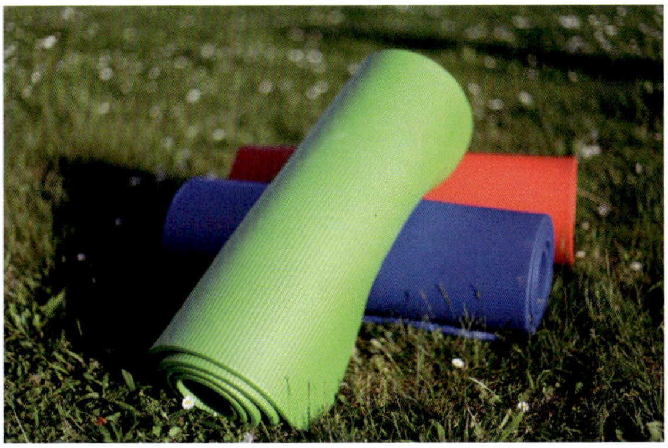

Neue sportliche Aktivitäten und Trainingsformen stellen hohe Anforderungen an das Material: Es soll einfach anwendbar sein, dazu flexibel, angenehm, sicher, robust und möglichst vielseitig. AIREX®-Matten liegen immer sofort flach und können für eine Vielzahl von Trainingsprogrammen und Übungen eingesetzt werden. Ob indoor, outdoor oder im Wasser – die geschmeidigen Materialien bleiben immer in Topform. Die AIREX® Fitline 180 hat eine Mattenstärke von nur 1,0 cm. Dimension & Gewicht: ca. 180 x 60 x 1,0 cm, ca. 1,4 kg. Anwendungsbereiche: Fitness, Functional Training, Personal Training, Vereins- und Schulsport, Prävention, Physiotherapie, Rehabilitation.

www.gaugler-lutz.de

Markierhauben und Markierkegel

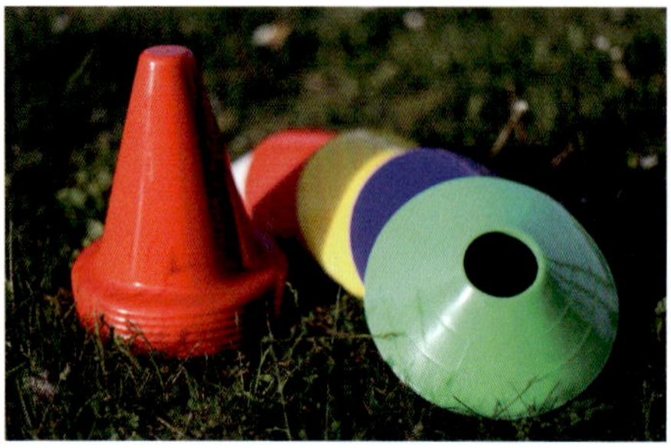

Strapazierfähige, flexible Markierhauben, Ø ca. 18 cm, Höhe ca. 7 cm, für die tägliche Trainingsarbeit. Jeweils 10 Hauben in Gelb, Weiß, Blau, Rot und Grün auf Stapel- und Transportstab. Markierkegel, 18 cm hoch, aus robustem Kunststoff, rot, Gewicht ca. 100 g.

www.erhard-sport.de

Mikrohürden

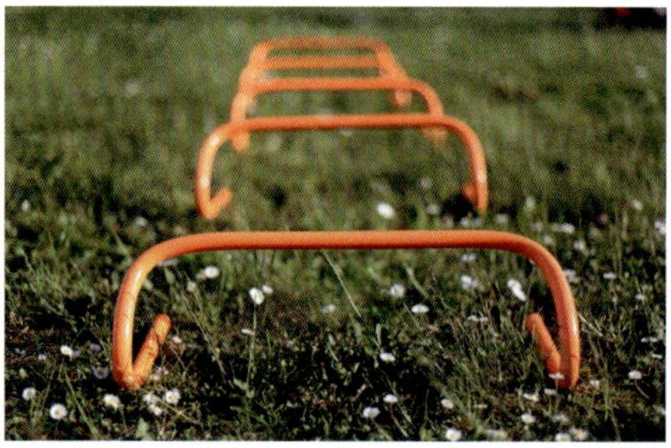

Robuste Trainings- und Koordinationshürden mit perfekter Ergonomie für Lauf- und Sprungübungen. Für einen Trainingsparcours empfehlen wir Ihnen, acht Hürden in Reihe anzuordnen. Höhe ca. 15 cm. Als Stück oder im Achterset erhältlich.

www.erhard-sport.de

Koordinationsleitern

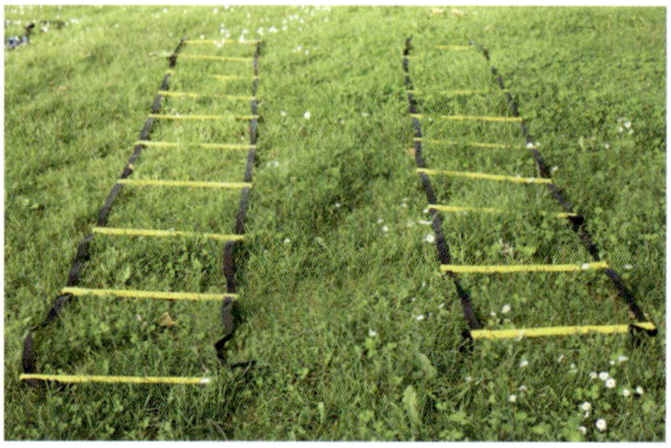

Vielfältig einsetzbare Trainingshilfe aus strapazierfähigem Kunststoff. Für Lauf- und Sprintübungen sowie weitere Übungsformen zur Schulung der koordinativen und konditionellen Fähigkeiten, schnell aus- und aufrollbar. Länge 4 m, Breite ca. 40 cm, 10 extra flache Sprossen, beliebig verstellbare Intervallabstände, inklusive praktischer Aufbewahrungs- und Transporttasche.

www.erhard-sport.de

Springseile

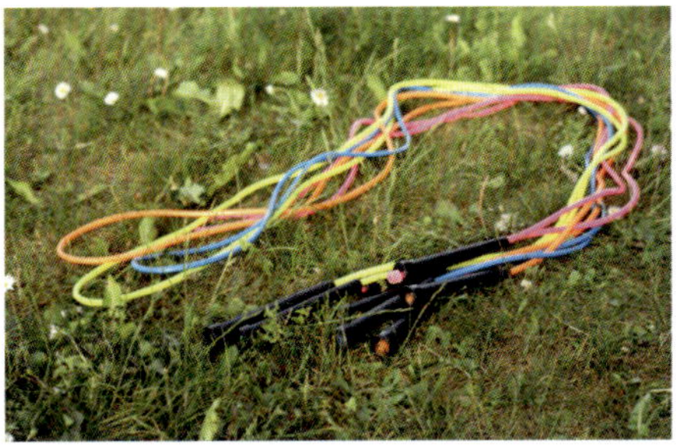

Das Springseil für die moderne Form des Seilhüpfens. Kunststoffseil mit schwarzen Kunststoffgriffen, schnell drehend, in vier Neonfarben (neonblau, neongelb, neonpink, neonorange) und verschiedenen Größen (2,43 m, 2,73 m, 3,00 m).

www.erhard-sport.de

Zieh- und Schwungtaue

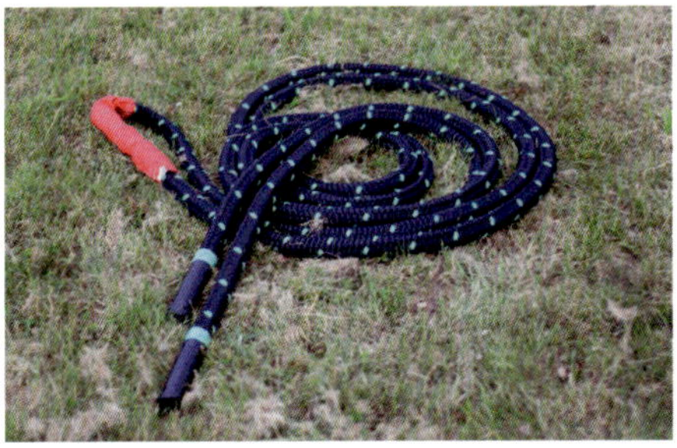

Ropetraining wird im modernen Athletiktraining immer mehr zu einem festen Bestandteil. Besonders die Kraft im Oberkörper und die Kraftausdauer werden trainiert. SDX® Ropes sind spezialgeflochtene Kunstfaserseile – made in Germany. Sie sind UV-beständig und wasserfest, haben ergonomische Griffe, sorgen für perfekten Halt, sind für indoor & outdoor geeignet und haben eine Länge von 12 m. Sie sind erhältlich in drei Stärken/ Durchmessern: leicht, Ø 32 mm, gelb; mittel, Ø 36 mm, rot; stark, Ø 40 mm, grün.

www.artzt.eu

Medizinbälle

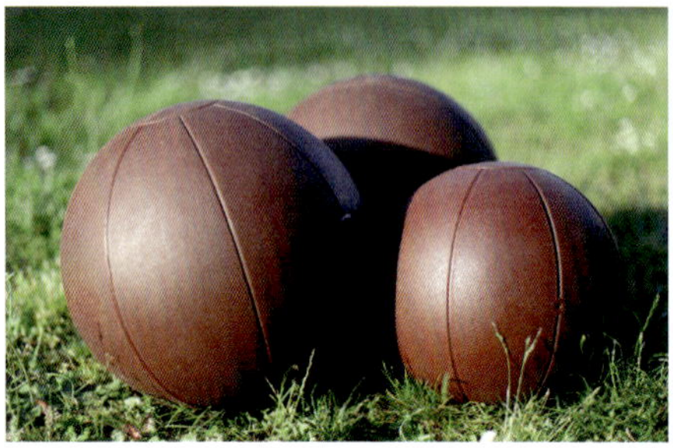

Die latexfreien Medizinbälle für Kräftigungs- und Koordinationsübungen. Im Vergleich zu herkömmlichen Medizinbällen durch das spezielle Material stark springend und über das Nadelventil mit Luft befüllbar. Material: hochwertige Ruton®-Optik: raue, griffige Oberfläche mit Segmentteilung, mit Nadelventil. Maße: 21/28/34 cm. Gewicht: 500/800/1.000/1.500/2.000/3.000/4.000/5.000 g.

www.togu.de

Powerbänder

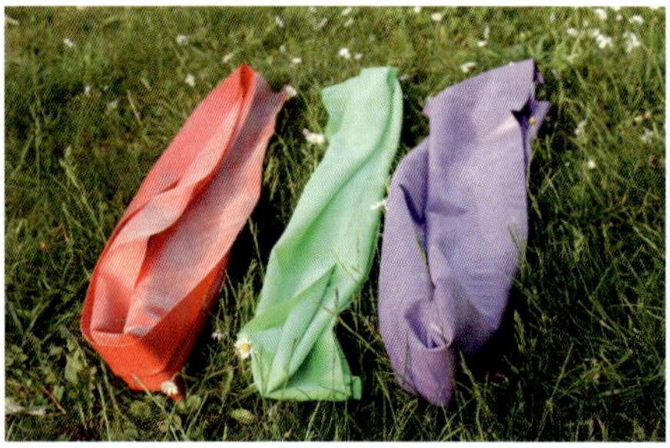

Effektives Widerstandstraining mit dem Powerband. Kleines Übungsgerät – große Wirkung. Zum Dehnen, Kräftigen und Erhalten der Muskulatur. Ideal auch für unterwegs. In drei Stärken erhältlich. Widerstand: grün = leicht, violett = stark, rot = extra stark.

www.togu.de

Tube – Slastix Toner

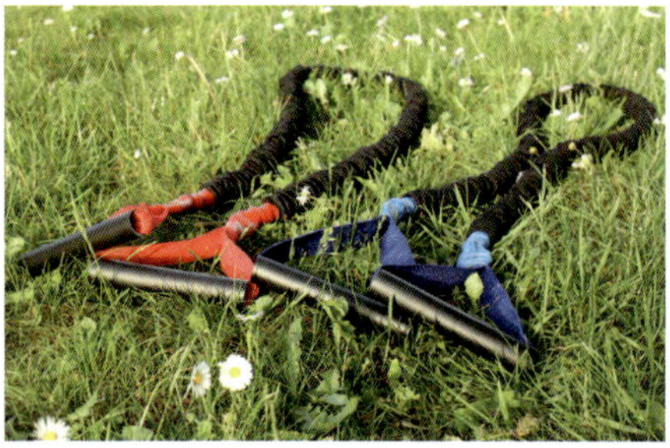

Vielseitiges Trainingsgerät zur Ganzkörperkräftigung. Die Slastix-Technologie aus den USA erhöht die Sicherheit und den Komfort durch die spezielle Ummantelung der Tube. In vier verschiedenen Schwierigkeitsstufen erhältlich: leicht/gelb, mittel/rot, schwer/blau, sehr schwer/grün.

www.togu.de

Kettlebells

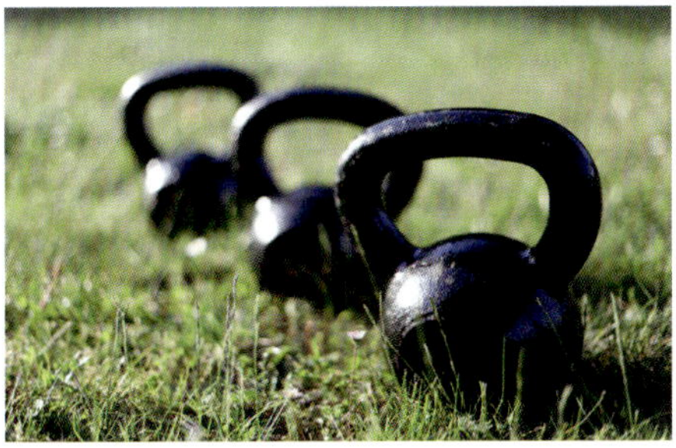

Kettlebells – auch als *Rundhanteln* bekannt – wurden in Russland bereits vor mehr als 100 Jahren zum Gewichthebetraining eingesetzt. Im Rahmen des funktionellen Fitnesstrainings werden Kettlebells als Ganzkörpertrainingsgerät heutzutage gerne wieder eingesetzt. Das „freie", nicht „geführte" Training wie bei Kraftmaschinen, trainiert komplette Muskelgruppen und sorgt für eine starke Rumpf- und Oberkörpermuskulatur. Massive Gussqualität, rutschfester Griff, Ausführungen von 4-40 kg, abgeflachte Standfläche, eingeprägte kg-Angabe.

www.kuebler-sport.de

Fausthanteln/Kurzhanteln

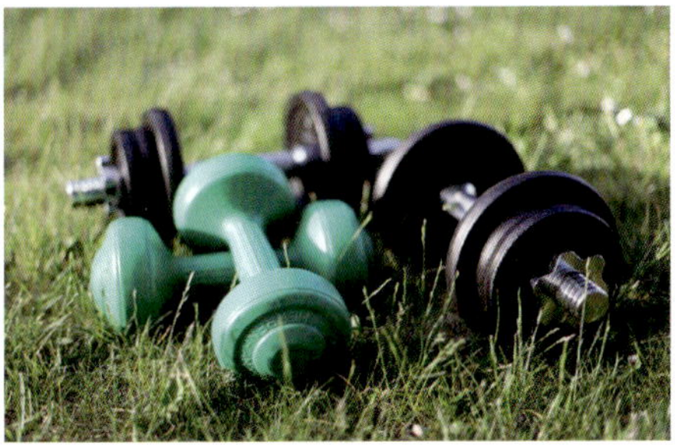

Die Fausthanteln für Gymnastik und Fitness bestehen aus Gusseisen und sind 4
mit farbigem Vinyl überzogen. Dadurch liegen die Hanteln sehr angenehm in der Hand, nehmen keinen Schweiß auf und sind nach dem Training gut zu reinigen. Die Fausthanteln sind farblich differenziert und in folgenden Ausführungen verfügbar: 0,5 kg, Farbe Gelb, 1,0 kg, Farbe Rot, 1,5 kg, Farbe Mint, 2,0 kg, Farbe Lila, 3,0 kg, Farbe Grün, 4,0 kg, Farbe Blau, 5,0 kg, Farbe Orange.

www.kuebler-sport.de

Schlingentrainer

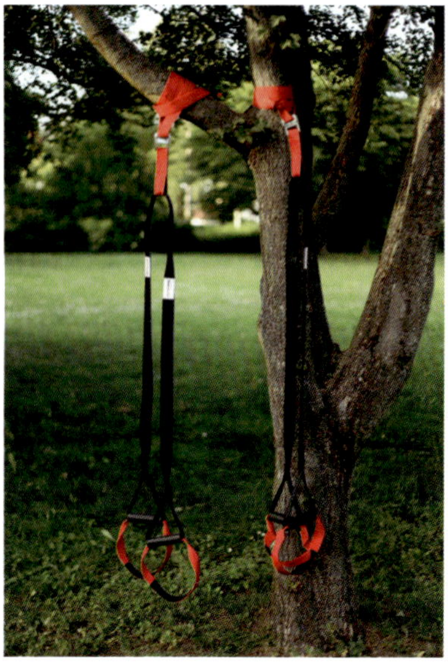

Das Schlingentraining ist eine effektive Trainingsmethode für die Kraft der gelenkstabilisierenden Muskeln. Vor allem im Bauch- und Rückenbereich wird die tiefer liegende Muskulatur erreicht. Bis zu 300 Übungen und Übungsvarianten für nahezu jeden Muskel am Körper sind möglich. Über das zentrale Klemmschloss ist der VarioSling® mit wenigen Handgriffen auf die gewünschte Länge eingestellt und startbereit fürs Training. Wer besonderen Wert auf einen Outdoorlook legt, sollte sich die Variante in Grün anschauen. Nur 600 g leicht, Länge 190-270 cm.

www.variosling.de

4.9 Zeitliche Planung und Trainingshäufigkeit

Die Kurszeit ist im Jahresverlauf mit Ferien und Feiertagen so zu planen, dass die Kurseinheiten regelmäßig in jeder Woche durchgeführt werden können. Ideal ist das Angebot von zwei Kursterminen pro Woche mit mindestens zwei Tagen Abstand zwischen den Terminen, da hier die Relation von Training und Regeneration optimal ist. Mindestens jedoch sollte regelmäßig ein Kurstermin pro Woche angeboten werden. So wird die Kontinuität gesichert, die wichtig für den Eintritt eines Trainingserfolgs der Teilnehmer ist.

Kursdauer

Ein Kurs ***4XF Outdoor FitCamp*** sollte mindestens acht und maximal 12 Wochen dauern.

Eine kürzere Kursdauer als acht Wochen wirkt sich häufig negativ auf die Bindung der Teilnehmer an die sportliche Aktivität aus, da sich ein Trainingserfolg zwar möglicherweise schon eingestellt hat, für den Teilnehmer aber unter Umständen noch nicht sicht- oder spürbar geworden ist.

Eine Kursdauer über mehr als 12 Wochen hingegen ist schwer zu organisieren und lässt aufgrund der zu berücksichtigenden Ferienzeiten etc. nur wenige Kurse im Jahr zu bzw. führt zu Unterbrechungen des Kurses und damit zu einem Bruch der Kontinuität.

Ein Kurs ***4XF Outdoor FitCamp*** besteht somit mindestens aus acht Kurseinheiten (acht Wochen bei einmaligem Training pro Woche) und maximal 24 Kurseinheiten (12 Wochen bei zweimaligem Training pro Woche).

Um die Bindung der Teilnehmer zu sichern und die Möglichkeiten des sozialen Kontextes zu nutzen, bieten sich Abschlussveranstaltungen nach der erfolgreichen Absolvierung eines kompletten ***FitCamps*** an. So kann sich beispielsweise in einer Gaststätte oder Biergarten verabredet werden, um gemeinsam die erbrachte Leistung zu feiern. Oder man veranstaltet einen Grillabend oder Ähnliches, den die Gruppe zusammen mit dem Trainer organisiert. Auch das Schießen eines Abschlussfotos und dessen (elektronische) Verteilung an die Teilnehmer bietet eine schöne Erinnerung an den Kurs. Zudem kann der Trainer an dieser Stelle alle Unentschlossenen zur Teilnahme am nächsten ***FitCamp*** einladen.

Kursgebühren

Für die Erhebung von Kursgebühren lässt sich, abhängig von den sehr unterschiedlichen regionalen Voraussetzungen, keine klare Empfehlung geben. Sicherlich macht es einen Unterschied, ob der Kurs in einem Ballungsraum/Großstadt angeboten wird, oder ob er im „Dorf auf dem Lande" stattfindet. Auch die Frage, ob ein privater Anbieter (der Geld verdienen möchte) oder ein Sportverein (der nur seine Kosten decken will) den Kurs anbietet, hat Einfluss auf die Gestaltung der Kursgebühren. Aus unserer Erfahrung variiert der Teilnehmerbeitrag pro Kurseinheit zwischen € 6,- und € 12,-, das ergibt für einen Kurs mit 16 Einheiten eine Spanne von € 96,- bis € 192,-. Wir raten, vor Ort den Markt zu erforschen, um herauszufinden, welchen Beitrag die potenziellen Teilnehmer zu zahlen bereit sind, um sich dann mit dem eigenen Angebot zu positionieren.

Kurseinheiten

Die Zeitlänge einer Kurseinheit liegt zwischen 60 und 90 min und kann den organisatorischen Rahmenbedingungen angepasst werden, wobei eine Kurseinheit mit 90 min Länge zur optimalen Umsetzung der Kursziele zu bevorzugen ist, da hier ausreichend Zeit ist, alle Fähigkeiten in ausreichendem Umfang anzusprechen und gleichzeitig ohne Hektik zu arbeiten. Zu berücksichtigen ist aber auch, welches Zeitbudget potenzielle Teilnehmer mitbringen. Wird beispielsweise ein Kurs morgens von 7:00-8:00 Uhr angeboten, der Arbeitnehmer ansprechen will, die danach noch ins Büro gehen, so wollen die Teilnehmer erstens nicht zu früh aufstehen, und zweitens nicht zu spät bei der Arbeit sein. Hier kann ein Angebot mit nur 60 min Kursdauer durchaus sinnvoll sein. Ein Abgleich der Bedürfnisse des Programms mit den Bedürfnissen potenzieller Teilnehmer sollte also im Vorfeld immer stattfinden.

KAPITEL 5

1	Aktiver leben – Natursport als Fitness- und Gesundheitssport
2	Natursport und Parksport
3	*4XF Training* – stark & dynamisch
4	*4XF Outdoor FitCamp* – Philosophie und Rahmenbedingungen
5	***4XF Outdoor FitCamp* – Ablauf der Kurseinheiten**
6	Der *4XF Outdoor FitCamp*-Übungspool
7	Urban Fitness
8	Partnerübungen
	Anhang – Literaturverzeichnis

Kapitel 5

4XF Outdoor FitCamp – ABLAUF DER KURSEINHEITEN

Eine ***4XF Outdoor FitCamp***-Kurseinheit hat einen einheitlichen Aufbau, der sich bei jedem Trainingstermin wiederholt. In jeder Kurseinheit werden alle motorischen Fähigkeiten angesprochen und trainiert. Die Kurseinheit ist in sieben Phasen gegliedert:

1. Begrüßung und Motivation
2. Mobilisation
3. Dynamisches Aufwärmen
4. Teamspiel
5. Zirkeltraining
6. Lockerung/Dehnung
7. Abschluss und Teamgeist

Für die einzelnen Phasen stehen, je nach Gesamtlänge der Kurseinheit, folgende Zeiten zur Verfügung:

	Einheit mit 60 min	**Einheit mit 90 min**
Phase	Zeit/min	Zeit/min
Begrüßung und Motivation	2	4
Mobilisation	3	6
Dynamisches Aufwärmen	5	13
Teamspiel	5	12
Zirkeltraining	38	43
Lockerung/Dehnung	5	8
Abschluss und Teamgeist	2	4

Tab. 1: Dauer der Phasen

Bei der zeitlichen Planung der Trainingseinheit ist zu berücksichtigen, dass die Zeit, welche für den Transport der Materialien zum Trainingsgelände und für den Aufbau des Zirkels benötigt wird, nicht enthalten ist. Dies findet sinnvollerweise vor Beginn des eigentlichen Trainings statt. Dies bedeutet, dass das Erscheinen der Teilnehmer ca. 5 min vor dem eigentlichen Trainingsbeginn auch im Sinne des Teambuildings (siehe Kap. 5.1) gewünscht ist. Ebenso sollte das Abbauen und der Rücktransport des Materials gemeinsam erfolgen. Auch dies ist in der Gesamtzeit der eigentlichen Trainingseinheit nicht enthalten.

Im Folgenden werden nun die einzelnen Phasen beschrieben und erläutert, welche Ziele dort jeweils verfolgt werden. Zu den Phasen „Mobilisation“, „Dynamisches Aufwärmen“, „Teamspiele“, „Zirkeltraining“ und „Lockerung/Dehnung“ gibt es einen Übungspool, in dem die einzelnen Übungen detailliert dargestellt werden. Dieser Übungspool findet sich in Kap. 6.

5.1 Aufbau, Begrüßung und Motivation

Bevor das eigentliche ***4XF Outdoor FitCamp***-Training beginnt, werden die einzelnen Trainingsstationen vom Trainer aufgebaut. Die Teilnehmer helfen bei Bedarf, die nötigen Trainingsmaterialien und -gerätschaften zum Trainingsgelände zu bringen und den Zirkel aufzubauen. Auch das Kontrollieren des Bodens auf eventuelle Unfallgefahren, wie Löcher, Glasscherben, Hundehaufen etc., erfolgt gemeinsam. Schon hier wird der Gedanke des gemeinsamen Sporttreibens gefördert, da jeder Teilnehmer mit die Verantwortung dafür trägt, dass das Training pünktlich und sicher beginnen kann. Wenn alle an einem Strang ziehen, können die Ziele besser erreicht werden; sowohl die vom Trainer festgelegten Ziele der Trainingseinheit als auch die Ziele jedes einzelnen Teilnehmers, die durchaus sehr unterschiedlich sein können.

Auch die Anwesenheitskontrolle findet vor dem eigentlichen Training statt. Da die Gruppe fest zusammengehört, fällt hier schon sofort auf, wenn jemand nicht da ist, sei es angekündigt oder unentschuldigt. Die Kommunikation und Sichtbarmachung der Anwesenheit bzw. des Fehlens ist ebenfalls ein wichtiger Faktor im Bestreben, ein Team aufzubauen. Durch die eventuell entstehenden Nachfragen der anderen Teilnehmern (sei es unmittelbar nach dem Training per Kurznachricht, über ein soziales Netzwerk, telefonisch, oder in der nächsten Trainingseinheit) entsteht ein gewisser „Gruppendruck", der die Wahrscheinlichkeit einer regelmäßigen Anwesenheit stark erhöht; im Unterschied zu einem anonymen Fitnessstudio, wo es den anderen Teilnehmern relativ egal ist, wer neben ihnen trainiert. Diese Verbindlichkeit den anderen Mitgliedern des Teams gegenüber ist ein entscheidender Faktor, um eine Bindung an die Aktivität aufzubauen und somit die Integration in den Alltag und die Überwindung des „inneren Schweinehundes" zu schaffen. So können langfristig die gesetzten Ziele tatsächlich erreicht werden.

Ein weiterer Aspekt ist die persönliche Ansprache durch den Trainer. Alle Namen der Teilnehmer zu kennen, diese evtl. auch persönlich zu begrüßen, Stärken und Schwächen des Einzelnen erfahren zu wollen und nach einiger Zeit auch zu kennen, gehört zum Pflichtprogramm des engagierten Trainers! Nur so erleben die Teilnehmer ein

Interesse des Trainers an ihrer Person und ihren jeweiligen Zielen. Durch die geringe Gruppengröße ist sichergestellt, dass der Trainer auch ausreichend Kapazität für jeden hat.

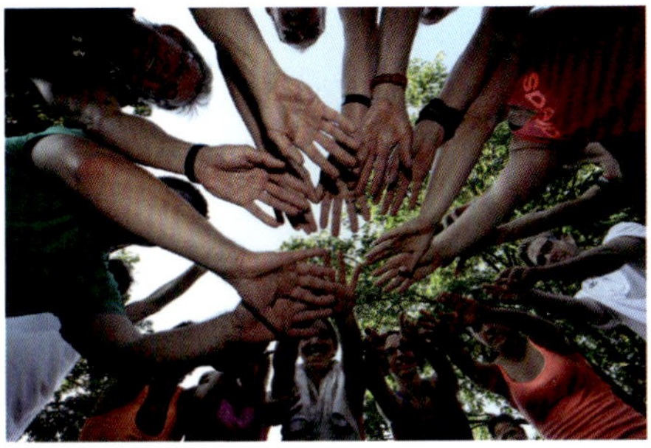

Anfangsritual

Die eigentliche Trainingseinheit beginnt dann mit einem Zusammenkommen an einem Punkt, bei dem der Trainer das Training eröffnet und nochmals die Ziele der Trainingseinheit verdeutlicht. Dies wird idealerweise durch ein Ritual begleitet, das immer zu Beginn stattfindet und so einen hohen Wiedererkennungswert hat. Dieses Ritual kann beispielsweise ein Zusammenführen der Hände in Kreisaufstellung mit einem lauten „Schlachtruf" oder einem Frage-Antwort-Ruf sein (Trainer: „Was gibst du?" Teilnehmer: „Mein Bestes!"). Dies markiert den Beginn der Aktivität und grenzt diese vom Alltag der Teilnehmer ab („Jetzt wird es ernst!"). Solche Techniken führen auf Dauer zu einer Identifikation des einzelnen Teilnehmers mit dem gesamten Team.

Einige Hinweise zum Trainerverhalten

Wir empfehlen, die Motivation der Teilnehmer mit positiver Kommunikation zu gestalten. Dies bedeutet, dass der Trainer das sagt, was er erwartet oder sehen will, und NICHT das, was er NICHT sehen will. Auch sollte der Respekt vor den Teilnehmern gewahrt bleiben. In den 1990er-Jahren gab es Trainingsformen (Military Bootcamp), bei denen die Teilnehmer absichtlich „von oben herab" oder als minderwertig behandelt, zum Teil sogar beschimpft wurden. Dies war gewollt, weil es den „Drill" unterstützen sollte. Wird der Trainer aber als negativ erlebt, so stört dies den Aufbau einer vertrauensvollen Beziehung zu dem einzelnen Sportler. Diese scheint uns aber notwendig, um die Eigenverantwortlichkeit der Sportler zu erhalten. Wenn diese nur das ausführen, was ein brüllender Trainer von ihnen im Befehlston verlangt, wird die Verantwortlichkeit für die Folgen gerne an diesen abgegeben.

Die Teilnehmer sollen aber angeregt werden, selbst für sich zu sorgen und beispielsweise den Schwierigkeitsgrad in einer Übung selbstverantwortlich bestimmen.

Im Laufe der Zeit kann sich dann die Motivation des einzelnen Teilnehmers verändern. Stehen zu Beginn eher zielbezogene Gründe im Vordergrund (Gewicht reduzieren, Kraft aufbauen, fit werden etc.), können nach und nach andere Bezüge in den Vordergrund treten. Die Tatsache, dass ein Teilnehmer merkt, dass die Gruppe ihn so nimmt, wie er ist, ihn antreibt und motiviert, ihn ernst nimmt oder bei Abwesenheit einzelne Teilnehmer nachfragen, wo er denn war, kann dazu führen, dass sozialbezogene Gründe in den Vordergrund treten („Ich komme, weil ich die anderen mag, weil es mit denen Spaß macht ..."). Aus einer oft eher von außen einwirkenden Motivation („Der Arzt hat gesagt ..." oder: „Der Rücken zwickt"), die meist nicht lange vorhält, kann im Laufe der Zeit ein innerer Antrieb werden, der die Langfristigkeit einer Verhaltensänderung entscheidend beeinflussen kann. So kann das Sporttreiben in den Alltag integriert und die Ziele der Teilnehmer können zuverlässiger erreicht werden.

Das Arbeiten in der Gruppe unterstützt auch die Entwicklung eines positiven Gefühls von sich selbst, insbesondere die Selbstwirksamkeit wird hier angesprochen. Hat der Teilnehmer erst einmal den „inneren Schweinehund" überwunden, weil er unter einem gewissen Gruppendruck steht (möglicherweise ist das erst einmal unangenehm), hat aber hinterher gemerkt, dass er eine bestimmte Leistung aus eigener Kraft geschafft hat und ist stolz darauf (und die Gruppe und der Trainer auch auf ihn), so lernt er, dass er Grenzen aus eigener Kraft überwinden kann. Unbedingt wichtig ist daher, dass der Trainer die Möglichkeit dieser Grenzerfahrungen (sowohl körperlich als auch mental) schafft: Die Übungen dürfen den Teilnehmer also nicht unterfordern. Gleichzeitig sollten sie aber auch nicht so schwer sein, dass der Teilnehmer sie gar nicht bewältigen kann. Aus diesem Grund ist es notwendig, für jede Übung verschiedene Schwierigkeitsgrade anzubieten, sodass sich jeder Teilnehmer den für ihn passenden auswählen kann. Dies wiederum unterstützt die Übernahme von Eigenverantwortung. Denn wenn der Teilnehmer immer nur die leichteste Variante macht und am Ende nicht ermüdet, so wird sich das direkt auf die angestrebten Ziele auswirken: Sie werden nicht oder nur viel langsamer erreicht.

Während des Trainings motiviert und korrigiert der Trainer ständig die Teilnehmer. Er achtet darauf, dass Übungen sauber ausgeführt werden, gibt Korrekturanweisungen und fordert die Teilnehmer auf, mit ihrer Wahl des Schwierigkeitsgrades einer Übung die Ermüdungsgrenze zu erreichen, um einen überschwelligen Reiz zu setzen. All dies kann nur zuverlässig geschehen, wenn der Trainer selbst nicht mittrainiert und somit ausreichend Zeit und Wahrnehmungskapazität hat, sowohl für den einzelnen Teilnehmer als auch für die gesamte Gruppe.

5.2 Mobilisation

In der Mobilisationsphase werden die Teilnehmer auf die körperliche Aktivität der nachfolgenden Stundenphasen vorbereitet. Mit den Mobilisationsübungen sollen die Gelenke aufgewärmt und die Produktion der Gelenkschmiere (Synovialflüssigkeit) angeregt bzw. ihre Schmierfähigkeit verbessert werden. Die Übungen sind zu Beginn der Kurseinheit am besten in Kreisaufstellung durchzuführen, da dabei der Trainer die Gruppe im Blick hat und die Teilnehmer gut korrigieren kann. 5

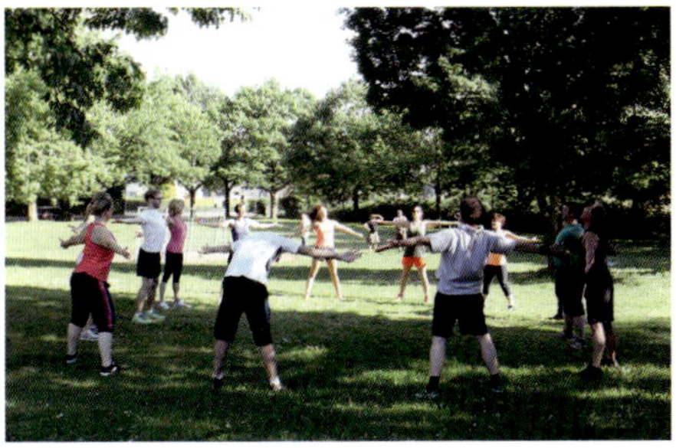

Mobilisation

Solche Übungen zu Beginn der Aufwärmphase sollten in jeder Stunde durchgeführt werden. Sie stellen einen ritualisierten und lockeren Einstieg in die Aktivität dar, der auch im Hinblick auf die Verletzungsprophylaxe der Teilnehmer unverzichtbar ist.

Zugleich sind die Mobilisationen für jeden Teilnehmer leicht durchzuführen, wirken motivierend und bauen anfängliche Bewegungsbarrieren ab. Durch die Aufstellungsform ist außerdem gewährleistet, dass die ersten Aktivitäten einer jeden Stunde in der Gruppe durchgeführt werden.

Achten Sie bei den Übungen zur Mobilisation der Gelenke auf eine korrekte Ausgangsposition der Teilnehmer und die richtige Ausführung der Übungen. Die Übungen sind unter Entlastung des jeweils zu mobilisierenden Gelenks langsam und

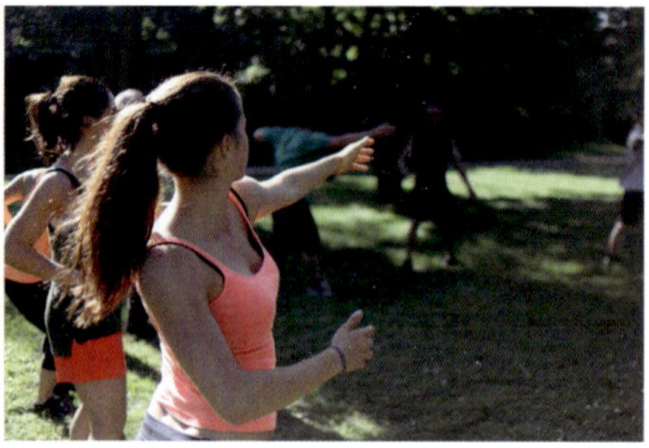

Mobilisation

kontrolliert bis zur Bewegungsgrenze auszuführen, wobei ruckartige Bewegungen vermieden werden sollten. Dabei sollte immer der maximal mögliche Bewegungsradius zwischen Ausgangs- und Endposition ausgenutzt werden. Die Mobilisationsübungen, die zum Teil auch stabilisierenden/koordinativen Charakter haben, dienen der Aufwärmung der Gelenke, steigern den Bewegungsumfang und schulen die Körperwahrnehmung.

Die einzelnen Übungen zu den Mobilisationen sind in Kap. 6.1 detailliert beschrieben. Nicht alle dort aufgeführten Übungen können in jeder Kursstunde durchgeführt werden. Sie sind vielmehr als Übungspool zu verstehen, aus dem gezielt Übungen für die jeweilige Einheit ausgewählt werden, wobei alle großen Gelenke berücksichtigt werden sollten.

5.3 Dynamisches Aufwärmen

Das dynamische Aufwärmen dient der Vorbereitung auf die Belastungen, die im Hauptteil, dem Zirkeltraining, auftreten. Sowohl das physische als auch das psychische System sollen stimuliert werden.

Ziele des Aufwärmens sind:

- Erhöhung der Herzfrequenz und des Schlagvolumens,
- Steigerung der Atemfrequenz und -tiefe,
- Erhöhung der Muskeltemperatur,
- Sicherstellung der Beweglichkeit und Stabilität in den Gelenken,
- Aktivierung des Nervensystems und
- Voraktivierung spezieller Bewegungsmuster.

Begonnen wird mit einfachen Bewegungen, die im Laufe des Aufwärmens langsam an Komplexität zunehmen und sich den Bewegungen des Hauptteils annähern. Die Geschwindigkeit ist am Anfang eher langsam und steigert sich dann, Sprünge werden erst zum Schluss ausgeführt. Die Aufwärmübungen sollten alle Bewegungsrichtungen (linear, lateral) und alle Freiheitsgrade der Gelenke berücksichtigen (Flexion, Extension, Adduktion, Abduktion, Rotation).

Durch eine Variation der Inhalte des dynamischen Aufwärmens von Einheit zu Einheit wird ein erhöhter Wachsamkeits- und Aufmerksamkeitsgrad erzielt. So sind auch die in Kap. 6.2 beschriebenen Übungen zum dynamischen Aufwärmen als Übungspool gedacht, aus dem gezielt Übungen für das Aufwärmprogramm einer bestimmten Einheit ausgewählt werden sollen.

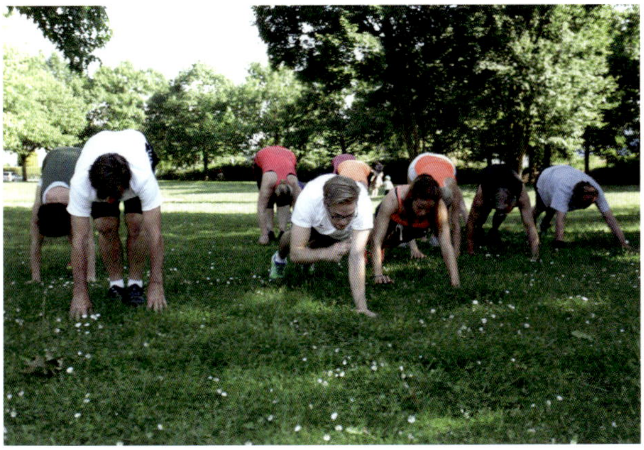

Dynamisches Aufwärmen

Da die Übungen des dynamischen Aufwärmens zum Teil auch schon technische Feinheiten beinhalten (z. B. der Knievorschub soll verhindert werden, der Rücken soll gestreckt bleiben etc.), sollte das Aufwärmen so gestaltet sein, dass der Trainer jeden aus der Gruppe beobachten und dann auch korrigieren kann. Hier hat sich ein Arbeiten in Bahnen als sinnvolle Organisationsform herausgestellt: Auf einer Strecke von 10-15 m führen die Teilnehmer in Reihenaufstellung von jeweils 3-4 Personen die verschiedenen Bewegungsaufgaben durch. Nachdem der Trainer die ersten Wiederholungen bei der ersten Reihe gesehen und evtl. verbessert hat, startet die zweite Reihe usw. Jeder Teilnehmer arbeitet die komplette Bahn ab und joggt dann außenherum zurück zum Start, und bekommt dort die nächste Bewegungsaufgabe. So wird erreicht, dass zur Beobachtung jedes einzelnen Teilnehmers ausreichend Zeit zur Verfügung steht, die anderen Teilnehmer aber nicht pausieren, sondern sich kontinuierlich weiter aufwärmen.

Die Bewegungen lassen sich in lineare und laterale Übungen einteilen:

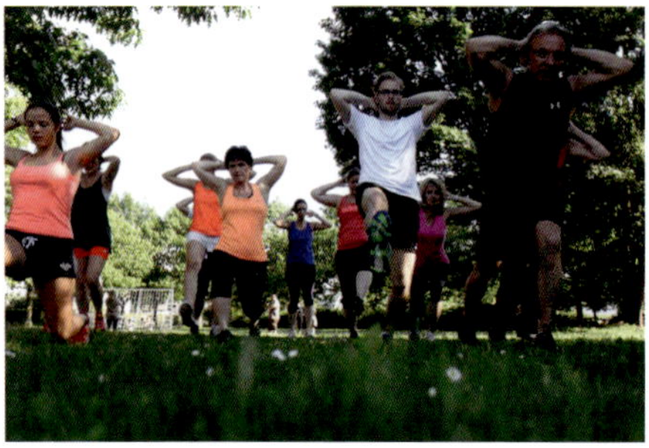

Lineares Aufwärmen

Lineare Bewegungsformen, bei denen (neben der Arm-, Schulter- und Rumpfmuskulatur) die Muskulatur, die bei Laufbewegungen wichtig ist, aufgewärmt wird: Hüftbeuger und -strecker, hintere und vordere Oberschenkelmuskulatur. Dabei kommen Bewegungsformen vorwärts und rückwärts zum Einsatz.

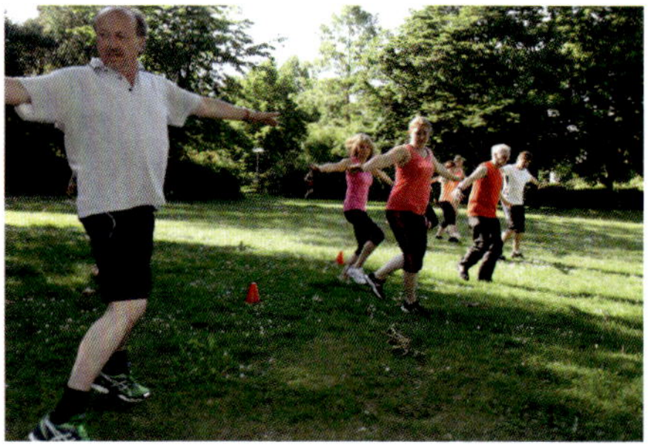

Laterales Aufwärmen

Laterale Bewegungsformen, bei denen (neben der Arm-, Schulter- und Rumpfmuskulatur) vor allem die Muskulatur, die für Seitwärtsbewegungen wichtig ist, aufgewärmt wird: Adduktoren und Abduktoren.

Die Übungen zum linearen Aufwärmen sind in Kap. 6.2.1 detailliert beschrieben, die Übungen zum lateralen Aufwärmen in Kap. 6.2.2.

Auch hier können in einer Trainingseinheit nicht alle Bewegungsformen zum Einsatz kommen, es sollten die Übungen ausgewählt werden, die für die anschließende Trainingseinheit von Bedeutung sind.

5.4 Teamspiele

Teamspiele sind ein weiterer wichtiger Bestandteil des Programms, da sie einerseits das Zusammengehörigkeitsgefühl stärken, andererseits aber auch einen Wettkampfcharakter einbringen. Beides zusammen erhöht die Motivation der Teilnehmer, an ihre Grenzen zu gehen. Da dabei Bewegungen so schnell wie möglich ausgeführt werden, sollten Teamspiele erst nach dem Aufwärmprogramm angeboten werden, damit die Verletzungsgefahr gering gehalten wird. Sie setzen nochmals einen kleinen „Kick", bevor es zum Auspowern in das Stationstraining geht. Je nach zur Verfügung stehender Zeit können 1-3 Spiele absolviert werden, die Auswahl und die Anzahl richtet sich unter anderem nach der Dauer des jeweiligen Spiels bzw. nach der Anzahl der gespielten Durchgänge und auch nach den Wetterverhältnissen. Bei Regen oder Schnee bieten sich Spiele an, bei denen gelaufen wird, bei trockenem Wetter können auch Spiele, bei denen sich auf den Boden gelegt oder gesetzt werden muss, ausgewählt werden.

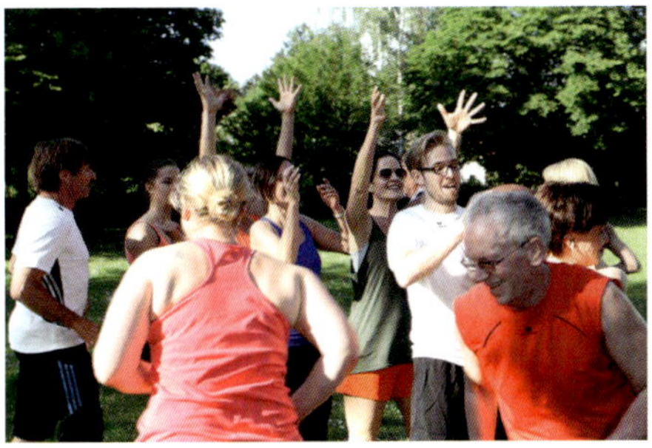

Teamspiel

Die Beschreibungen der Teamspiele sind in Kap. 6.3 zu finden.

5.5 Zirkeltraining 5

7 Stationen à 1min. → 30 sec. Pause

Bei dieser Trainingsorganisation sind verschiedene Übungsstationen im Kreis angeordnet, die dann von den Teilnehmern nacheinander absolviert werden. Es befinden sich ein Trainierender oder mehrere Trainierende für kurze Zeit an einer Station und wechseln bei einem Signal des Trainers zur nächsten Station.

Es gibt verschiedenste Arten des Zirkeltrainings. Oft sind Zirkel für bestimmte Sportarten konzipiert, häufiger findet man jedoch allgemein gehaltene Fitnesszirkel, die verschiedenste Fertigkeiten und Fähigkeiten trainieren sollen. Weiterhin bedeutet die Rotation zwischen den Stationen einen Wechsel von Belastung und Entlastung in regelmäßigen Zeitabständen, sodass es bei richtiger Ausführung der Übungen nicht zu einer Überlastung kommt.

Die Trainingsmethode des Zirkeltrainings bietet viele Vorteile:

- Viele Teilnehmer können auf engem Raum trainieren.
- Die wichtigsten Bewegungen bzw. Muskelgruppen können abwechselnd trainiert werden.

- Das Training ist abwechslungsreicher als ein typischer Frontalunterricht mit Teilnehmern in Blockaufstellung.
- Trainingsgeräte müssen nicht in der Zahl der Teilnehmer, sondern nur für bestimmte Stationen angeschafft werden.
- Durch unterschiedliche Zirkel bzw. Varianten einer Übung innerhalb eines Zirkels kann das Training sehr individuell auf die Teilnehmer abgestimmt werden.
- Förderung der Eigenverantwortlichkeit der Teilnehmer (Belastungsdosierung).
- Anleitung zur Selbstständigkeit (eigenständige Durchführung).

Für die in diesem Buch dargestellten Übungen sind jeweils Varianten zur Erleichterung bzw. Erschwerung der Übung angegeben. Für jeden Teilnehmer gilt es also, die zu ihm und seinem individuellen Leistungsstand passende Übungsvariante auszuwählen.

Sind die Übungen einmal von den Teilnehmern gelernt, dann muss der Trainer auf weitere Feinheiten des Trainings und der Übungsdurchführung achten:

- Richtige Atmung (keine Pressatmung).
- Korrekte Haltung bei der Durchführung zur optimalen Belastung (Grundstellung).
- Ausführung der Übungen (keine ruckartigen, sondern fließende Bewegungen).
- Kontinuierliche Muskelanspannung während der Übungen.

Der Übungsleiter ist demnach nicht nur der „Zeitansager", sondern auch „Korrektor" und Betreuer. Er kann die Trainierenden natürlich auch anfeuern und motivieren, was zweifelsohne für die Leistungsbereitschaft der Gruppe von Vorteil ist.

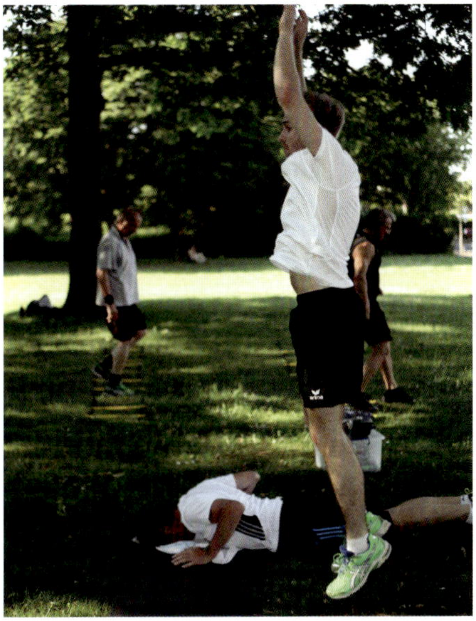
Zirkeltraining

Zirkelaufbau

Das Wichtigste am Zirkel sind natürlich die Übungen. Die Auswahl der Übungen ist am besten so zu treffen, dass alle wichtigen Bewegungsformen bzw. Muskelgruppen mindestens an einer Station berücksichtigt werden. Die Übungen und Bewegungen sind in folgende sieben Kategorien eingeteilt, mit denen ein umfassendes Training des gesamten Körpers gewährleistet werden soll:

- Drückende Bewegungen/Übungen
- Ziehende Bewegungen/Übungen
- Bewegungen/Übungen zur Beugung und Streckung von Knie und Hüfte
- Komplexbewegungen und Rumpfkräftigungsübungen (dynamisch)
- Rotatorische Bewegungen/Übungen
- Läufe und Sprünge
- Rumpfstabilisationsübungen (statisch)

Hierdurch ergibt sich auch gleichzeitig, dass unser Zirkel sieben Stationen umfassen muss, um alle Bewegungskategorien und Hauptmuskelgruppen anzusprechen. Die Übungen ordnet man am vorteilhaftesten so an, dass verschiedene Muskelgruppen abwechselnd beansprucht werden. Steht ausreichend Zeit zur Verfügung (siehe 90-min-Modell), kann auch ein Zirkel mit acht Stationen aufgebaut werden. Es ist empfehlenswert, in einem solchen Fall an einer zweiten Station Übungen aus der Kategorie „Komplex- und Rumpfkräftigungsübungen (dynamisch)" durchzuführen.

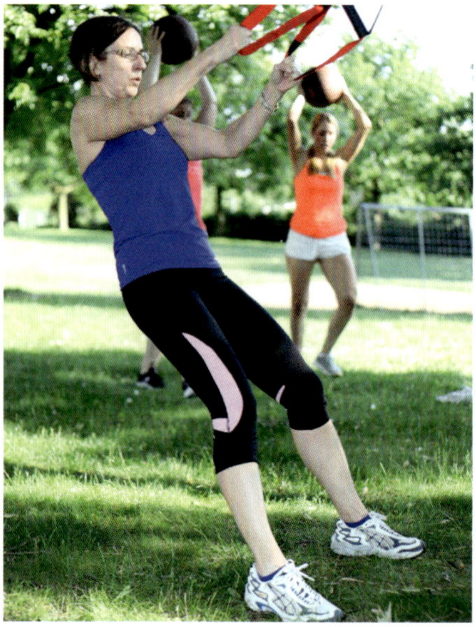

Zirkeltraining

Die Übungen, welche in der aktuellen Trainingseinheit absolviert werden, erklärt der Trainer unmittelbar vor Beginn des Zirkeltrainings. Dies hat den Vorteil, dass die Erklärungen im Anschluss direkt umgesetzt werden und somit besser behalten werden, als wenn sie zu Beginn der Stunde erfolgen. Während der Mobilisation und des dynamischen Aufwärmens liegt die Konzentration der Teilnehmer auf anderen Dingen und die einzelnen Übungserklärungen des Zirkels sind dann möglicherweise schon wieder in Vergessenheit geraten.

Dies bedeutet aber, dass die Erklärungen sehr kurz gehalten werden müssen, um nicht zu viel Zeit dafür zu verbrauchen. Innerhalb von 2-3 min sollte der komplette Zirkel vorgestellt sein. Dies erfolgt sowohl verbal mit Erklärungen, aber auch visuell durch Demonstration des Trainers, dabei werden die möglichen Varianten des

Schwierigkeitsgrades mit vorgestellt. Da im Übungspool auch durchaus komplexe Übungen vorhanden sind, die sich in so kurzer Zeit nicht unbedingt erklären lassen, empfiehlt es sich, diese technisch anspruchsvollen Übungen schon im dynamischen Aufwärmen durchzuführen, da hier durch die Arbeit in Reihenaufstellung und die Korrektur durch den Trainer ein Lernen der korrekten Bewegungsausführung stattfinden kann. Diese kann dann im Zirkeltraining leichter abgerufen werden (Beispiele hierfür sind Knie- und Hüftbeugen, Ausfallschritte, Oberkörperrotationen und vor allem auch die Übungen aus der Kategorie „Komplex- und Rumpfkräftigungsübungen (dynamisch)", siehe Kap. 6.4.4).

Belastungssteuerung

Die für den Fitnesssport geeigneten Trainingsmethoden sind das *Kraftausdauertraining* und das *Muskelaufbautraining*. Die Belastungsnormative für diese beiden Trainingsmethoden zeigt die folgende Tabelle: 5

	Kraftausdauerorientiert	Muskelaufbauorientiert
Satzdauer	150-75 s	75-30 s
Wiederholungen	20-40 Wdh.	8-20 Wdh.
Intensität (% der Maximalkraft)	Niedrig 40-60 %	Mittel 60-85 %
Sätze pro Übung	1-4	2-5
Pause	< 1-3 min	2-4 min
Tempo	Kontinuierlich	Kontinuierlich
	langsam-zügig	langsam-zügig
Übungen pro Muskel	1-3	1-3
Trainingshäufigkeit	2-4 x/Woche	2-3 x/Woche

Tab. 2 : Belastungsnormative

Da im ***4XF Outdoor FitCamp*** vorwiegend ein Hypertrophietraining (Muskelaufbautraining) erfolgen soll, wurde für die Zirkel eine Belastungszeit von 60 s pro Station und eine Pausenzeit/Stationswechselzeit von 30 s bei drei Zirkeldurchläufen ausgewählt. Dabei sollte die Belastungsintensität so hoch sein, dass der Trainierende am Ende der Belastungszeit vollständig erschöpft ist, d. h., er die Übung nicht mehr weiter bzw. nur noch für eine sehr kurze Zeit ausführen kann.
Einige Übungen sind so konzipiert, dass sie nur ein Bein, einen Arm oder eine Seite belasten. Bei diesen Übungen ist es nach der Hälfte der Belastungszeit notwendig zu wechseln und die andere Hälfte der Zeit mit dem anderen Bein, dem anderen Arm oder der anderen Seite zu arbeiten. Dieser Wechsel sollte so schnell wie möglich stattfinden, um beide Seiten gleich lang zu trainieren. Alternativ kann auch im ersten Zirkeldurchlauf an allen Stationen mit rechts und im zweiten Durchlauf mit links trainiert werden. Im dritten Durchgang muss dann gewechselt werden.

Bei Durchführung eines Zirkels mit niedrig-intensiven Übungen bzw. wenn die Belastung von den Teilnehmern als nicht sehr intensiv empfunden wird, kann auch die kraftausdauerorientierte Methode mit einer Belastungszeit von 75 s/pro Station und einer Pausenzeit/Stationswechselzeit von 15 s bei drei Sätzen angewendet werden.

Nach jedem Zirkeldurchgang findet eine Pause von 2 min statt, in der die Teilnehmer trinken, durchatmen und sich lockern können, dabei sollten sie in Bewegung bleiben (gehen, ausschütteln) und sich nicht hinsetzen oder hinlegen, um ein Absinken des Aktivierungszustandes des körperlichen und mentalen Systems zu vermeiden.

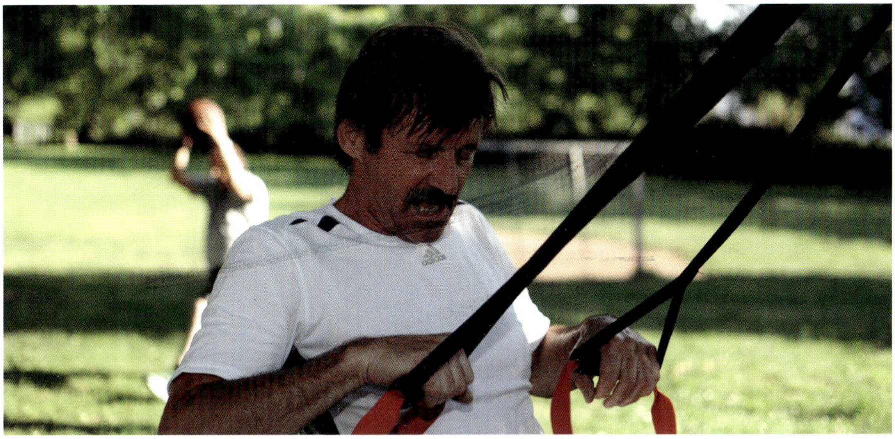

Zirkeltraining

Musikeinsatz

Mehr Spaß beim Training bringt der Einsatz von Musik. Es gibt extra zusammengestellte Musik für Belastungsintervalle, die hier gut genutzt werden kann. Am geeignetsten ist Musik mit einer Geschwindigkeit von 120-130 bpm (Beats per Minute). Jedoch ist die Musik bei dieser Trainingsform nur Motivation und Untermalung. Denn aufgrund der unterschiedlich schnellen Bewegungsausführungen an den verschiedenen Stationen ist ein direktes Arbeiten auf den Rhythmus der Musik ausdrücklich nicht gefordert, in vielen Fällen gar nicht möglich und auch nicht erwünscht. Die saubere und technisch korrekte Ausführung der Bewegung steht im Vordergrund, die Teilnehmer sollen sich lieber langsam und richtig, als falsch und schnell bewegen. Noch dazu gibt es viele Teilnehmer, die sich aus unterschiedlichsten Gründen nicht so gerne im Takt bewegen wollen oder können. Dies sollte bei der Entscheidung, ob und welche Musik benutzt wird, mit einbezogen werden.

Übungsauswahl

Es gibt wichtige Kriterien, die bei der Auswahl der Übungen für ein Zirkeltraining beachtet werden müssen, um einen optimalen Trainingseffekt, aber natürlich auch den größtmöglichen Spaß aller Teilnehmer am Training zu erzielen:

- einfache Durchführung,

- leicht zu erklären,
- keine technischen Schwierigkeiten,
- nicht zu viel Material,
- angepasst an das Leistungsniveau der Teilnehmer und
- Training der wichtigsten Bewegungskategorien/Bewegungsformen und Muskelgruppen.

Es ist zu beachten, dass einige der Übungen nur die Muskulatur einer Körperhälfte trainieren bzw. die Muskulatur der Körperhälften unterschiedlich beanspruchen (z. B. Übungen im seitlichen Unterarmstütz). Bei solchen Übungen sollte nach der Hälfte der Belastungszeit ein Seitenwechsel stattfinden, dazu muss dieser Zeitpunkt vom Trainer angesagt werden.

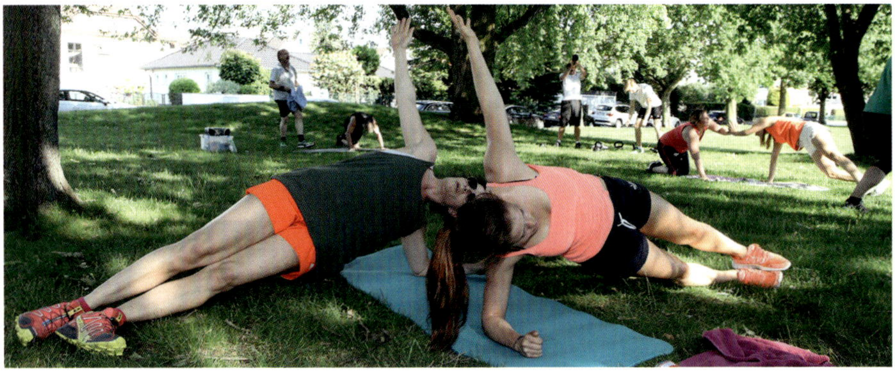

Zirkeltraining

In Kap. 6.4 ist der Übungspool für das Zirkeltraining zu finden.

Wir haben die Übungen, wie vorne schon erwähnt, in folgende sieben Kategorien eingeteilt:

- DÜ Drückende Übungen (Kap. 6.4.1)
- ZÜ Ziehende Übungen (Kap. 6.4.2)
- KH Übungen zur Beugung und Streckung von Knie und Hüfte (Kap. 6.4.3)

- KÜ Komplex- und Rumpfkräftigungsübungen (dynamisch) (Kap. 6.4.4)
- RÜ Rotatorische Übungen (Kap. 6.4.5)
- LS Läufe und Sprünge (Kap. 6.4.6)
- SÜ Rumpfstabilisationsübungen (statisch) (Kap. 6.4.7)

In jeder Kategorie haben wir versucht, eine aufsteigende Reihenfolge gemäß den methodischen Prinzipien „vom Leichten zum Schweren", „vom Einfachen zum Komplexen" und „vom Bekannten zum Unbekannten" zu erstellen, um eine Progression im Schwierigkeitsgrad der Übungen zu erzeugen. So ist beispielsweise die Übung DÜ 1 „Drücken mit Powerband oder Tube im Stand" leichter und weniger komplex als die Übung DÜ 8 „Kreisel mit Kettlebell".

Somit können für Einsteiger und leicht Fortgeschrittene eher Übungen aus dem Beginn jeder Kategorie gewählt werden, für Fortgeschrittene oder Könner eher die Übungen von Mitte bis Ende der Kategorien. Selbstverständlich sind aber auch der eigenen Kreativität keine Grenzen gesetzt. Eigene Übungen oder Übungsvarianten dürfen entwickelt und eingebaut werden.

Unser Übungspool versucht, eine Übersicht zu geben und erhebt keinen Anspruch auf Vollständigkeit. Wir haben uns aber bemüht, die geläufigsten und bekanntesten Übungen und Übungsvarianten zu beschreiben.

Vorschlag einer Übungsauswahl für 16 Kurseinheiten

Für die Planung eines gesamten Kurses ***4XF Outdoor FitCamp*** mit 16 Kurseinheiten über acht Wochen (zwei Termine pro Woche) haben wir einen Vorschlag erarbeitet, der in der folgenden Tabelle dargestellt ist.

	Station 1	Station 2	Station 3	Station 4	Station 5	Station 6	Station 7	Station 8 (optional)	
Kurs-einheit Nr.	**Komplex- und Rumpfkräfti-gungsübungen (dynamisch) (KÜ)**	**Ziehende Übungen (ZÜ)**	**Rotatorische Übungen (RÜ)**	**Läufe und Sprünge (LS)**	**Drückende Übungen (DÜ)**	**Knie- und hüftstre-ckende Übungen(KH)**	**Rumpfstabili-sationsübun-gen (statisch) (SÜ)**	**Komplex- und Rumpfkräfti-gungsübungen (dynamisch) (KÜ)**	**Benötigtes Material für die Kurseinheit**
1	**KÜ 1** Sumo-Kniebeuge (Sumo Squat)	**ZÜ 1** Rudern (Rowing) mit Powerband oder Tube	**RÜ 1** Oberkörper-rotation mit Medizinball	**LS 1** Koor-dinations-lauf durch eine Leiter vorwärts/ rückwärts	**DÜ 2** Na-ckendrücken (Back Press) mit Kurzhanteln	**KH 1** Dyna-mischer Beckenlift	**SÜ 2** Un-terarmstütz (Plank)	**KÜ 3** Den Rumpf anhe-ben (Crunch)	Koordinations-leiter Medizinball Powerband/Tube Kurzhanteln
2	**KÜ 2** Einen Medizinball hochstoßen/-werfen und fangen	**ZÜ 2** Front-ziehen mit Powerband oder Tube	**RÜ 3** Aus-fallschritt vorwärts mit Oberkörperro-tation	**LS 2** Koordi-nationslauf durch eine Leiter seit-wärts	**DÜ 3** Liege-stütz (Push-up)	**KH 3** Kreuz-heben (Dead Lift)	**SÜ 1** Schul-terbrücke (Shoulder Bridge)	**KÜ 4** Ein Tau schwingen (Battlerope Swing)	Koordinations-leiter Medizinball Powerband/Tube Kettlebells Tau
3	**KÜ 3** Den Rumpf anhe-ben (Crunch)	**ZÜ 4** Rudern (Rowing) einarmig mit Hantel oder Kettlebell	**RÜ 2** Lenkrad	**LS 5** Hüt-chenlauf im Quadrat	**DÜ 1** Drücken mit Powerband oder Tube im Stand	**KH 2** Beid-beinige Kniebeuge (Squat)	**SÜ 3** Säge im Unterarmstütz (Plank Saw)	**KÜ 1** Sumo-Kniebeuge (Sumo Squat)	Medizinball Powerband/Tube Kettlebells 4 Markierungs-hütchen
4	**KÜ 4** Ein Tau schwin-gen (Battlero-pe Swing)	**ZÜ 3** Fliegen-de Bewegung rückwärts (But-terfly reverse) mit Powerband oder Tube	**RÜ 4** Aus-fallschritt vorwärts mit Oberkörper-rotation mit Medizinball	**LS 4** Koordi-nationslauf diagonal durch eine Leiter vor und zurück	**DÜ 4** Wech-seln zwischen Liegestütz und Unter-armstütz	**KH 4** Beidbeinige Kniebeuge (Squat) mit Überkopfdrü-cken	**SÜ 4** Liegestütz-position mit Heranziehen der Beine	**KÜ 10** Liegstütz Hock- Streck-Sprung (Burpee)	Koordinations-leiter Medizinball Powerband/Tube Kettlebells Tau

	Station 1	Station 2	Station 3	Station 4	Station 5	Station 6	Station 7	Station 8 (optional)	
Kurseinheit Nr.	**Komplex- und Rumpfkräftigungsübungen (dynamisch) (KÜ)**	**Ziehende Übungen (ZÜ)**	**Rotatorische Übungen (RÜ)**	**Läufe und Sprünge (LS)**	**Drückende Übungen (DÜ)**	**Knie- und hüftstreckende Übungen(KH)**	**Rumpfstabilisationsübungen (statisch) (SÜ)**	**Komplex- und Rumpfkräftigungsübungen (dynamisch) (KÜ)**	**Benötigtes Material für die Kurseinheit**
5	**KÜ 5** Handlauf (Handwalk)	**ZÜ 6** Rudern (Rowing) mit Schlingentrainer	**RÜ 6** Seitlicher Unterarmstütz mit Armrotation	**LS 6** Diagonaler Hütchenlauf vorwärts/seitwärts	**DÜ 7** Einarmiges Drücken mit Kettlebell	**KH 6** Kniebeuge in Schrittstellung (Split Squat)	**SÜ 4** Liegestützposition mit Heranziehen der Beine	**KÜ 1** Sumo-Kniebeuge (Sumo Squat)	Schlingentrainer Kettlebells 6-8 Markierungshütchen
6	**KÜ 9** Bergsteiger (Mountain Climber)	**ZÜ 3** Fliegende Bewegung rückwärts (Butterfly reverse) mit Powerband oder Tube	**RÜ 3** Ausfallschritt vorwärts mit Oberkörperrotation	**LS 8** Hampelmann (Jumping Jack)	**DÜ 5** Liegestütz (Push-up) mit den Händen im Schlingentrainer	**KH 5** Hüftstrecken (Good Morning)	**SÜ 7** Seitunterarmstütz/Seitstütz	**KÜ 7** Spinnensprung (Spiderman)	Schlingentrainer Powerband/Tube Kettlebells
7	**KÜ 7** Spinnensprung (Spiderman)	**ZÜ 5** Fliegende Bewegung rückwärts (Butterfly reverse) mit Hanteln	**RÜ 5** Vierfüßlerstand mit Rotation	**LS 3** Koordinationslauf diagonal durch eine Leiter mit/ohne Tap	**DÜ 6** Liegestütz (Push-up) mit den Füßen im Schlingentrainer	**KH 8** Ausfallschritt (Lunge) vorwärts	**SÜ 8** Schwebesitz	**KÜ 4** Ein Tau schwingen (Battlerope Swing)	Schlingentrainer Koordinationsleiter Kurzhanteln Tau
8	**KÜ 8** Beinheben mit/ohne Ball	**ZÜ 6** Rudern (Rowing) mit Schlingentrainer	**RÜ 8** Oberkörperrotation mit Powerband oder Tube	**LS 7** Hütchenlauf vorwärts und rückwärts nach Farben	**DÜ 8** Kreisel	**KH 6** Kniebeuge in Schrittstellung (Split Squat)	**SÜ 6** Liegestützgang in der Koordinationsleiter	**KÜ 10** Liege-stützHock-StreckSprung (Burpee)	Schlingentrainer Koordinationsleiter Medizinball Powerband/Tube Kettlebells, 6 Markierungshütchen

5

	Station 1	Station 2	Station 3	Station 4	Station 5	Station 6	Station 7	Station 8 (optional)	
Kurs-einheit Nr.	**Komplex- und Rumpfkräftigungsübungen (dynamisch) (KÜ)**	**Ziehende Übungen (ZÜ)**	**Rotatorische Übungen (RÜ)**	**Läufe und Sprünge (LS)**	**Drückende Übungen (DÜ)**	**Knie- und hüftstreckende Übungen (KH)**	**Rumpfstabilisationsübungen (statisch) (SÜ)**	**Komplex- und Rumpfkräftigungsübungen (dynamisch) (KÜ)**	**Benötigtes Material für die Kurseinheit**
9	**KÜ 11** Schräger Crunch mit dem Schlingentrainer	**ZÜ 2** Frontziehen mit Powerband oder Tube	**RÜ 5** Vierfüßlerstand mit Rotation	**LS 11** Sprünge aus der Kniebeuge (Squat Jumps)	**DÜ 3** Liegestütz (Push-up)	**KH 7** Seitlicher Ausfallschritt (Side Lunge)	**SÜ 5** Liegestütz-gang	**KÜ 7** Spinnensprung (Spiderman)	Schlingentrainer Powerband/Tube Kettlebells 4 Markierungshütchen
10	**KÜ 10** Liegestütz- Hock-Strecksprung (Burpee)	**ZÜ 7** Frontziehen mit Schlingentrainer	**RÜ 10** Oberkörperrotation im Schwebesitz (Russian Twist)	**LS 9** Seitliche Schlusssprünge (Side To Side Jump)	**DÜ 4** Wechseln zwischen Liegestütz und Unterarmstütz	**KH 10** Einbeiniges Kreuzheben (Dead Lift)	**SÜ 7** Seitunterarmstütz/ Seitstütz	**KÜ 5** Handlauf (Handwalk)	Schlingentrainer Medizinball Kettlebells
11	**KÜ 9** Bergsteiger (Mountain Climber)	**ZÜ 9** Frontheben mit Schlingentrainer	**RÜ 7** T-Liegestütz	**LS 10** Seitliche Schrittsprünge (Side Jump – Lateral Bound)	**DÜ 8** Kreisel	**KH 9** Ausfallschritt (Lunge) vorwärts mit Medizinball	**SÜ 11** Ganzkörperbrücke (Bridge)	**KÜ 6** Den Rumpf aufrichten (Situp)	Schlingentrainer Medizinball Kettlebells
12	**KÜ 6** Den Rumpf aufrichten (Situp)	**ZÜ 1** Rudern (Rowing) mit Powerband oder Tube	**RÜ 6** Seitlicher Unterarmstütz mit Armrotation	**LS 14** Seilspringen: Einfacher Seilsprung vorwärts	**DÜ 6** Liegestütz (Push-up) mit den Füßen im Schlingentrainer	**KH 12** Schwingen mit Kettlebell (Swing)	**SÜ 9** Umgekehrter Unterarmstütz/ Liegestütz	**KÜ 9** Bergsteiger (Mountain Climber)	Schlingentrainer Powerband/Tube Kettlebells Springseile

5

	Station 1	Station 2	Station 3	Station 4	Station 5	Station 6	Station 7	Station 8 (optional)	
Kurs-einheit Nr.	**Komplex- und Rumpfkräftigungsübungen (dynamisch) (KÜ)**	**Ziehende Übungen (ZÜ)**	**Rotatorische Übungen (RÜ)**	**Läufe und Sprünge (LS)**	**Drückende Übungen (DÜ)**	**Knie- und hüftstreckende Übungen (KH)**	**Rumpfstabilisationsübungen (statisch) (SÜ)**	**Komplex- und Rumpfkräftigungsübungen (dynamisch) (KÜ)**	**Benötigtes Material für die Kurseinheit**
13	**KÜ 4** Ein Tau schwingen (Battlerope Swing)	**ZÜ 2** Frontziehen mit Powerband oder Tube	**RÜ 4** Ausfallschritt vorwärts mit Oberkörperrotation mit Medizinball	**LS 12** Hock-Streck-Sprung	**DÜ 7** Einarmiges Drücken mit Kettlebell	**KH 11** Einbeinige Kniebeuge mit dem Schlingentrainer	**SÜ 5** Liegestütz-gang	**KÜ 5** Handlauf (Handwalk)	Schlingentrainer Medizinball Powerband/Tube Kettlebells Tau, 4 Markierungshütchen
14	**KÜ 7** Spinnensprung (Spiderman)	**ZÜ 3** Fliegende Bewegung rückwärts mit Powerband oder Tube	**RÜ 9** Skorpion	**LS 15** Seilspringen Einfacher Seilsprung vorwärts mit Doppeldurchschlag	**DÜ 5** Liegestütz (Push-up) mit den Händen im Schlingentrainer	**KH 12** Schwingen mit Kettlebell (Swing)	**SÜ 10** Umgekehrter Tisch (Reverse Table)	**KÜ 6** Den Rumpf aufrichten (Situp)	Schlingentrainer Powerband/Tube Kettlebells Springseile
15	**KÜ 10** Liege stütz-Hock-StreckSprung (Burpee)	**ZÜ 8** Fliegende Bewegung rückwärts mit Schlingentrainer	**RÜ 10** Oberkörperrotation im Schwebesitz (Russian Twist)	**LS 16** Seilspringen Überkreuzter Seilsprung vorwärts	**DÜ 3** Liegestütz (Push-up)	**KH 13** Reißen mit Kettlebell (Snatch)	**SÜ 7** Seitunterarmstütz/ Seitstütz	**KÜ 4** Ein Tau schwingen (Battlerope Swing)	Schlingentrainer Medizinball Kettlebells Springseile Tau
16	**KÜ 12** Aufstehen mit Kettlebell (Turkish Get-up)	**ZÜ 10** Fliegende Bewegung (Butterfly) mit Schlingentrainer	**RÜ 11** Scheibenwischer	**LS 13** Sprünge aus dem Ausfallschritt (Split Jump)	**DÜ 4** Wechseln zwischen Liegestütz und Unterarmstütz	**KH 9** Ausfallschritt (Lunge) vorwärts mit Medizinball	**SÜ 11** Ganzkörperbrücke (Bridge)	**KÜ 10** Liegestütz- Hock-StreckSprung (Burpee)	Schlingentrainer Medizinball Kettlebells

Tab. 3: Vorschlag für 16 Kurseinheiten

Dieser Aufbau enthält über die 16 Kurseinheiten eine Progression in der Auswahl der Übungen. Wird ein 60-minütiges Training durchgeführt, so werden die Stationen 1–7 aufgebaut. Steht mehr Zeit zur Verfügung, so werden bei der achten Station nochmals Übungen aus der Kategorie KÜ Komplex- und Rumpfkräftigungsübungen (dynamisch) durchgeführt. Bei der Zusammenstellung der Übungen für die einzelnen Kurseinheiten wurde auf eine ausgewogene Belastung aller Muskelgruppen innerhalb einer Trainingseinheit geachtet. Trotzdem werden Schwerpunkte erkennbar und vor allem spürbar sein, die aber von Einheit zu Einheit wechseln.

5.6 Lockerung und Dehnung

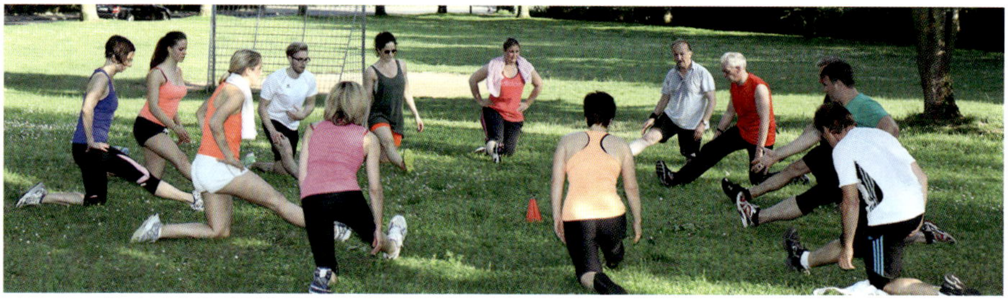

Dehnen

Nach Durchführung des letzen Zirkeldurchgangs findet eine kurze Trinkpause statt. Dann trifft sich die Gruppe wieder, um gemeinsam die Aktivität des Herz-Kreislauf-Systems zu reduzieren, die Muskulatur zu lockern und deren Durchblutung anzuregen, um die Regeneration zu beschleunigen. Dazu werden lockernde Bewegungen, wie Ausschütteln oder Ausklopfen, angewandt, gleichzeitig wird in langsamem Tempo gegangen, um ein zu schnelles Absinken der Herzfrequenz zu vermeiden. Diese Phase sollte ca. 2-3 min dauern, danach sollte jeder Teilnehmer das Gefühl haben, ohne Probleme stehen zu können.

Im Anschluss findet ein Dehnen der Muskulatur statt. Dabei wird die Methode des *statischen Dehnens* angewandt, es wird im Bereich der sogenannten *Dehnschwelle* gearbeitet (eine Dehnung ist spürbar, die Beweglichkeit wird aber nicht bis zur Schmerzgrenze ausgereizt). Hierbei wird versucht, den Muskel auf seine ursprüngliche Länge vor dem Training zu bringen, um die Beweglichkeit zu erhalten. Gleichzeitig trägt das Dehnen auch zur Entspannung der Muskulatur bei – die Teilnehmer können sowohl physisch als auch psychisch entspannen. Voraussetzung dafür ist eine ruhige, kontrollierte Arbeitsweise, die Dehnpositionen werden 15-20 s gehalten, in der Dehnung weiter ruhig und regelmäßig atmen. Lässt die Dehnspannung nach, kann die Dehnposition verstärkt werden, die Dehnübung kann bei Bedarf wiederholt werden.

Die Dehnübungen sollten analog zu den Mobilisationsübungen in Kreisaufstellung durchgeführt werden, sodass der Trainer jeden Teilnehmer im Blick hat und bei Bedarf korrigieren kann.

Die Übungen für das Dehnen sind in Kap. 6.5 beschrieben. Auch hier gilt, dass nicht alle Übungen innerhalb einer Kurseinheit durchgeführt werden können. Eine Auswahl sollte getroffen werden, welche die in der Kurseinheit besonders beanspruchte Muskulatur berücksichtigt. Wir empfehlen aber, folgende Muskelgruppen nach jeder sportlichen Betätigung zu dehnen (Pflichtdehnbereiche):

- Oberschenkelinnenseite (Adduktoren),
- Oberschenkelvorderseite,
- Oberschenkelrückseite,
- Brustmuskulatur,
- Nackenmuskulatur.

Zum Teil sind die Übungen nur für eine Seite beschrieben, die Ausführung auf der anderen Seite erfolgt dann unmittelbar danach, ein kurzes Lockern sollte dazwischen stattfinden.

5.7 Abschluss und Teamgeist

Der Abschluss des Trainings soll gemeinsam erfolgen, um noch einmal die Möglichkeiten der Gruppendynamik für die Motivation zu nutzen. Hierzu kommen alle Teilnehmer an einem Punkt zusammen und der Trainer gibt eine Rückmeldung an die Gruppe, die positiv formuliert werden sollte. Beispielsweise kann das Anfangsritual noch einmal wiederholt werden (siehe Kap. 5.1), damit wird dann ein offizielles Ende der gemeinsamen Trainingzeit markiert. Das gegenseitige Abklatschen („High Five") des Trainers mit den Teilnehmern und auch der Teilnehmer untereinander belohnt die im Training erbrachte Leistung, insbesondere dann, wenn noch ein verbales Lob dazu ausgesprochen wird.

An dieser Stelle können noch organisatorische Hinweise oder Ankündigungen von weiteren Veranstaltungen etc. mitgeteilt werden, bevor die Gruppe dann auseinandergeht. Wie oben schon angedeutet, sollte aber auch das Aufräumen des Platzes und der Abtransport der Gerätschaften gemeinsam erfolgen. Hierbei sollte der Grundsatz gelten, einen Platz immer mindestens in dem Sauberkeitszustand zu verlassen, in dem man ihn vorgefunden hat.

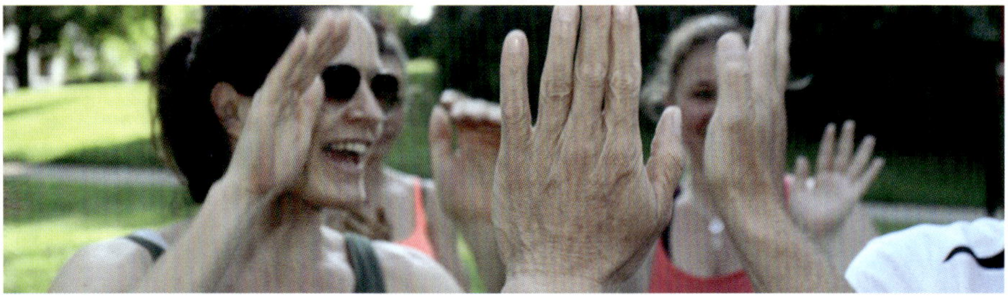

Abklatschen

KAPITEL 6

1	Aktiver leben – Natursport als Fitness- und Gesundheitssport
2	Natursport und Parksport
3	*4XF Training* – stark & dynamisch
4	*4XF Outdoor FitCamp* – Philosophie und Rahmenbedingungen
5	*4XF Outdoor FitCamp* – Ablauf der Kurseinheiten
6	**Der *4XF Outdoor FitCamp*-Übungspool**
7	Urban Fitness
8	Partnerübungen
	Anhang – Literaturverzeichnis

Kapitel 6

DER 4XF-ÜBUNGSPOOL

Outdoor FitCamp

6.1 Übungspool – Mobilisation

Übersicht über die Mobilisationsübungen

Mobilisation Fußgelenk

MO 1 Den Fuß kippen

MO 2 Die Fersen heben

MO 3 Den Fuß kreisen

Mobilisation Fuß-/Kniegelenk

MO 4 Fuß- und Unterschenkelkreisen

Mobilisation Kniegelenk

MO 5 Ballenstand

MO 6 Die Knie kreisen

Mobilisation Hüftgelenk

MO 7 Das Bein vor- und rückführen

MO 8 Achterkreisen

MO 9 Beckenkippung

MO 10 Seitliche Beckenkippung

MO 11 Hüftkreisen

Mobilisation Schultergelenk

MO 12 Die Schultern heben und senken

MO 13 Vor- und Rückführen der Schulter

MO 14 Die Schultern kreisen

Mobilisation Schulter-/Armgelenke

MO 15 Beidseitiges Armkreisen

MO 16 Beidseitiges versetztes Armkreisen

MO 17 Gegengleiches Armkreisen

Mobilisation Schultergelenk/oberer Rücken

MO 18 Einrollen und sich aufrichten

Mobilisation Rücken

MO 19 Katzenbuckel

MO 20 Oberkörperrotation mit Vor- und Rückschieben der Arme

MO 21 Oberkörperrotation mit Öffnen und Schließen der Arme

MO 22 Arme seitschieben

MO 23 Streckung

Mobilisation Nacken

MO 24 Den Kopf seitdrehen

MO 25 Den Kopf vor- und rückneigen

MO 26 Den Kopf vor der Brust drehen

MO 27 Den Kopf seitneigen

MO 28 Das Kinn vor- und rückschieben

Mobilisation Fußgelenk

MO 1 Den Fuß kippen

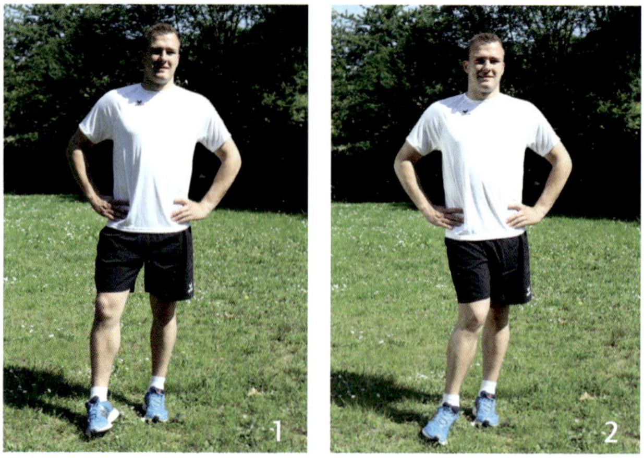

Den Fuß kippen

Die Teilnehmer nehmen eine stabile Standposition ein. Das Gewicht wird nun auf ein Bein verlagert. Den Fuß des entlasteten Beins auf die Außenkante kippen. Anschließend über die komplett aufgesetzte Fußsohle auf die Innenkante kippen.

Ca. 10 x wiederholen, dann den Fuß wechseln.

MO 2 Die Fersen heben

Aus dem stabilen Stand heraus die Ferse des rechten Fußes anheben und sich auf den Fußballen stellen. Dabei das Knie leicht beugen. Die Ferse wieder absetzen. Dieselbe Bewegung mit dem linken Fuß durchführen. Diese Bewegungen ca. 10 x pro Fuß wiederholen.

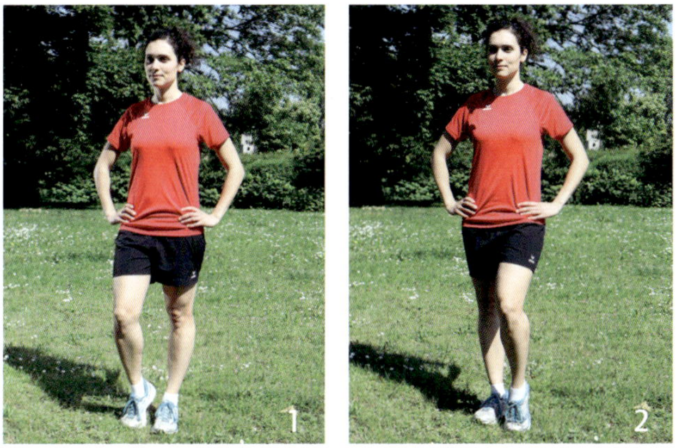

Die Ferse anheben

MO 3 Den Fuß kreisen

Im Einbeinstand ca. 10 x mit der Fußspitze des freien, vorgestreckten Beins in beide Richtungen in der Luft kreisen. Anschließend die Übung mit dem anderen Fuß wiederholen.

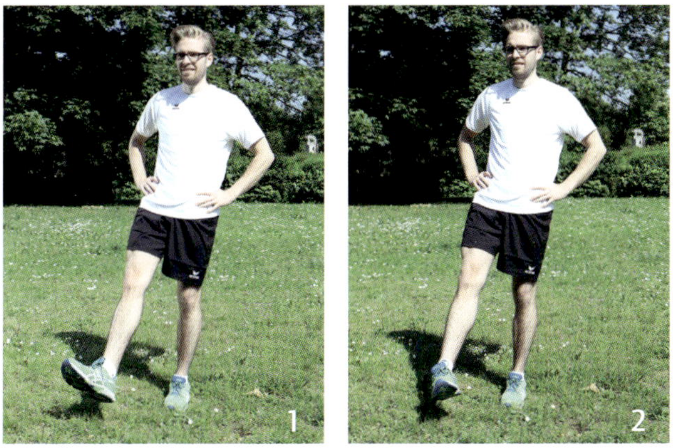

Den Fuß kreisen

Mobilisation Fuß- und Kniegelenk

MO 4 Fuß- und Unterschenkelkreisen

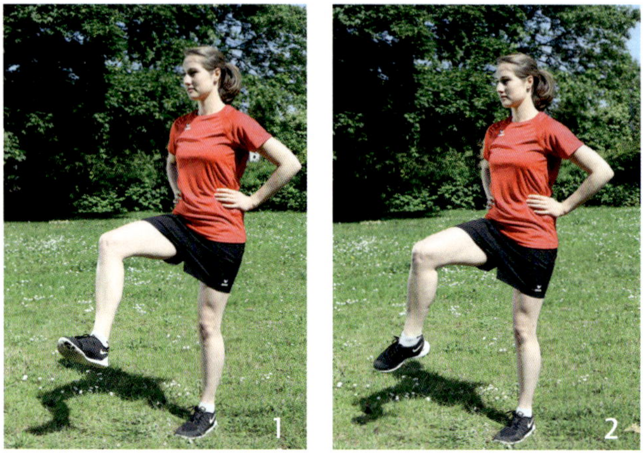

Fuß- und Unterschenkelkreisen

Im Einbeinstand ca. 10 x Fuß und Unterschenkel des freien, angehobenen und im Knie angewinkelten Beins in beide Richtungen in der Luft kreisen. Anschließend die Übung mit dem anderen Bein wiederholen.

Mobilisation Kniegelenk

MO 5 Ballenstand

Aus dem stabilen Stand heraus tiefer in die Knie gehen. Tief bleiben, dabei die Fersen anheben und sich auf den Fußballen stellen. Nun die Arme über den Kopf strecken. Anschließend aus der tiefen Position herauskommen und die Knie strecken. Dabei weiterhin im Ballenstand bleiben und die Arme über dem Kopf gestreckt halten. Diese Position ca. 5 s ausbalancieren. Die Übung 3 x wiederholen.

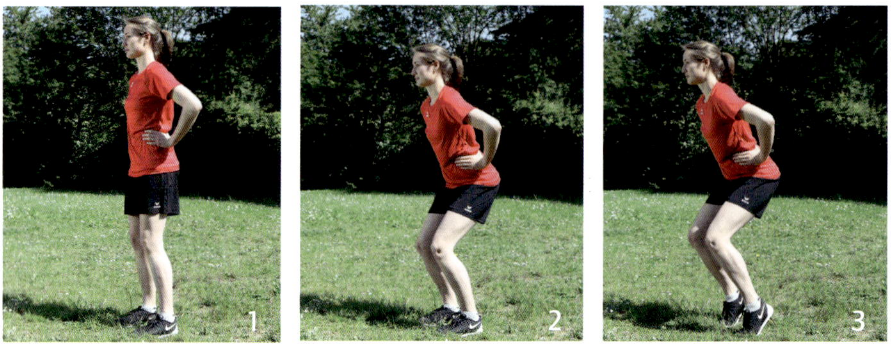

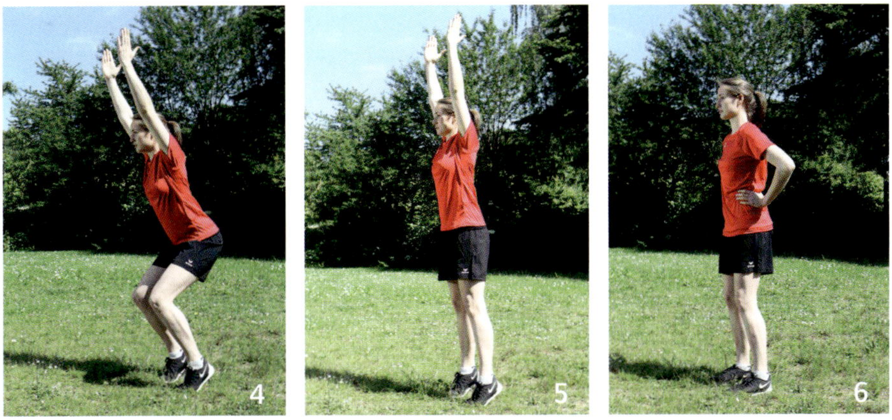

Ballenstand

MO 6 Die Knie kreisen

Aus dem stabilen Stand heraus Knie und Hüfte beugen und die Hände auf die geschlossenen Knie legen. Aus dieser Position heraus minimal kreisende bzw. leichte Hoch-tief-Bewegungen mit den Knien beschreiben. Ca. 10 x in eine Richtung, dann wechseln.

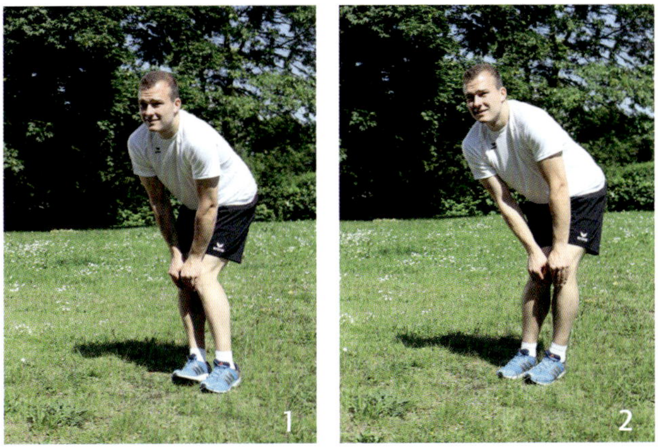

Die Knie kreisen

Mobilisation Hüftgelenk

MO 7 Das Bein vor- und rückführen

Aus dem stabilen Stand heraus das linke Bein und den rechten Arm (bei gleichzeitigem Nachvorneführen des linken Arms) nach hinten führen. Dann das linke Bein und den rechten Arm wieder nach vorne führen. Übung ca. 10 x pro Bein durchführen.

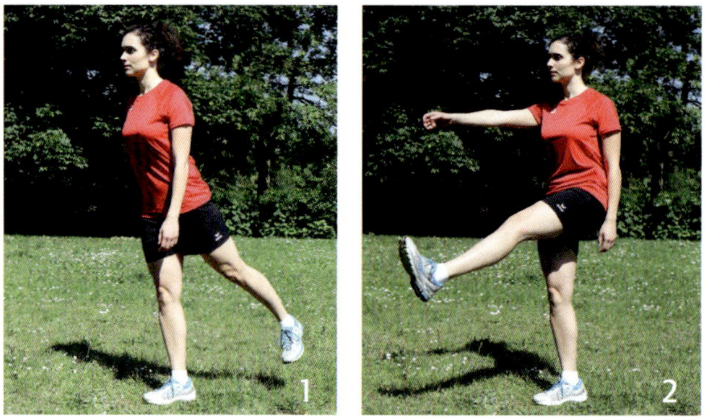

Das Bein vor- und rückführen

MO 8 Achterkreisen

Im Einbeinstand mit dem Fuß des freien Beins ca. 5 x eine Acht auf den Boden schreiben. Dann die Augen schließen und nochmals ca. 5 x eine Acht schreiben. Dieselbe Übung mit dem anderen Bein wiederholen.

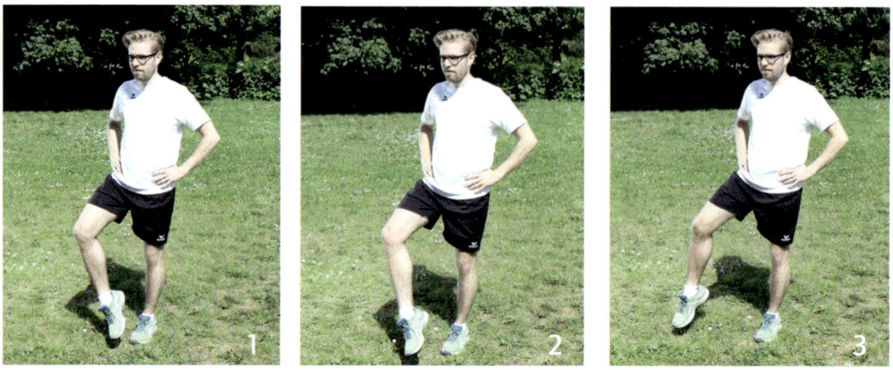

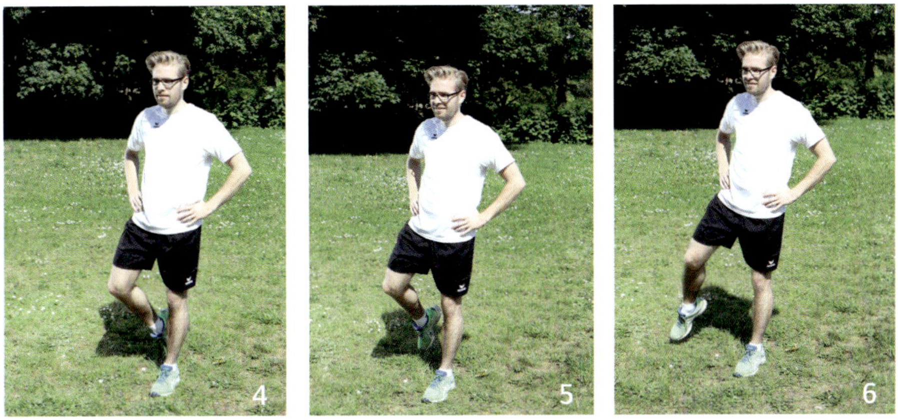

Achterkreisen

6

MO 9 Beckenkippung

Im hüftbreiten Stand mit leicht gebeugten Knien stützen die Hände auf dem Beckenkamm. Nun das Becken im Wechsel nach vorne kippen, als wolle man einen Eimer Wasser, den man in den Händen hält, nach vorne auskippen bzw. nach hinten führen, als wolle man den Eimer wieder gerade halten. Bewegung ca. 10 x wiederholen.

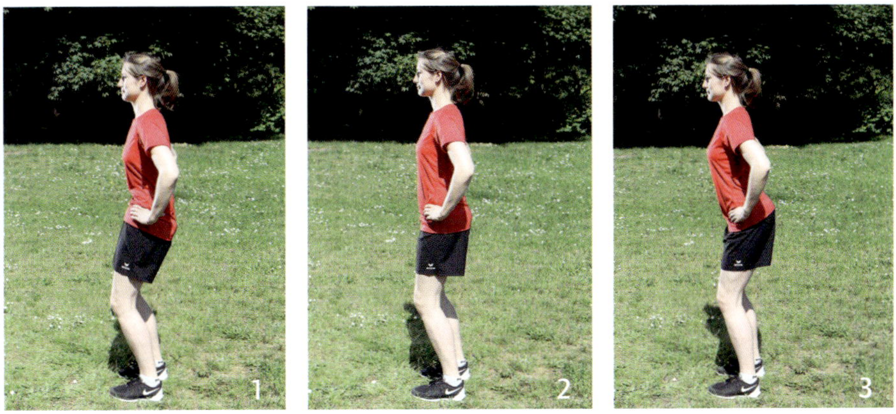

Beckenkippung

MO 10 Seitliche Beckenkippung

Im Stand mit mehr als hüftbreit geöffneten Beinen und leicht gebeugten Knien die Fußspitzen leicht nach außen drehen. Das Gesäß wird nach hinten abgesenkt, der Oberkörper mit geradem Rücken nach vorne abgesenkt und die Hände werden auf den Oberschenkeln abgestützt. Nun das Becken im Wechsel nach rechts bzw. nach links abkippen. Bewegung ca. 10 x wiederholen.

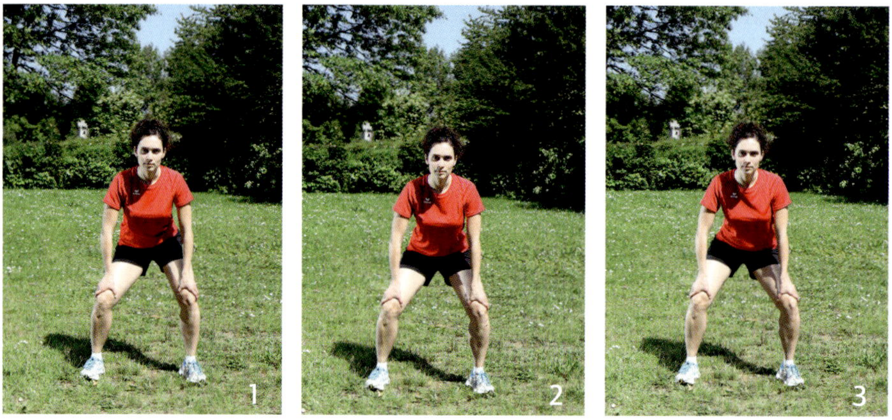

Seitliche Beckenkippung

MO 11 Hüftkreisen

Die frontale und die seitliche Beckenkippung zu einer fließenden und kreisenden Bewegung der Hüfte verbinden. Die Übung in beide Richtungen ca. 10 x durchführen.

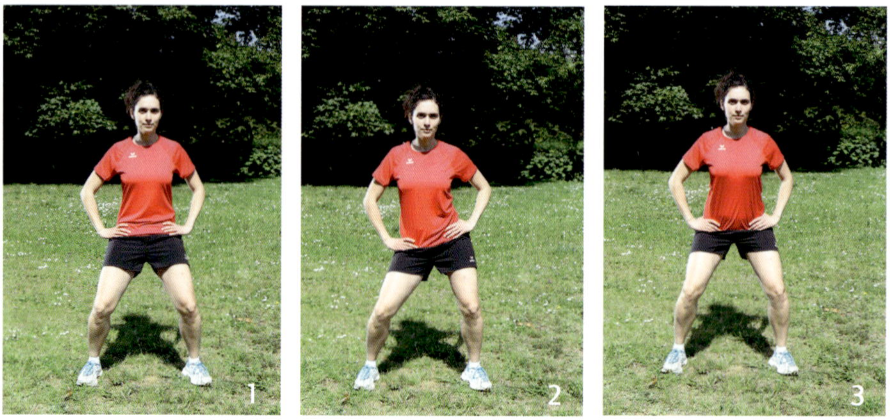

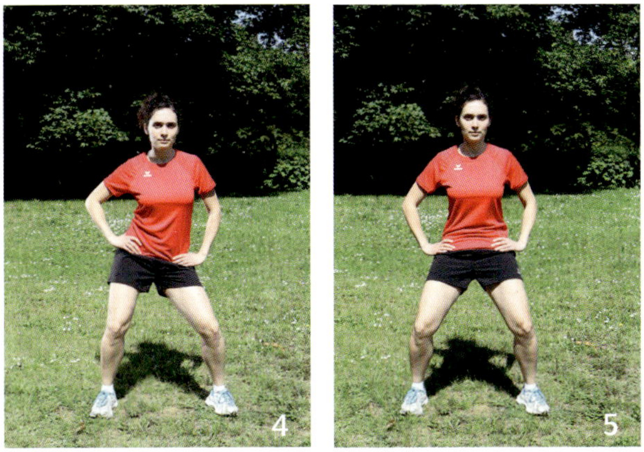

Hüftkreisen

Mobilisation Schultergelenk

MO 12 Die Schultern heben und senken

Die Schultern ca. 10 x im Wechsel nach oben, in Richtung der Ohren, ziehen bzw. am Rumpf entlang nach unten schieben.

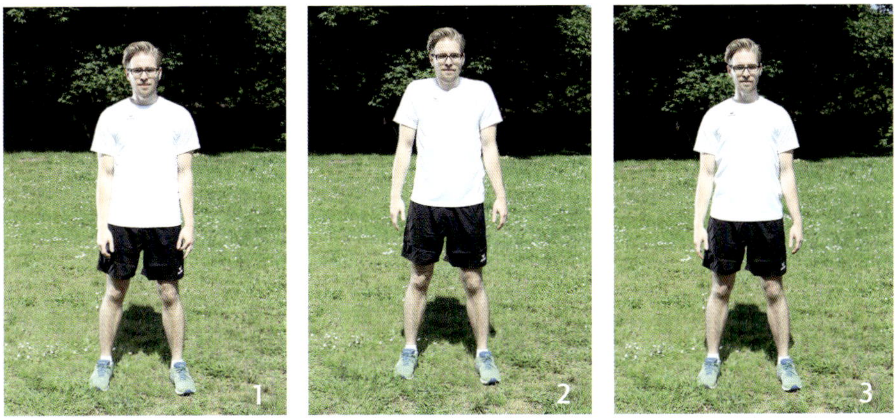

Die Schultern heben und senken

MO 13 Vor- und Rückführen der Schulter

Die Schultern ca. 10 x im Wechsel nach vorne schieben, sodass der Brustkorb eingeengt wird bzw. nach hinten ziehen, sodass sich die Schulterblätter annähern.

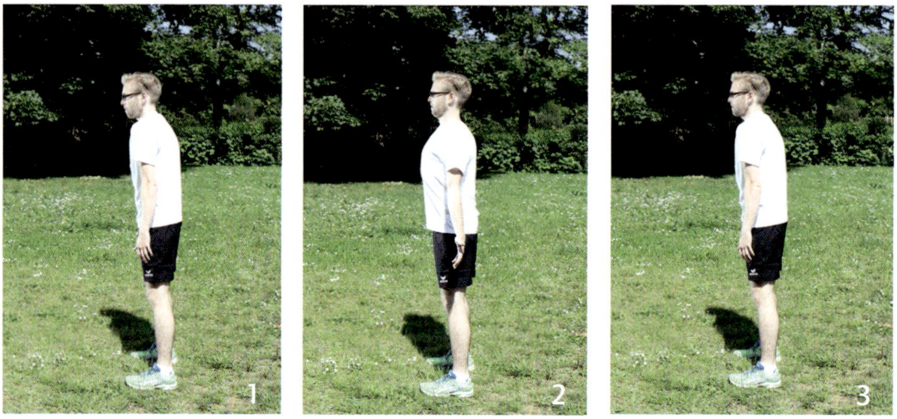

Vor- und Rückführen der Schulter

MO 14 Die Schultern kreisen

Im hüftbreiten Stand die Arme locker herabhängen lassen und die Schultern kreisen. Ca. 10 x nach vorne und anschließend ca. 10 x nach hinten kreisen.

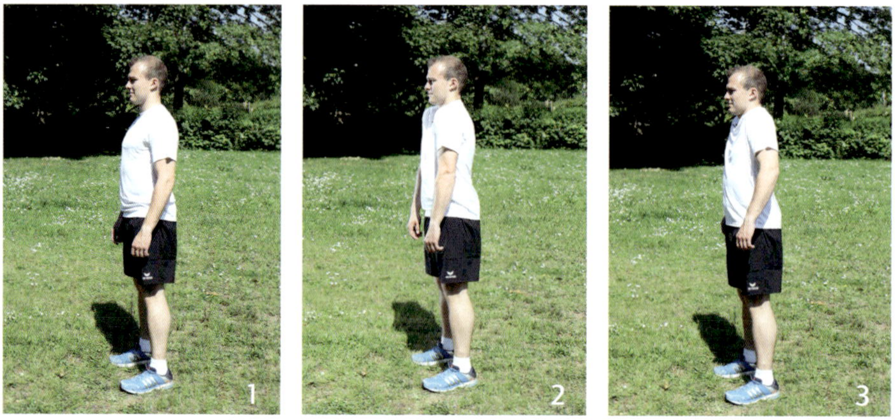

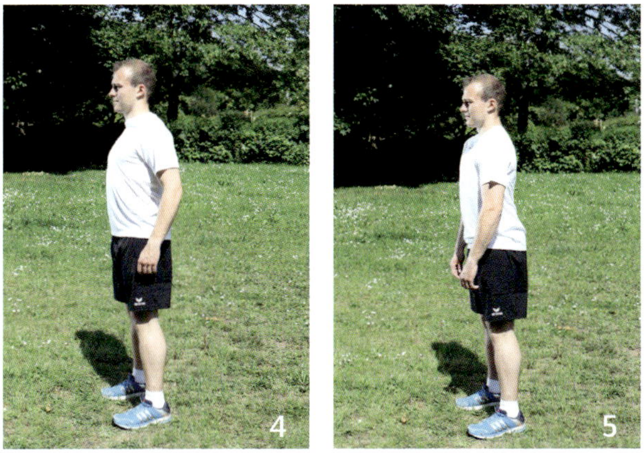

Die Schultern kreisen

Mobilisation Schulter-/Armgelenk

MO 15 Beidseitiges Armkreisen

Im hüftbreiten Stand die leicht gebeugten Arme ca. 10 x rückwärts kreisen. Danach ca. 10 x vorwärts kreisen.

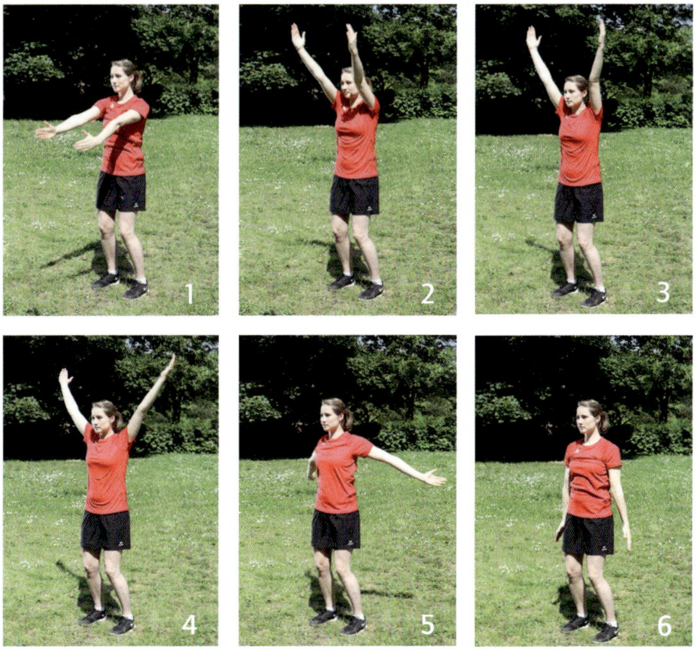

Beidseitiges Armkreisen

MO 16 Beidseitiges versetztes Armkreisen

Die Bewegung ist dieselbe wie beim beidseitigen Armkreisen, jedoch kreisen die Arme um 180° versetzt. Bewegung ca. 10 x in beide Richtungen wiederholen.

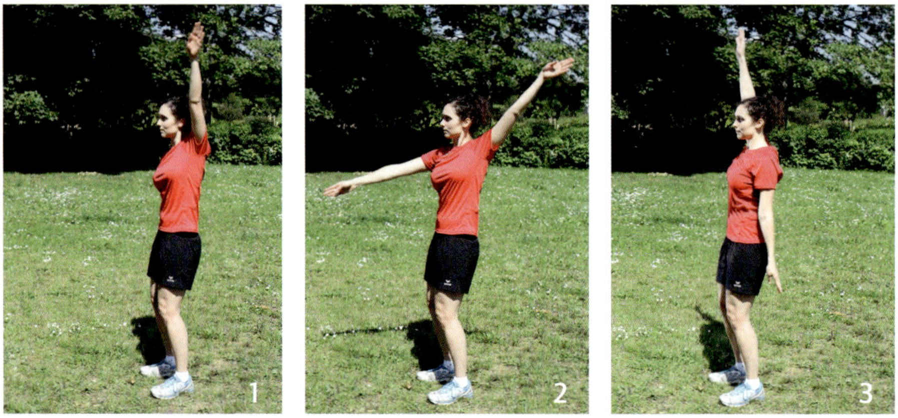

Beidseitiges versetztes Armkreisen

MO 17 Gegengleiches Armkreisen

Beide Arme starten aus der Hochhalte. Der rechte Arm kreist rückwärts und der linke Arm vorwärts. Ca. 10 x wiederholen und dann die Richtung wechseln.

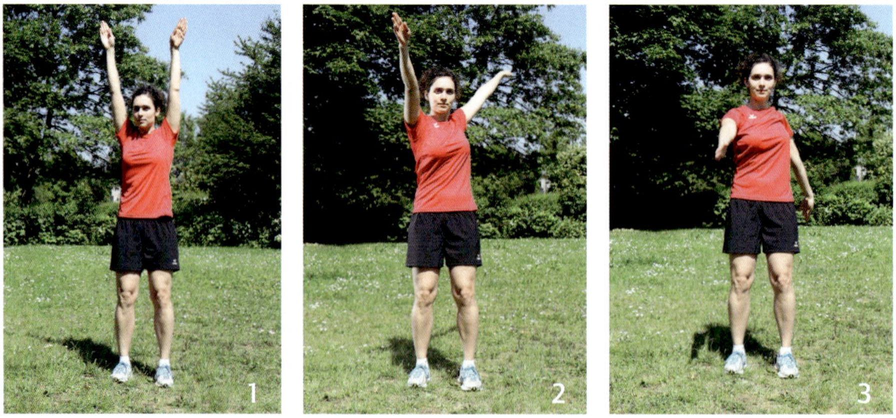

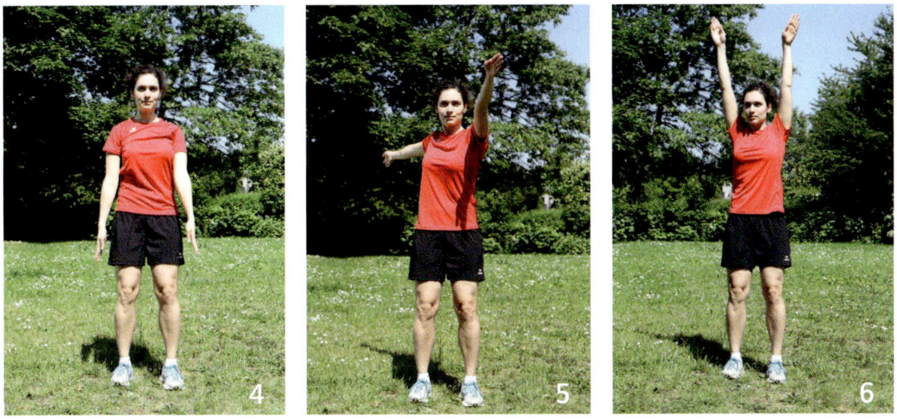

Gegengleiches Armkreisen

Mobilisation Schultergelenk/oberer Rücken

MO 18 Einrollen und sich aufrichten

Im hüftbreiten Stand beide Schultern nach vorne ziehen, den Kopf und den oberen Rücken nach vorne einrollen. Anschließend sich wieder aufrichten und die Schultern nach hinten ziehen. Diese Bewegung ca. 10 x wiederholen.

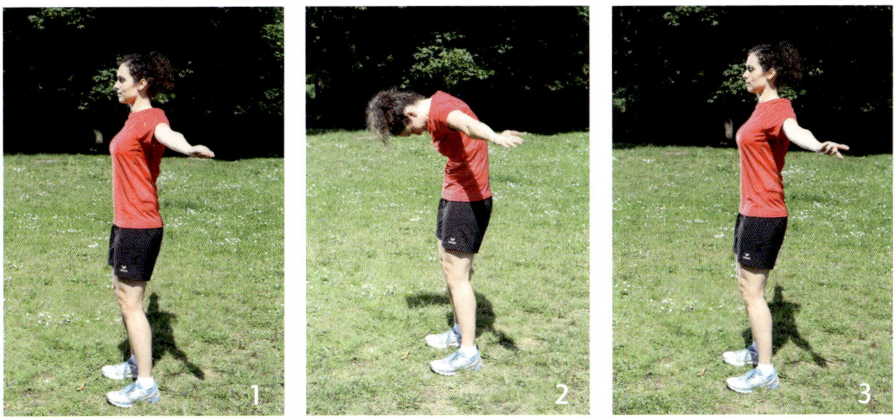

Einrollen und sich aufrichten

Mobilisation Rücken

MO 19 Katzenbuckel

Die Füße stehen hüftbreit und die Knie und die Hüften sind gebeugt. Die Hände stützen auf den Knien. Nun die Wirbelsäulenposition zwischen „Katzenbuckel" und geradem bzw. leicht durchgedrücktem Rücken wechseln. Diese Bewegung ca. 10 x wiederholen.

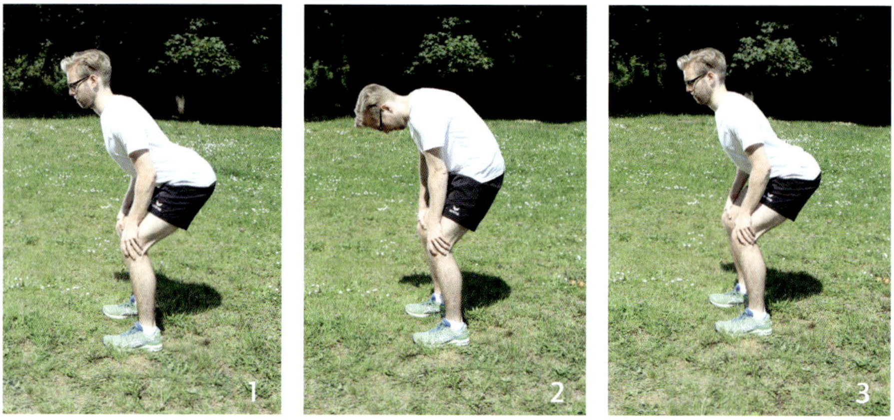

Katzenbuckel

MO 20 Oberkörperrotation mit Vor- und Rückschieben der Arme

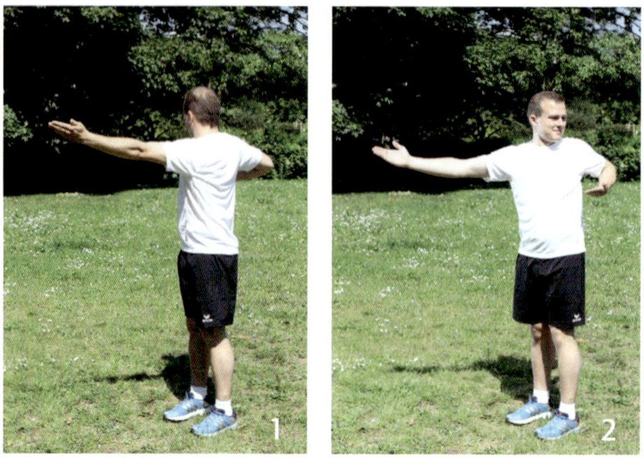

Oberkörperrotation mit Vor- und Rückschieben der Arme

Die Füße stehen hüftbreit auseinander und die Knie und die Hüften sind gebeugt. Die Arme sind mit nach oben geöffneter Handfläche nach vorne ausgestreckt. Nun zieht der rechte Arm angewinkelt nach hinten, während der Kopf nach rechts gedreht wird. Danach den rechten Arm wieder nach vorne führen. Dann zieht der linke Arm angewinkelt nach hinten, während der Kopf nach links gedreht wird. Anschließend den linken Arm wieder nach vorne führen. Bewegungsablauf ca. 10 x wiederholen.

MO 21 Oberkörperrotation mit Öffnen und Schließen der Arme

Im hüftbreiten Stand befinden sich die Arme auf Schulterhöhe in Vorhalte. Die Handinnenflächen berühren einander. Ohne die Standposition der Beine zu ändern, 6
mit einer Rotation des Oberkörpers einen gestreckten Arm um 180° nach hinten führen. Anschließend den Arm wieder in die Vorhalte führen. Dann dieselbe Bewegung mit dem anderen Arm wiederholen. Bewegungsablauf ca. 10 x wiederholen.

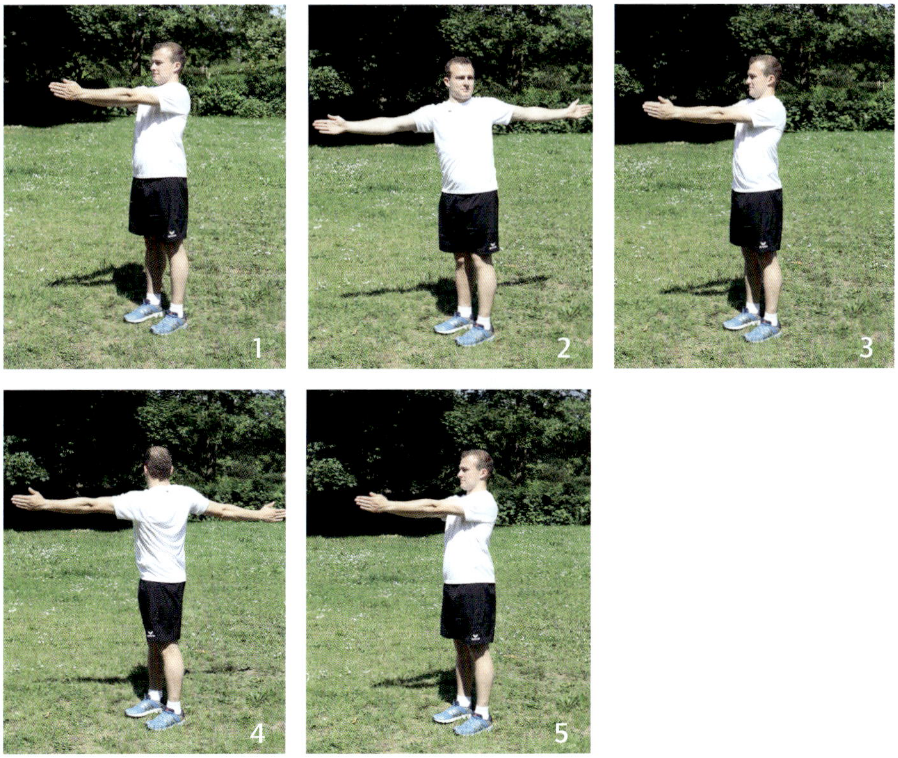

Oberkörperrotation mit Öffnen und Schließen der Arme

MO 22 Arme seitschieben

Im hüftbreiten Stand befinden sich die Arme auf Schulterhöhe in Seithalte. Die Handinnenflächen zeigen nach unten. Nun im Wechsel die rechte Hand so weit wie möglich nach rechts bzw. die linke Hand so weit wie möglich nach links schieben, ohne dass sich die Stand- bzw. die Hüftposition verändert. Die Seitbewegung kommt aus der Wirbelsäule. Bewegungsablauf ca. 10 x wiederholen.

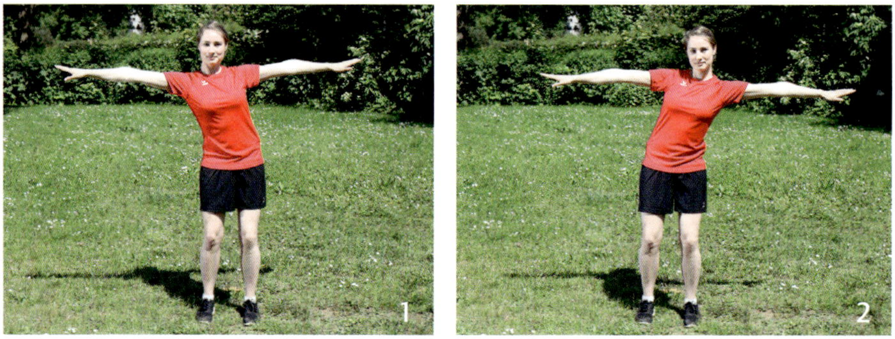

Arme seitschieben

MO 23 Streckung

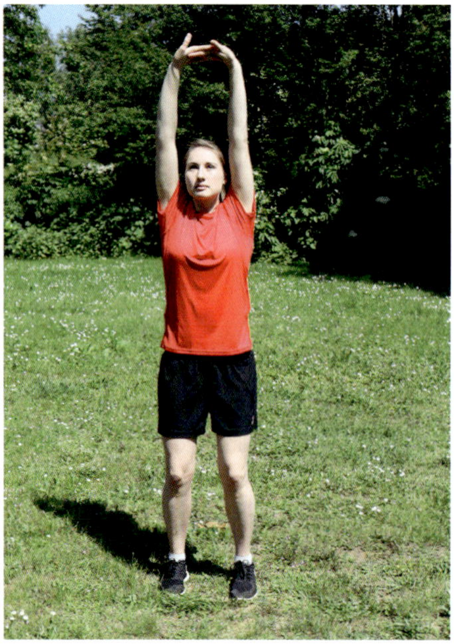

Streckung

Die Füße stehen hüftbreit auseinander und die Knie sind leicht gebeugt. Nun die Hände falten und so weit wie möglich am Kopf vorbei nach oben schieben. Diese Position 10 s lang halten. Dabei zeigen die Handflächen nach oben und die Bauchmuskulatur ist leicht angespannt. Alternativ kann im Wechsel auch jeweils eine Schulter nach oben geschoben werden.

Mobilisation Nacken

MO 24 Den Kopf seitdrehen

Den Kopf im hüftbreiten Stand langsam so weit wie möglich nach links und anschließend so weit wie möglich nach rechts drehen. Den Bewegungsablauf 5-10 x wiederholen.

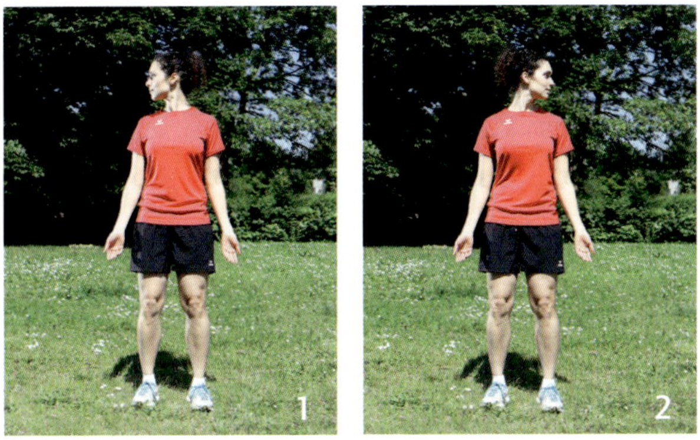

Den Kopf seitdrehen

MO 25 Den Kopf vor- und rückneigen

Den Kopf im hüftbreiten Stand langsam so weit wie möglich nach vorne und anschließend so weit wie möglich nach hinten neigen. Den Bewegungsablauf 5-10 x wiederholen.

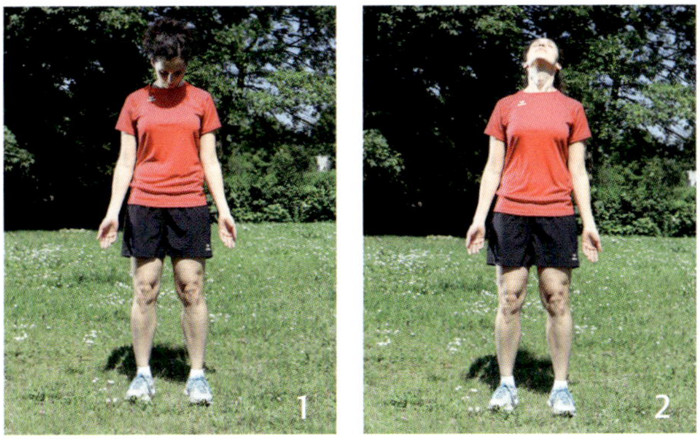

Den Kopf vor- und rückneigen

MO 26 Den Kopf vor der Brust drehen

Im hüftbreiten Stand das Kinn zum Brustbein absenken und dann langsam, aus dieser Position heraus, den Kopf nach links und anschließend nach rechts drehen. Den Bewegungsablauf 5-10 x wiederholen.

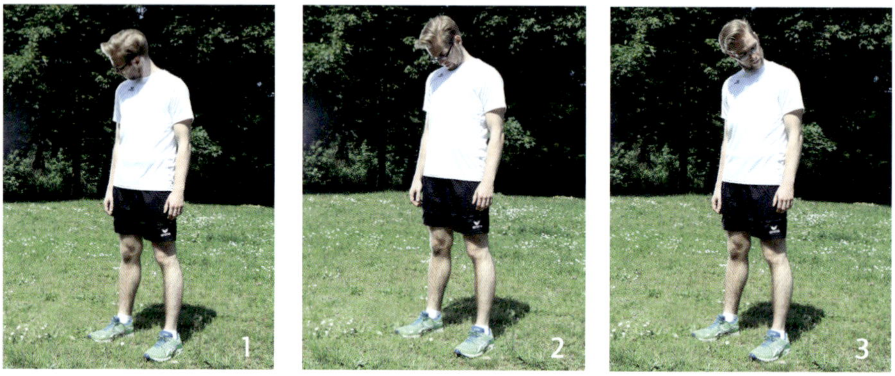

Den Kopf vor der Brust drehen

MO 27 Den Kopf seitneigen

Im hüftbreiten Stand den Kopf langsam so weit wie möglich nach links und anschließend so weit wie möglich nach rechts neigen. Den Bewegungsablauf 5-10 x wiederholen.

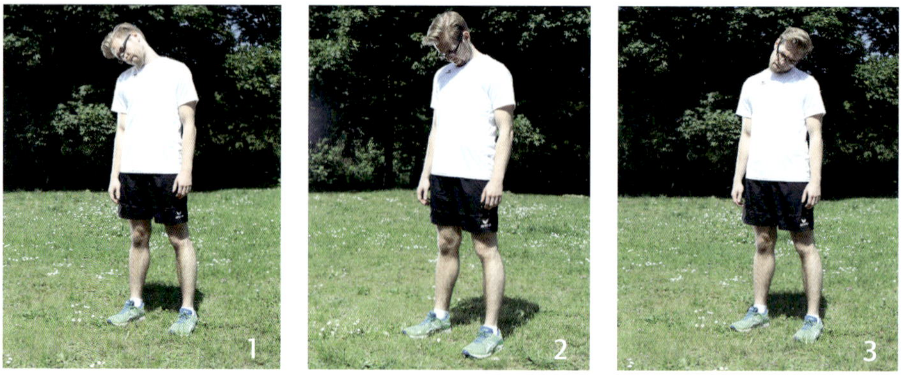

Den Kopf seitneigen

MO 28 Das Kinn vor- und rückschieben

Im hüftbreiten Stand die Hände in die Hüften stützen. Nun das Kinn im Wechsel nach vorne schieben und anschließend Richtung Kehlkopf nach hinten ziehen. Die Bewegung ca. 10 x wiederholen.

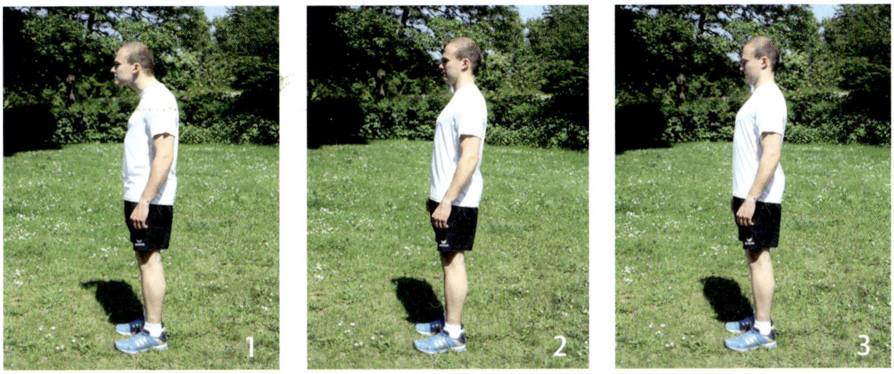

Das Kinn vor- und rückschieben

6.2 Übungspool Dynamisches Aufwärmen

6.2.1 LIA – Lineares Aufwärmen

Übersicht über die Übungen des linearen Aufwärmens

Einfache Übungen im Gehen

LIA 1	Ballengang
LIA 2	Fersengang
LIA 3	Storchengang
LIA 4	Gehen mit Abrollen
LIA 5	Gehen mit Abrollen und Abdruck nach oben
LIA 6	Gehen mit Abrollen und Abdruck nach vorne
LIA 7	Gehen mit Abrollen von der Fußspitze zur Ferse
LIA 8	Gehen mit aktiver Fußgelenkarbeit
LIA 9	Rückwärts gehen/rückwärts laufen

Komplexe Übungen im Gehen

LIA 10	Kniehebegang
LIA 11	Kniehebegang mit Außenrotation
LIA 12	Gehen mit Anfersen
LIA 13	Anfersen mit Innenrotation
LIA 14	Standwaage

LIA 15 Standwaage mit Ferse zum Gesäß

LIA 16 Ausfallschrittgehen vorwärts/rückwärts

LIA 17 Über-Kopf-Ausfallschritt vorwärts/rückwärts

LIA 18 Ausfallschritt mit Rotation vorwärts/rückwärts

LIA 19 Ausfallschritt in den Stütz mit Rotation

LIA 20 Ausfallschrittdehnen

LIA 21 Handlauf

LIA 22 Raupengang

LIA 23 Sumo-Kniebeuge

LIA 24 Wadenstreckung

Übungen im Laufen

LIA 25 Fußgelenkarbeit

LIA 26 Federnder Lauf auf dem Ballen

LIA 27 Anfersen

LIA 28 Skipping

LIA 29 Kniehebelauf

LIA 30 Hopserlauf

Einfache Übungen im Gehen

LIA 1 Ballengang

Gehen nur auf den Fußballen (Fersen bleiben immer oben).

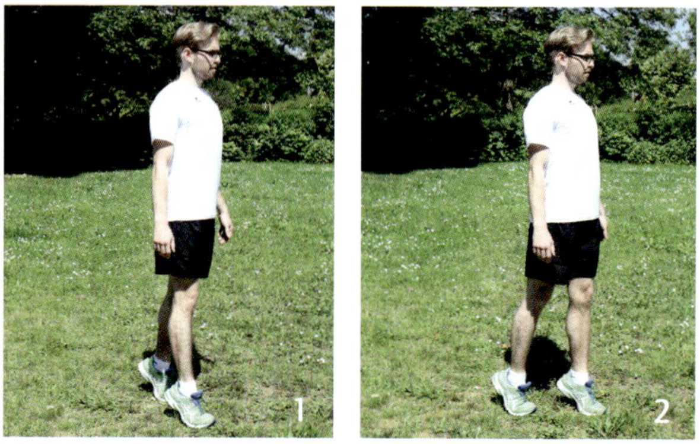

Ballengang

LIA 2 Fersengang

Gehen nur auf der Ferse (Fußspitzen bleiben immer oben/angezogen).

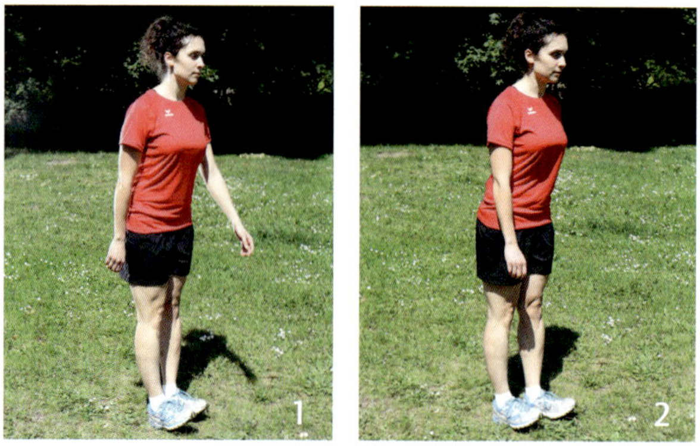

Fersengang

LIA 3 Storchengang

Beim Gehen die gesamte Fußfläche gleichzeitig aufsetzen (kein Abrollen).

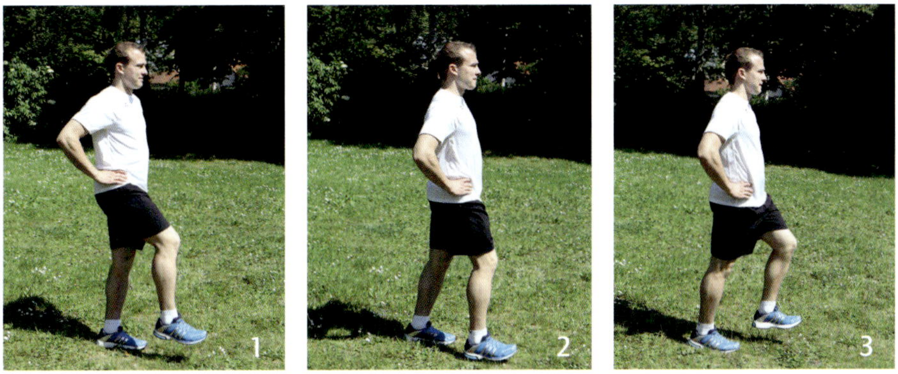

Storchengang

LIA 4 Gehen mit Abrollen

Gehen mit bewusstem Abrollen über den ganzen Fuß (von Ferse bis Fußspitze).

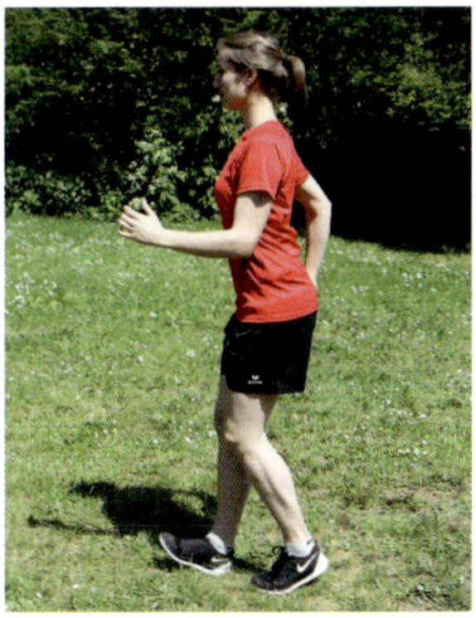

Gehen mit Abrollen

LIA 5 Gehen mit Abrollen und Abdruck nach oben

Gehen mit bewusstem Abrollen über den ganzen Fuß und abschließendem Abdruck nach oben (eine deutliche Hoch-tief-Bewegung ist erkennbar).

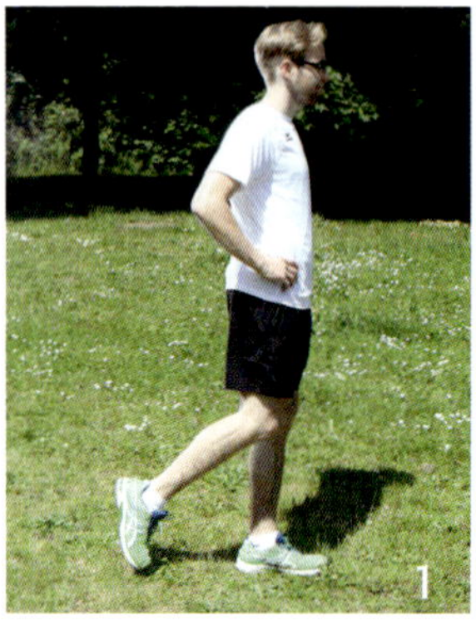

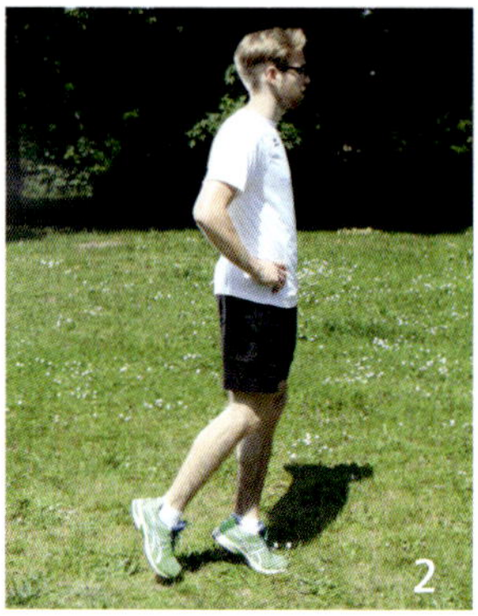

Gehen mit Abrollen und Abdruck nach oben

LIA 6 Gehen mit Abrollen und Abdruck nach vorne

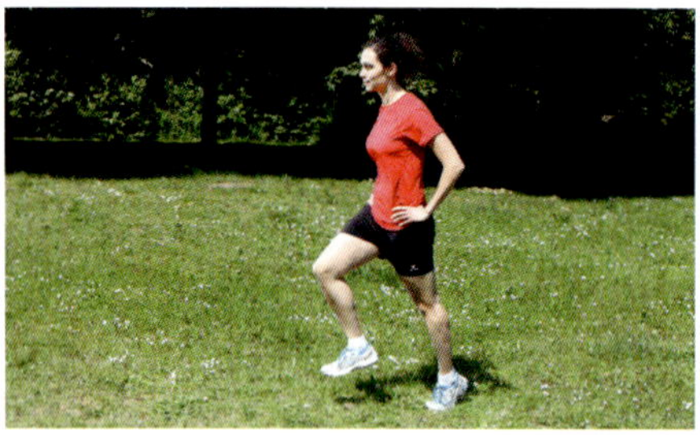

Gehen mit bewusstem Abrollen über den ganzen Fuß und abschließendem Abdruck nach vorne (ein deutlicher Vorschub ist erkennbar; Geschwindigkeit ist höher als bei LIA 5).

Gehen mit Abrollen und Abdruck nach vorne

LIA 7 Gehen mit Abrollen von der Fußspitze zur Ferse

Gehen mit Aufsetzen der Fußspitze und anschließendem Abrollen zur Ferse.

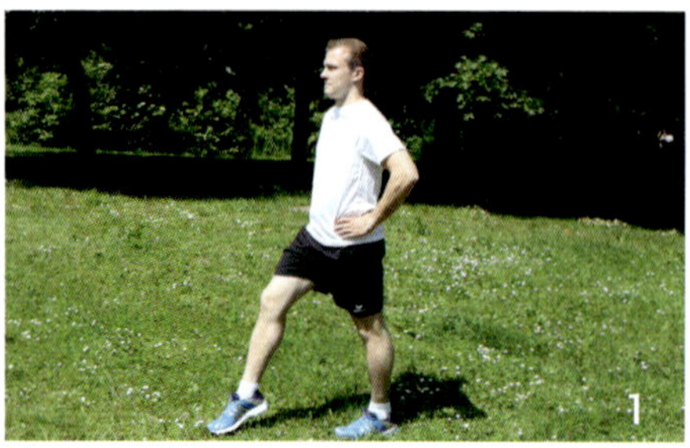

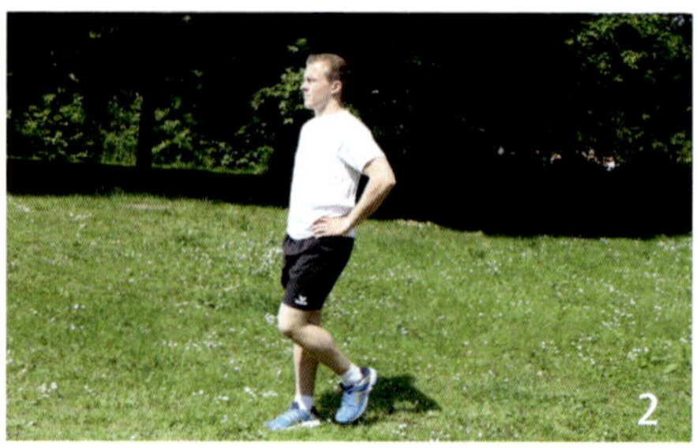

Gehen mit Abrollen von der Fußspitze zur Ferse

LIA 8 Gehen mit aktiver Fußgelenkarbeit

Vorwärtsbewegung in sehr kleinen Schritten (die Füße bleiben dabei unter dem Körperschwerpunkt) mit deutlichem Anziehen und Abklappen der Fußspitze. Dabei berührt die Ferse nie den Boden (das Abklappen ist beim Aufsatz deutlich hörbar).

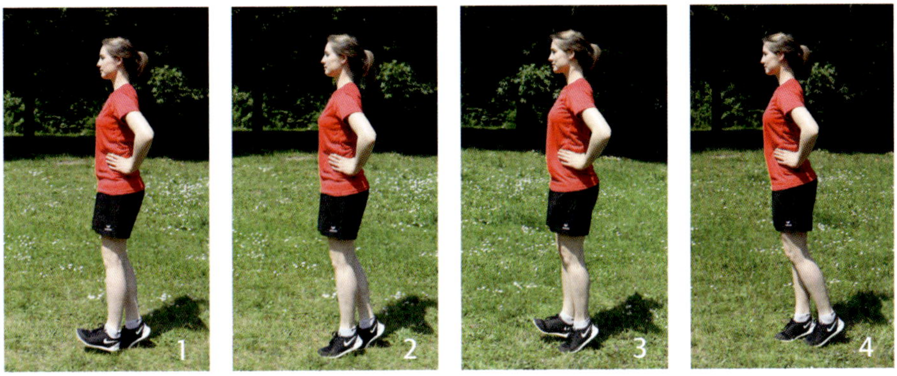

Gehen mit aktiver Fußgelenkarbeit

LIA 9 Rückwärts gehen/rückwärts laufen

Rückwärts gehen mit kleinen Schritten und Aufsetzen der Fußspitze mit anschließendem Abrollen zur Ferse.

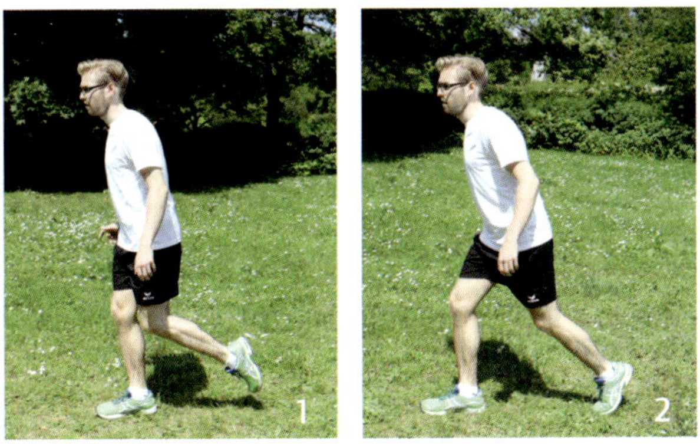

Rückwärts gehen/rückwärts laufen

Rückwärts laufen mit größeren Schritten.

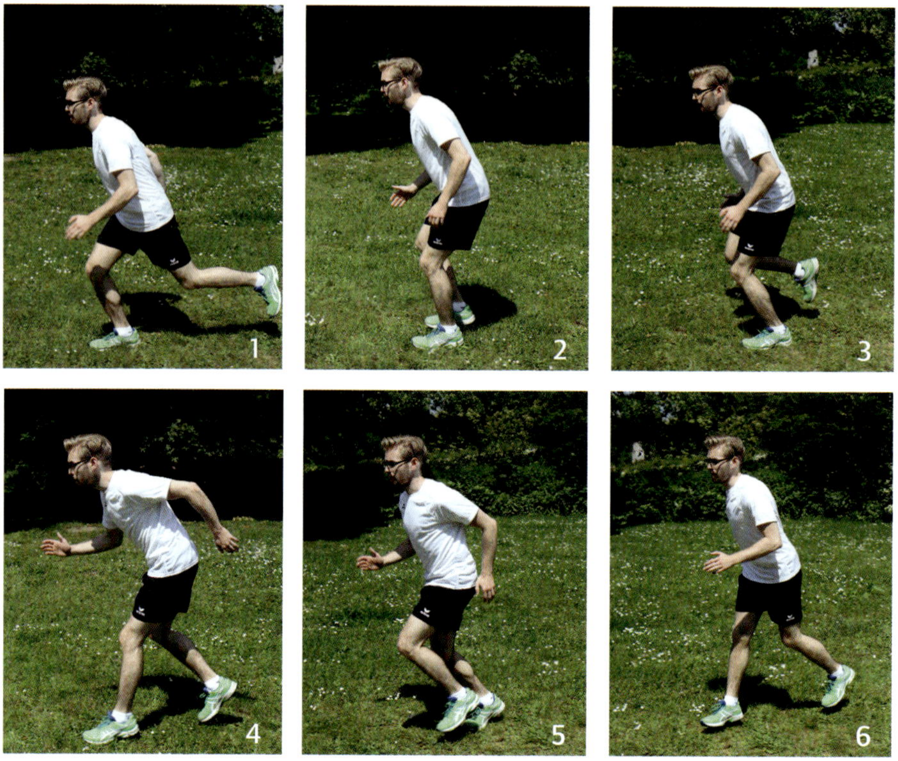

Rückwärts laufen mit größeren Schritten

Erschwerung bzw. Vereinfachung der beschriebenen Übungen durch:

- Hinzunehmen oder Weglassen der Arme;
- Anwenden einer oder mehrerer Gehformen in einem vorgegebenen Rhythmus (z. B. Gehen mit Abrollen und nur bei jedem dritten Schritt mit Abdruck nach oben);
- Kombination mehrerer Gehtechniken (z. B. mit dem linken Fuß abrollen und mit dem rechten Fuß abrollen mit abschließendem Abdruck nach oben).

Komplexe Übungen im Gehen

LIA 10 Kniehebegang

Ein Bein aus der Standposition heraus anheben. Das Schienbein dieses Beins mit beiden Händen nahe am Kniegelenk umfassen und nach oben ziehen. Dabei die Ferse des Standbeins anheben und sich über den Fußballen zu einem kleinen Schritt nach vorne oben abdrücken. Nach jedem Schritt das Bein wechseln.

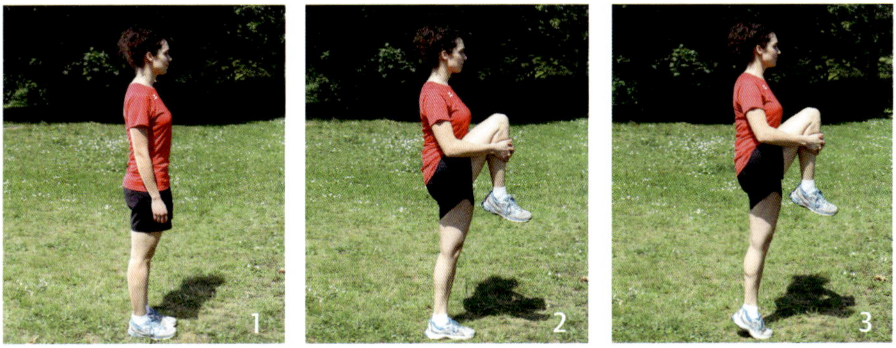

Kniehebegang

LIA 11 Kniehebegang mit Außenrotation

Ein Bein aus der Standposition heraus anheben. Das Schienbein dieses Beins mit beiden Händen nahe am Fußgelenk (mit den Fingern auf der Schienbeinaußenseite) umfassen, um so den Unterschenkel auf Hüfthöhe in die Waagerechte zu ziehen. Dabei die Ferse des Standbeins anheben und sich über den Fußballen zu einem kleinen Schritt nach vorne oben abdrücken. Nach jedem Schritt das Bein wechseln.

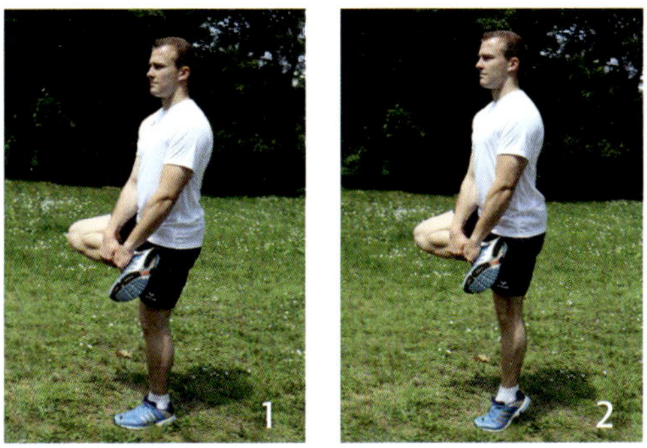

Kniehebegang mit Außenrotation

LIA 12 Gehen mit Anfersen

Ein Bein aus der Standposition heraus nach hinten beugen. Den Fuß dieses Beins mit einer Hand am Fußgelenk umfassen und die Ferse an das Gesäß ziehen. Dabei die Hüfte strecken, die Ferse des Standbeins anheben und sich über den Fußballen zu einem kleinen Schritt nach vorne oben abdrücken. Nach jedem Schritt das Bein wechseln.

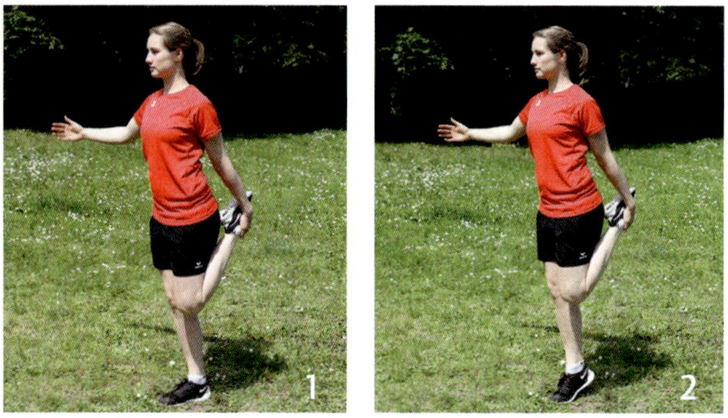

Gehen mit Anfersen

LIA 13 Anfersen mit Innenrotation

Ein Bein aus der Standposition heraus nach hinten beugen. Den Fuß dieses Beins an der Fußinnenkante mit nach außen zeigender Handfläche des gleichseitigen Arms umfassen und dann den Fuß nach außen ziehen, wodurch der Oberschenkel nach innen rotiert. Dabei die Hüfte strecken, die Ferse des Standbeins anheben und über den Fußballen zu einem kleinen Schritt nach vorne oben abdrücken. Nach jedem Schritt das Bein wechseln.

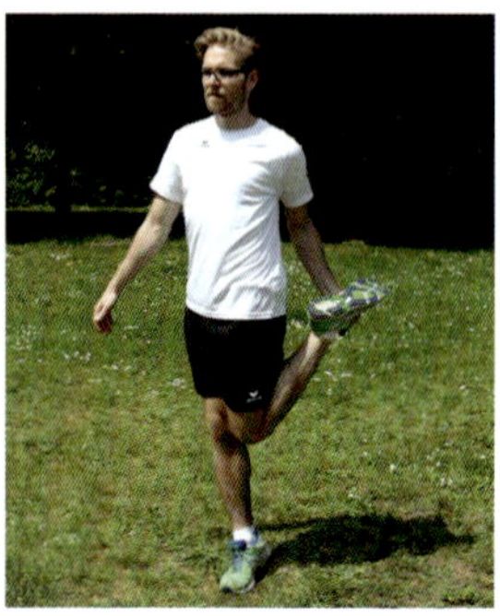

Anfersen mit Innenrotation

LIA 14 Standwaage

Ein Bein wird nach hinten gestreckt und bis auf Hüfthöhe angehoben. Dabei wird der gerade Oberkörper ebenfalls bis auf Hüfthöhe nach vorne gebeugt. Das nach hinten weggestreckte Bein und der Oberkörper bilden nahezu eine Linie, die Arme sind zur Seite weggestreckt. Diese Position kurz halten, dann mit dem abgehobenen Bein einen Schritt nach vorne machen und auf diesem in die Standwaage gehen.

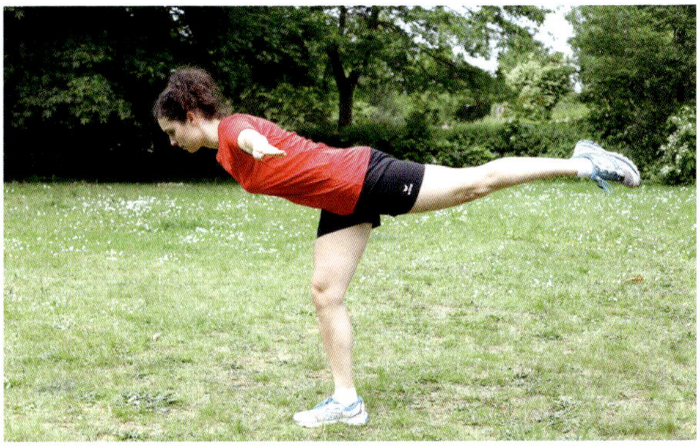

Standwaage

LIA 15 Standwaage mit Ferse zum Gesäß

Nach jedem Schritt nach vorne den Fuß des anderen Beins mit der gleichseitigen Hand umfassen und die Ferse an das Gesäß ziehen. Dann das Knie nach hinten bis auf Hüfthöhe heben und den geraden Oberkörper ebenfalls bis auf Hüfthöhe nach vorne absenken. Der Arm der Gegenseite ist dabei zur Seite weggestreckt.

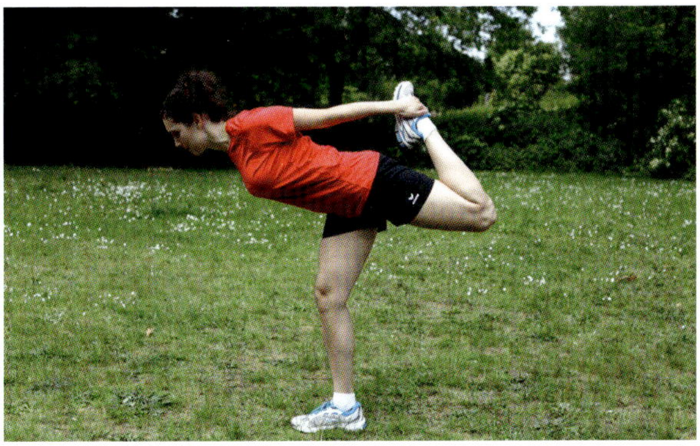

Standwaage mit Ferse zum Gesäß

LIA 16 Ausfallschrittgehen vorwärts/rückwärts

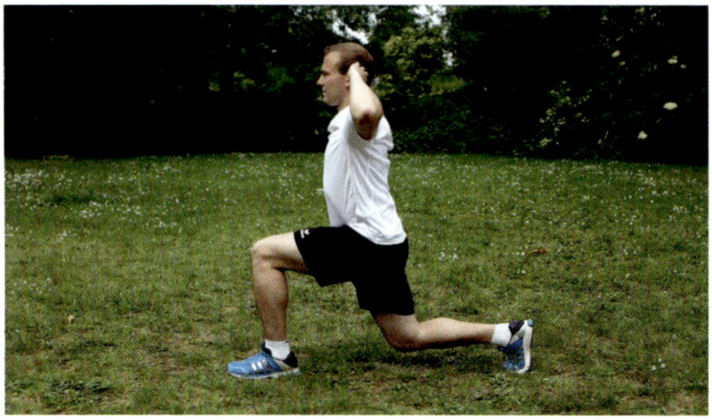
Ausfallschrittgehen vorwärts/rückwärts

Aus dem aufrechten Stand – die Füße stehen nebeneinander, die Hände sind hinter dem Kopf verschränkt oder in die Hüfte gestützt – wird mit einem Bein ein großer Schritt nach vorn gemacht. Der Fuß des hinteren Beins steht auf dem Fußballen am Boden. Beide Beine beugen, bis der vordere Oberschenkel parallel zum Boden ist und das hintere Knie fast den Boden berührt. Der Oberkörper bleibt gerade. Dann sich über beide Beine nach oben drücken und das hintere Bein nach vorne in die Ausgangsstellung heranziehen. Die Übung im Wechsel mit beiden Beinen ausführen. Der Ausfallschritt kann auch nach hinten (rückwärts) ausgeführt werden.

LIA 17 Über-Kopf-Ausfallschritt vorwärts/rückwärts

Der Bewegungsablauf ist derselbe wie beim Ausfallschrittgehen vorwärts/rückwärts, aber die Arme werden während der Übung nach oben gestreckt.

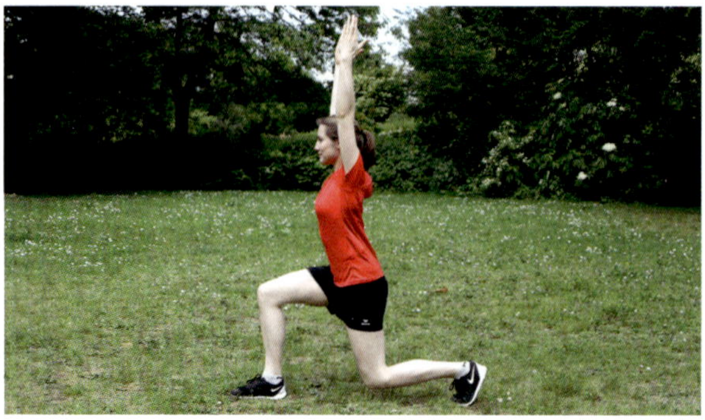
Über-Kopf-Ausfallschritt vorwärts/rückwärts

LIA 18 Ausfallschritt mit Rotation vorwärts/rückwärts

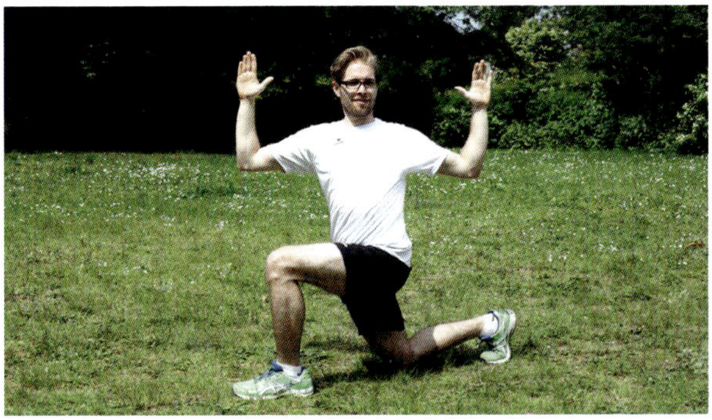

Ausfallschritt mit Rotation vorwärts/rückwärts

Aus dem aufrechten Stand – die Füße stehen nebeneinander, die Arme sind in U-Halte – wird mit einem Bein ein großer Schritt nach vorn gemacht. Der Fuß des hinteren Beins steht auf dem Fußballen am Boden. Beide Beine beugen, bis der vordere Oberschenkel parallel zum Boden ist und das hintere Knie fast den Boden berührt. Der Oberkörper bleibt gerade. Mit Aufsatz des vorderen Beins wird der Oberkörper jeweils auf die Seite dieses Beins rotiert und wieder zurück. Dann sich über beide Beine nach oben drücken und das vordere Bein wieder nach hinten in die Ausgangsstellung heranziehen.

LIA 19 Ausfallschritt in den Stütz mit Rotation

Sich nach einem Ausfallschritt mit beiden Händen am Boden aufstützen, sodass das Gewicht auf dem vorderen Fuß liegt. Nun den Arm der Seite, mit der der Schritt nach vorn gemacht wurde, nach oben führen und den Oberkörper zum vorderen Bein drehen. Dabei der Hand nachschauen. Anschließend den anderen Arm nach oben führen. Dann über beide Beine nach oben drücken und das vordere Bein wieder nach hinten in die Ausgangsstellung heranziehen.

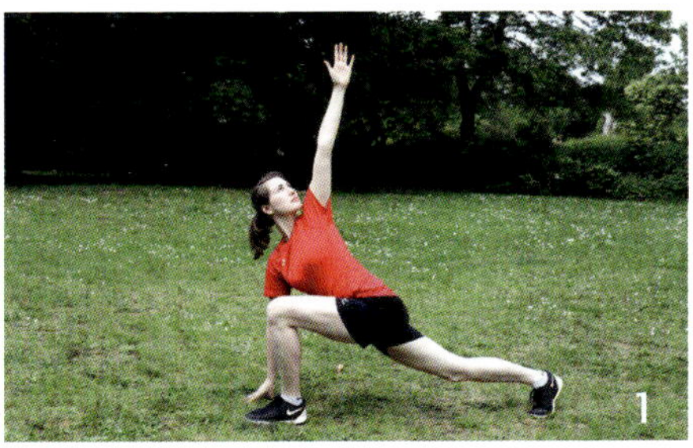

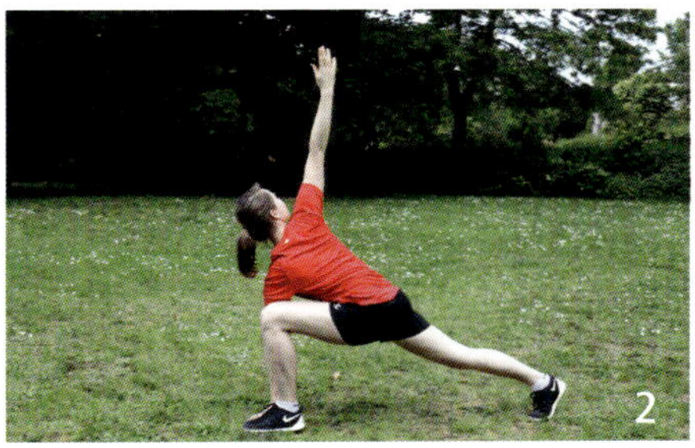

Ausfallschritt in den Stütz mit Rotation

LIA 20 Ausfallschrittdehnen

Nach einem Ausfallschritt sich mit der gegengleichen Hand aufstützen, sodass das Gewicht auf dem vorderen Fuß und dieser Hand liegt. Nun den Ellbogen des freien Arms zum Knöchel des vorderen Fußes führen und in dieser Dehnposition des Hüftbeugers kurz verharren. Dabei den Rücken gerade halten und mit dem hinteren Knie den Boden nicht berühren. Danach die zweite Hand ebenfalls aufstützen, das Becken nach oben hinten schieben, das vordere Bein strecken und auch beim hinteren Bein möglichst das Knie durchstrecken. Die Dehnposition für die Beinrückseite ebenfalls kurz halten. Anschließend sich aufrichten und mit einem Schritt nach vorne wieder die Ausgangsposition einnehmen.

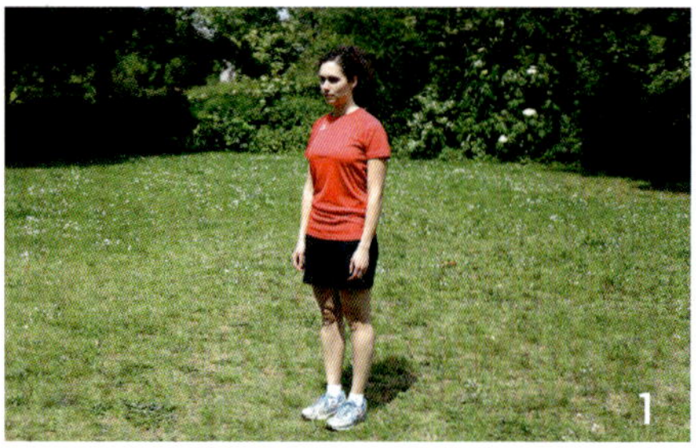

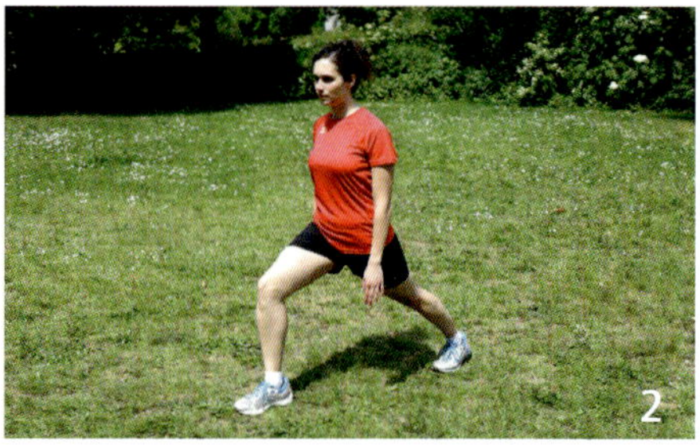

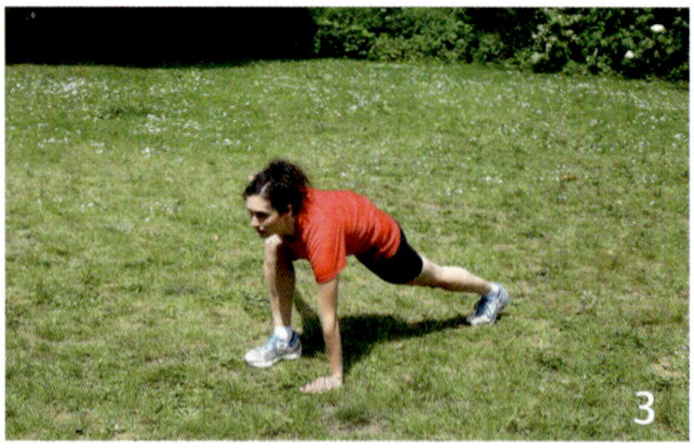

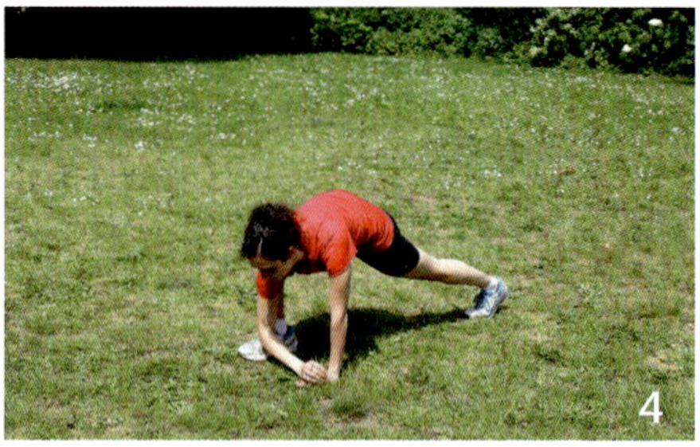

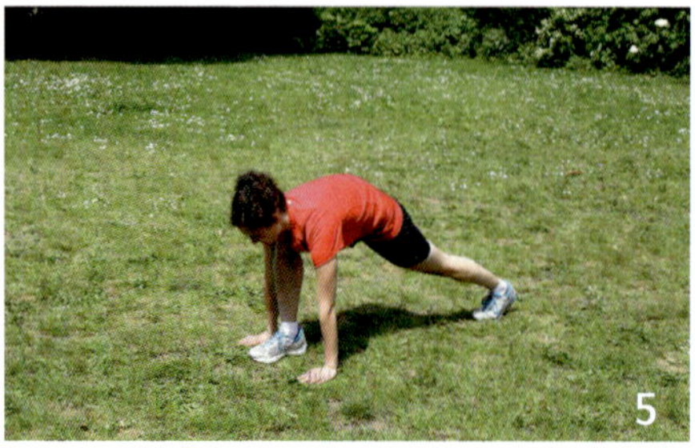

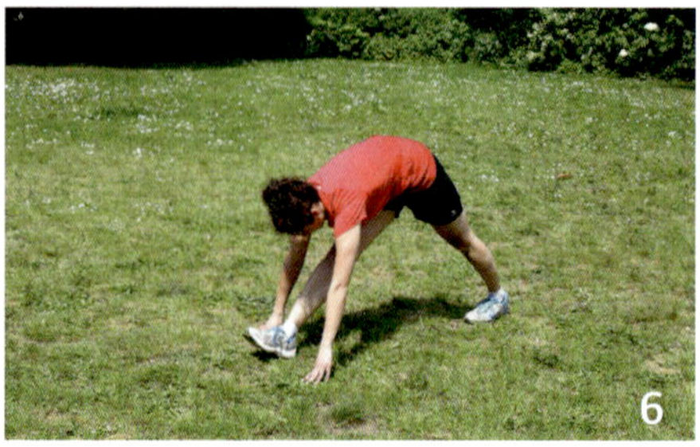

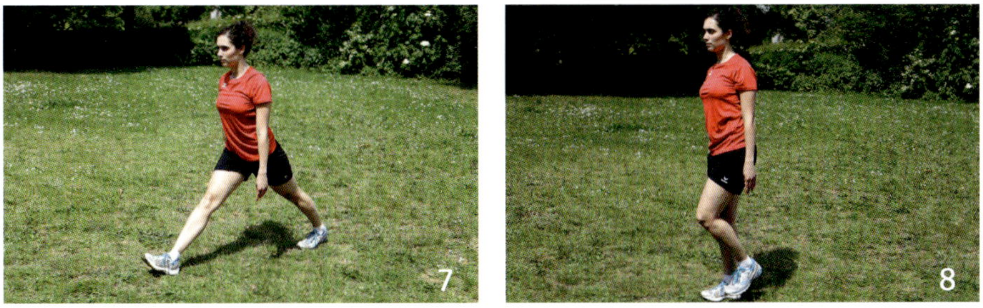

Ausfallschrittdehnen

LIA 21 Handlauf

6

Sich aus dem Stand den Rumpf vorbeugen. Die Fingerspitzen berühren den Boden, die Beine sind dabei gestreckt. Aus dieser Position unter Anspannung der Rumpfmuskulatur auf den Handflächen so weit wie möglich nach vorn laufen – d. h., die Hände sind so weit wie möglich vor den Schultern. Anschließend ziehen die gestreckten Beine in kleinen Schritten nach und laufen in Richtung der Hände, bis die Rumpfvorbeuge wieder erreicht ist. Auch dabei bleiben die Beine gestreckt!

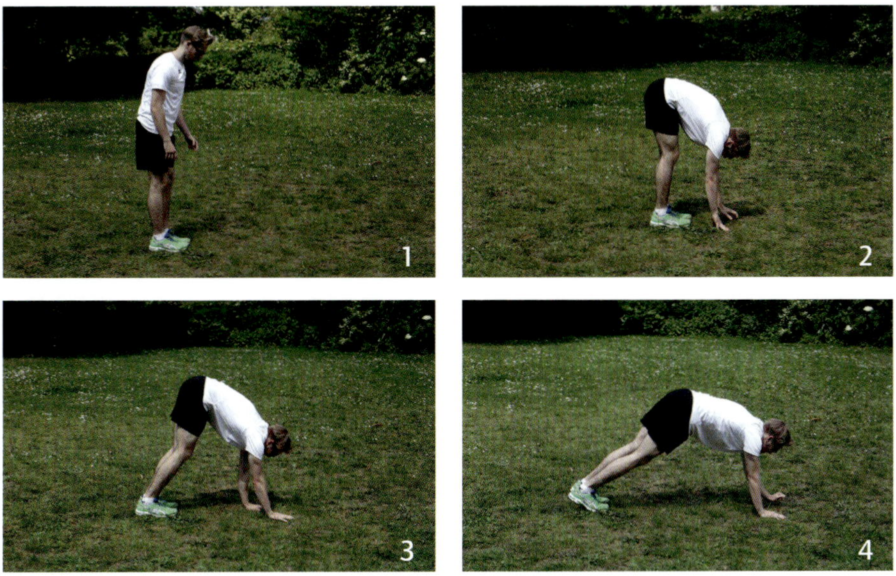

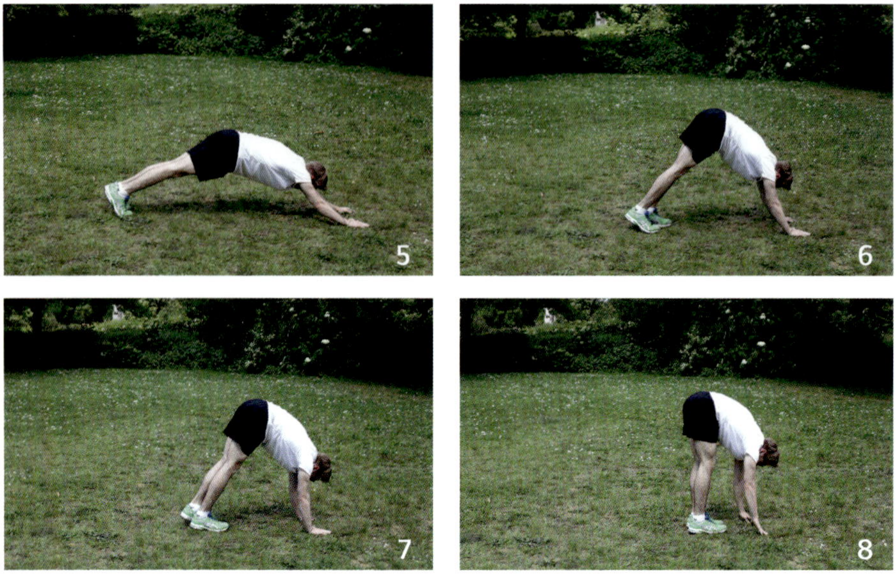

Handlauf

LIA 22 Raupengang

Der Bewegungsablauf ist derselbe wie beim Handlauf, jedoch geht man nur bis in die Liegestützposition (Die Hände sind unter den Schultern aufgestützt). Dort wird die Hüfte abgesenkt und kurz überstreckt. Danach erst beginnt man wieder, mit den Füßen nach vorn zu laufen.

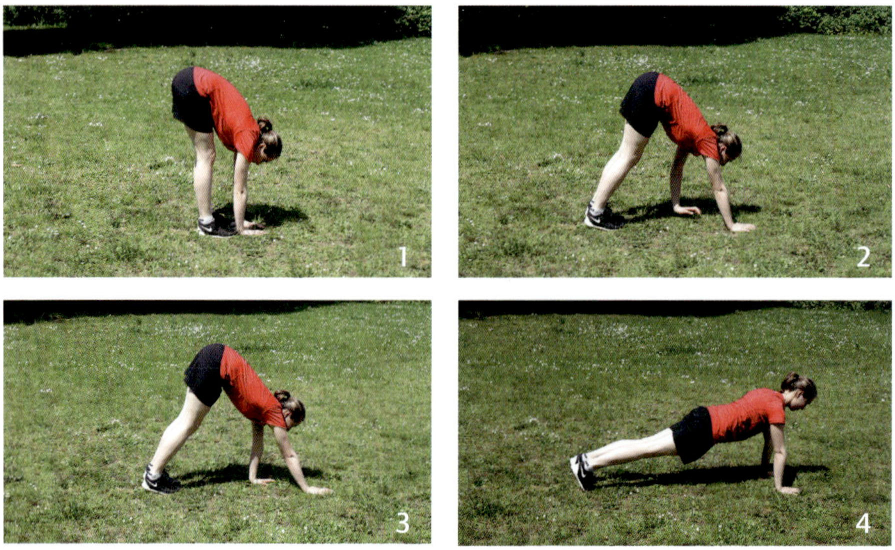

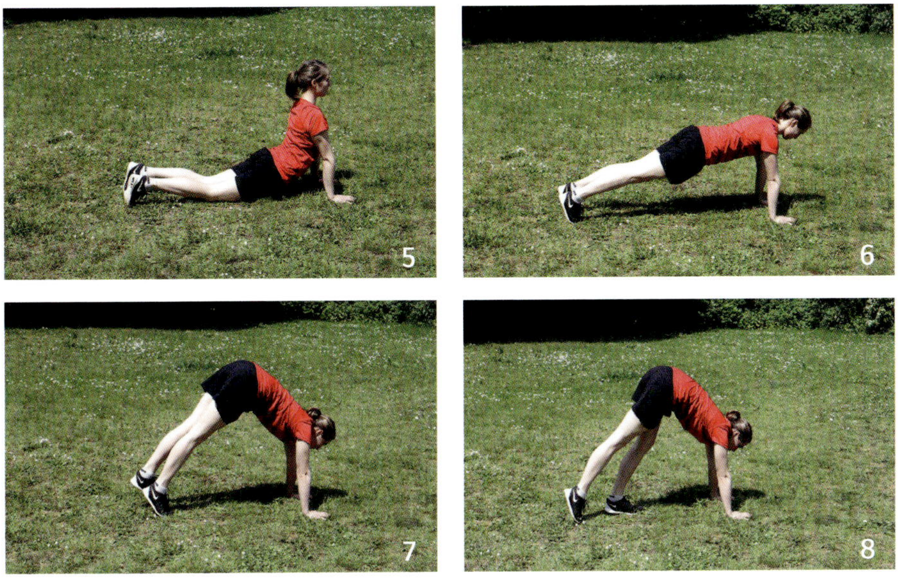

Raupengang

LIA 23 Sumo-Kniebeuge

Aus einem mehr als schulterbreiten Stand erfolgt eine Rumpfvorbeuge mit geradem Rücken und geraden Beinen (Knie gestreckt). Die Finger werden unter die Zehen geschoben, um aus dieser Position heraus in eine tiefe Kniebeuge zu gehen. Der Rücken bleibt dabei gerade, der Oberkörper ist möglichst aufrecht und der Blick ist nach vorn gerichtet. Die Arme befinden sich zwischen den Beinen und die Ellbogen schieben die Knie nach außen. Aus dieser Position erst einen Arm, dann den zweiten Arm nach oben heben und jeweils kurz halten. Danach die Beine wieder strecken und in die Ausgangsposition gehen.

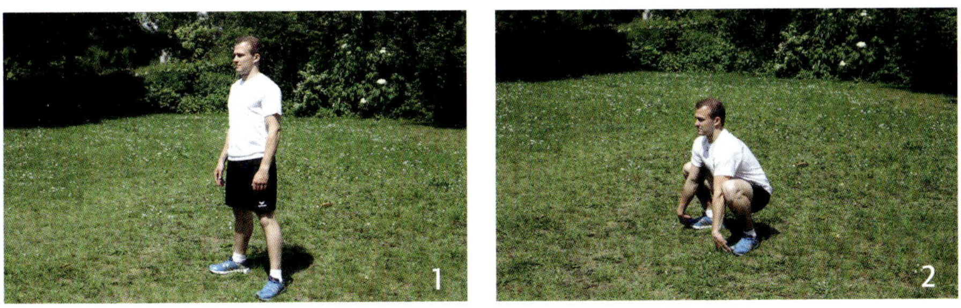

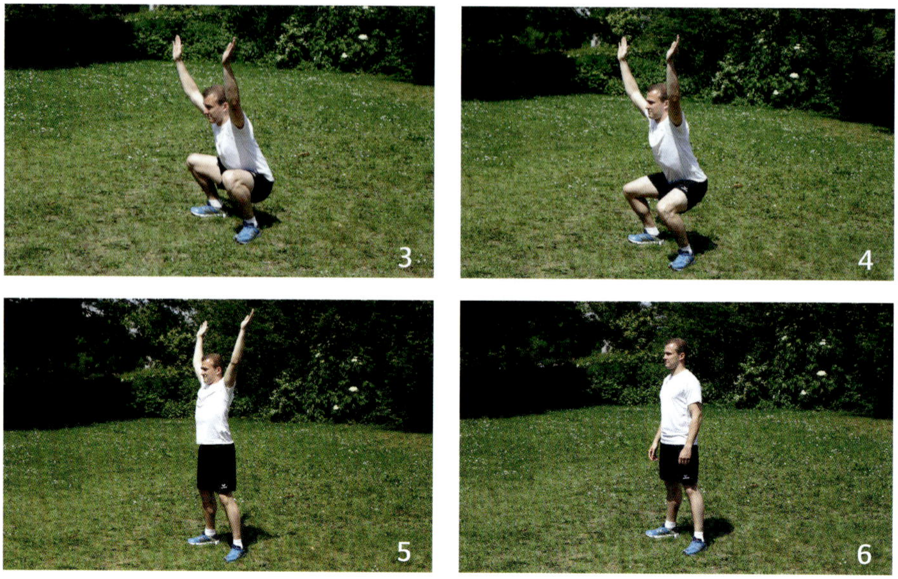

Sumo-Kniebeuge

LIA 24 Wadenstreckung

Im Winkelstütz als Ausgangsposition den linken Fuß über die rechte Ferse legen, wobei das Gewicht auf dem Ballen des rechten Fußes liegt. Nun die Zehen des rechten Fußes zum Schienbein ziehen und mit Unterstützung des linken Fußes gleichzeitig die rechte Ferse nach unten drücken. Im Wechsel mit beiden Beinen wiederholen.

Variation: Übung mit leichter Beugung in dem Bein, mit dem gearbeitet wird, durchführen.

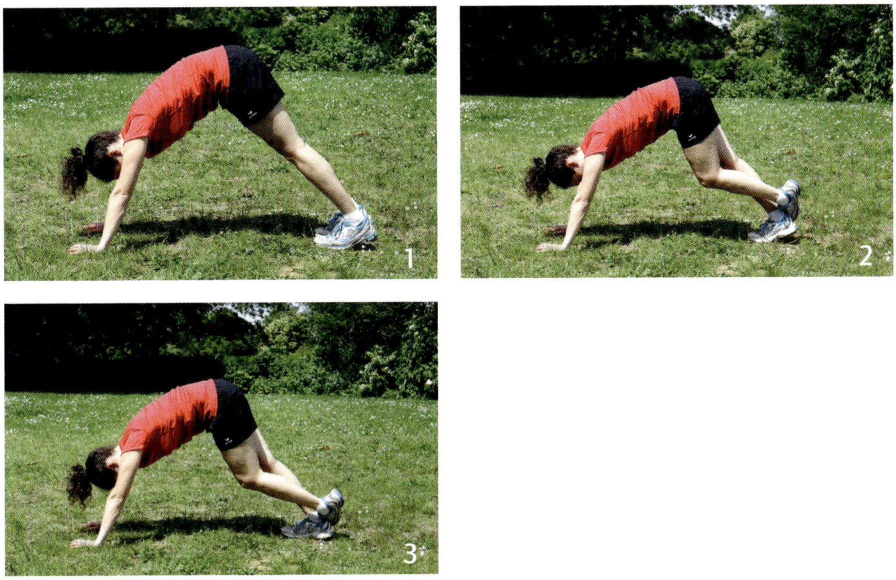

Wadenstreckung

Übungen im Laufen

LIA 25 Fußgelenkarbeit

Im Laufen abwechselnd links und rechts über den ganzen Fuß bewusst abrollen, ohne den Boden zu verlassen. Der Oberkörper ist aufgerichtet, die Hüfte gestreckt und die Knie sind nur ganz leicht gebeugt.

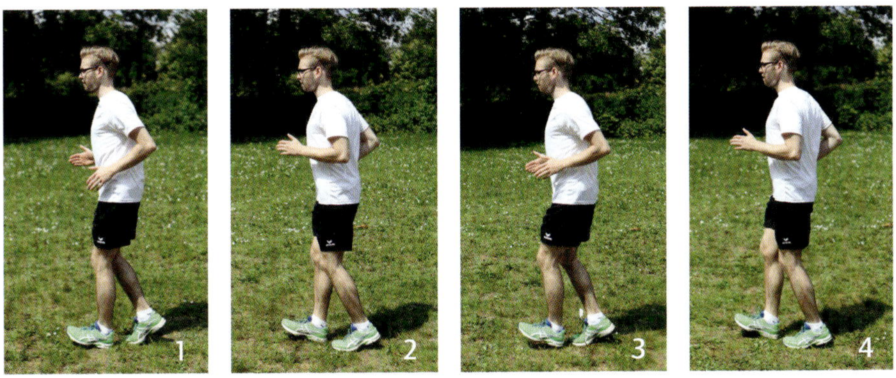

Fußgelenkarbeit

LIA 26 Federnder Lauf auf dem Ballen

Federnd auf dem Ballen laufen. Die Kraft kommt nur aus dem Fußgelenk, die Knie sind fast gestreckt, die Fersen bleiben immer in der Luft. In dieser einfachen Bewegung kann der aktive Armeinsatz bei ruhigem Schultergürtel geübt werden.

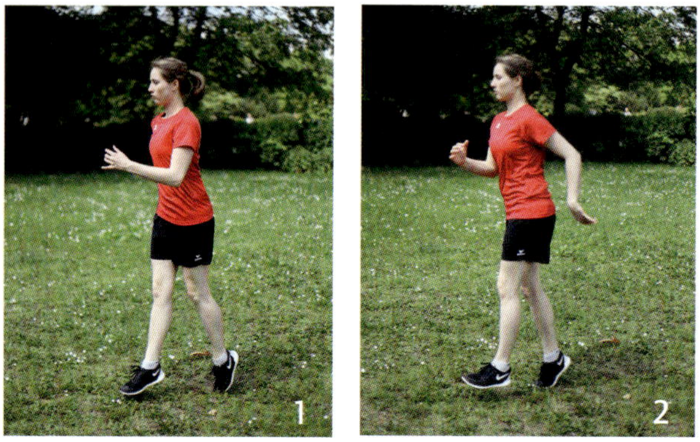

Federnder Lauf auf dem Ballen

LIA 27 Anfersen

Die Unterschenkel werden beim Laufen wechselseitig Richtung Gesäß angezogen. Die Oberschenkel bleiben dabei fast parallel und senkrecht zum Boden. Die Bewegung erfolgt ausschließlich aus dem Kniegelenk.

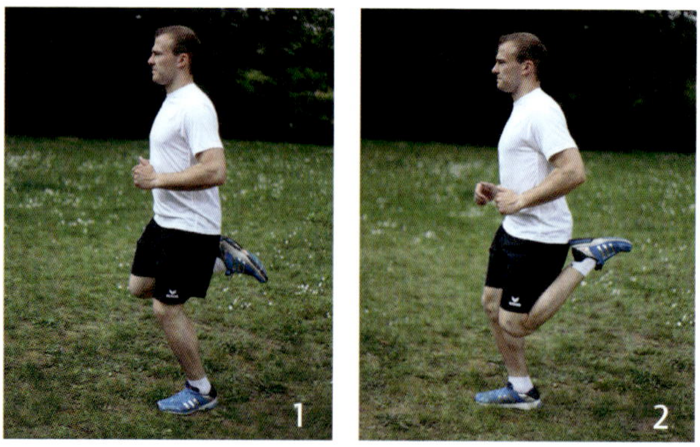

Anfersen

LIA 28 Skipping

Abwechselndes, schnelles Anheben und Absenken der Knie während des Laufs. Das Becken bleibt in neutraler Stellung.

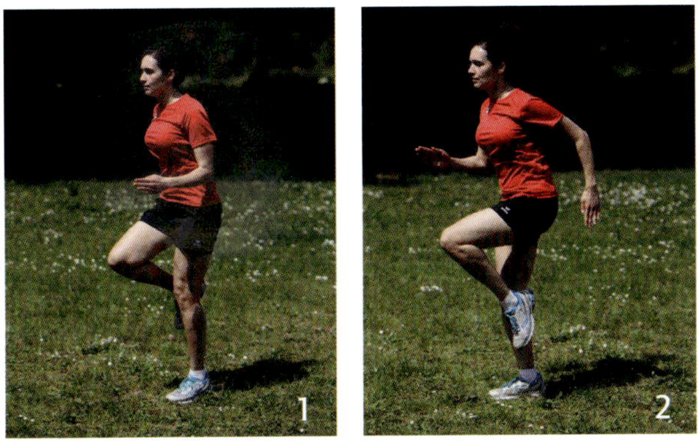

Skipping

LIA 29 Kniehebelauf

Die Oberschenkel werden beim Laufen wechselseitig bis etwa zur Waagerechten angehoben. Der Oberkörper bleibt aufrecht.

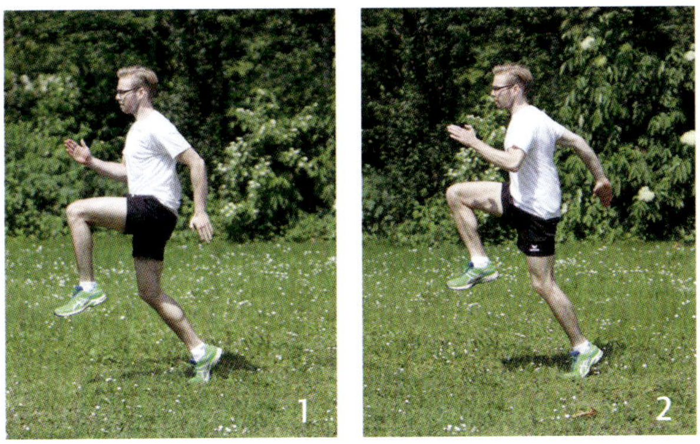

Kniehebelauf

LIA 30 Hopserlauf

Lockere, wechselseitige Sprünge nach vorne oben. Das Knie wird aktiv nach oben angehoben, der Abdruck aus dem Fuß erfolgt bis zum großen Zeh und die diagonale Armbewegung erfolgt dynamisch bis auf Kopfhöhe. Absprung und Landung erfolgen mit demselben Fuß.

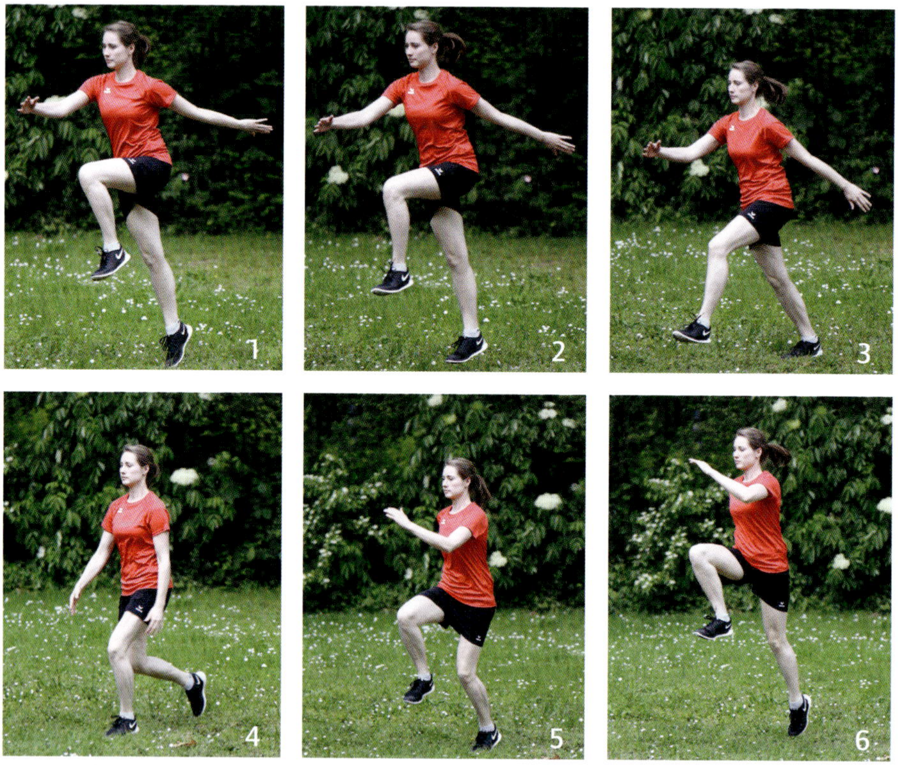

Hopserlauf

6.2.2 LAA – Laterales Aufwärmen

Übersicht über die Übungen des lateralen Aufwärmens

Einfache Übungen im Gehen

LAA 1 Seitlicher Beistellschritt

LAA 2 Seitliches Überkreuzgehen vorne/hinten

LAA 3 Seitliches Überkreuzgehen vorne/hinten im Wechsel

Komplexe Übungen im Gehen

LAA 4 Überkreuzgang vorwärts

LAA 5 Seitliche Kniebeuge

LAA 6 Kreuz-Ausfallschritt

LAA 7 Spiderman

Übungen im Laufen

LAA 8 Überkreuzlauf

LAA 9 Dynamischer Überkreuzlauf

LAA 10 Seitgalopp

LAA 11 Seitliche Schrittsprünge

LAA 12 Seitliche Spreizsprünge

LAA 13 45°-Skatingsprünge

LAA 14 Eins, zwei, stopp

Einfache Übungen im Gehen

LAA 1 Seitlicher Beistellschritt

Seitliche Fortbewegung durch Beistellschritte. Vor dem jeweils nächsten Schritt sind die Beine geschlossen. Der Oberkörper bleibt seitlich (90°) zur Gehrichtung (ohne Rotation). Die Übung in beide Richtungen ausführen.

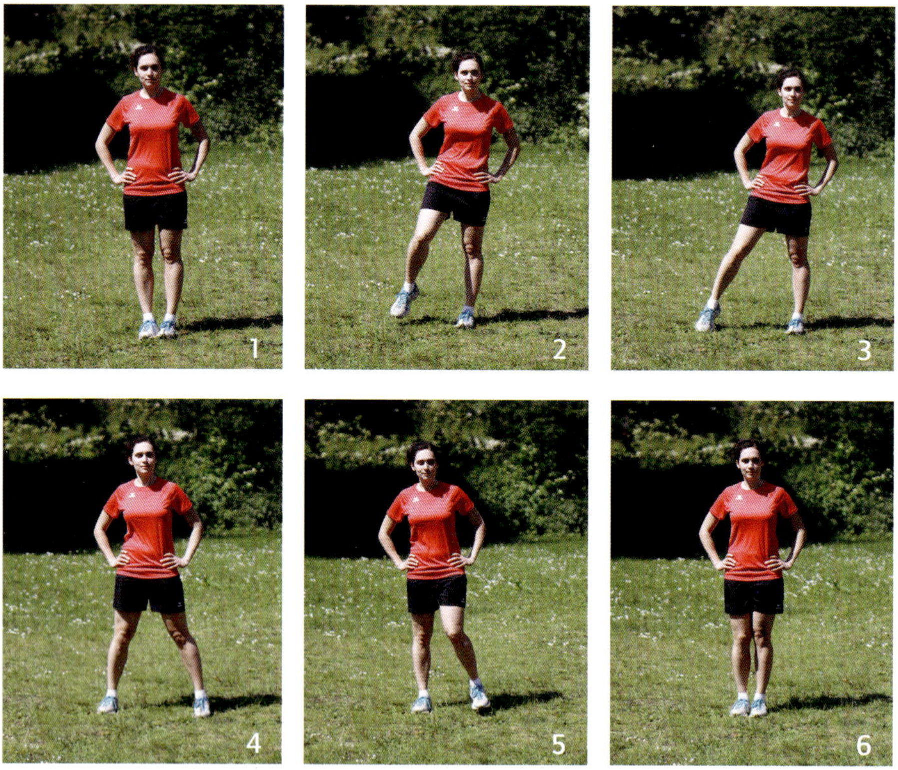

Seitlicher Beistellschritt

LAA 2 Seitliches Überkreuzgehen vorne/hinten

Seitliche Fortbewegung durch Überkreuzen der Beine vor dem Körper. Alternativ: Die Beine hinter dem Körper überkreuzen. Der Oberkörper bleibt seitlich (90°) zur Laufrichtung (ohne Rotation). Die Übung in beide Richtungen ausführen.

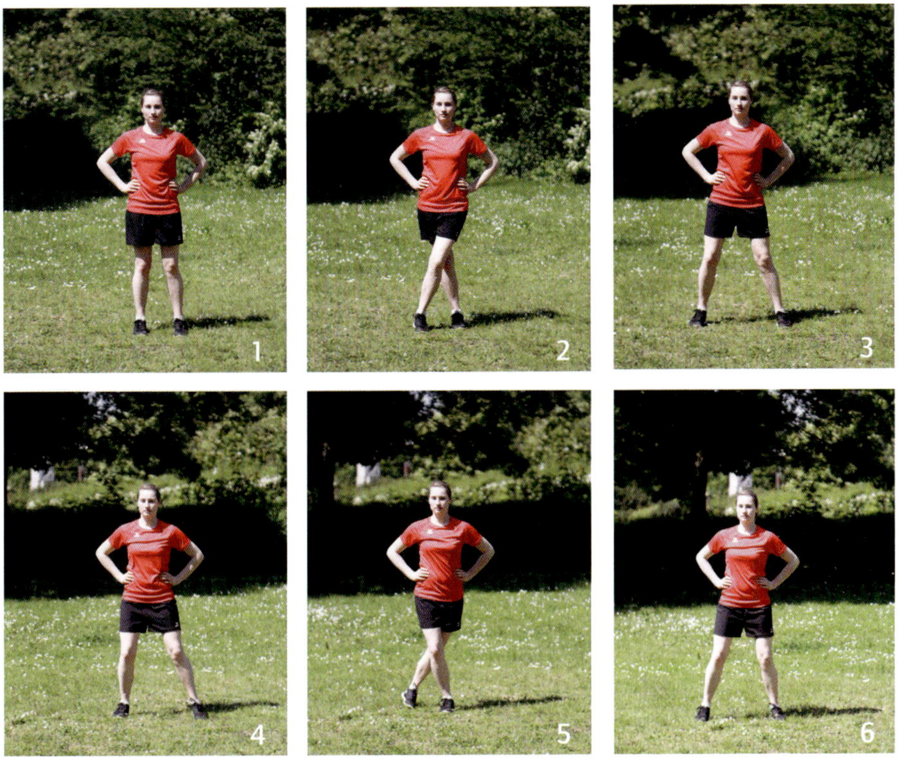

6

Seitliches Überkreuzgehen vorne/hinten

LAA 3 Seitliches Überkreuzgehen vorne/hinten im Wechsel

Seitliche Fortbewegung durch Überkreuzschritte im Wechsel vor und hinter dem Körper. Dabei rotieren der Oberkörper und das Becken leicht mit.

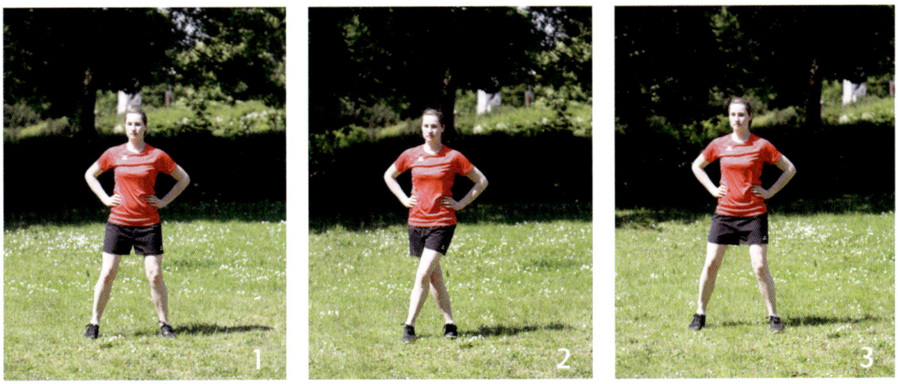

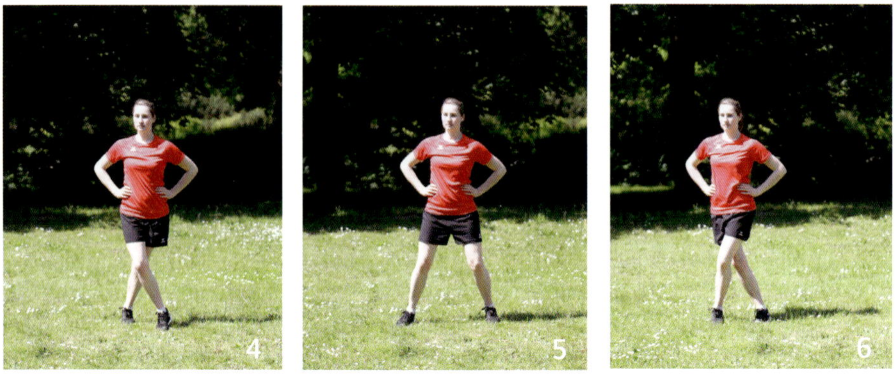

Seitliches Überkreuzgehen vorne/hinten im Wechsel

Komplexe Übungen im Gehen

LAA 4 Überkreuzgang vorwärts

Aus einer neutralen Standposition heraus den rechten Fuß vorne überkreuzen und links neben den linken Fuß stellen. Dann den Rumpf vorbeugen und versuchen, mit den Fingerspitzen den Boden rechts neben den Füßen zu berühren. Sich wieder aufrichten und das Gewicht auf den vorderen Fuß verlagern. Mit dem hinteren Fuß nach vorne kommen, zur anderen Seite überkreuzen und die Übung wiederholen.

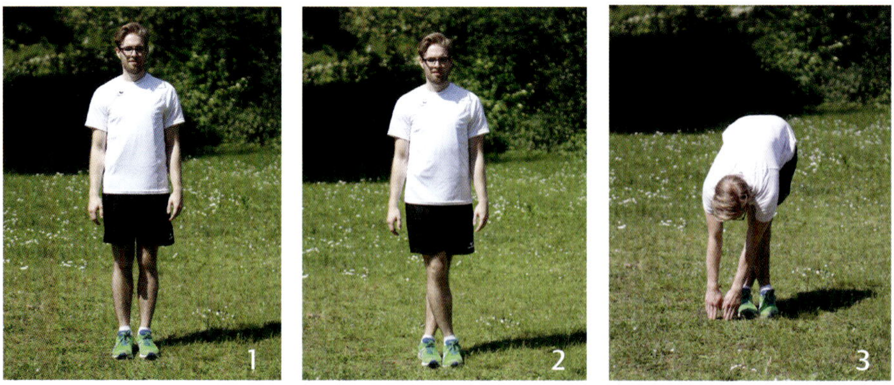

Überkreuzgang vorwärts

LAA 5 Seitliche Kniebeuge

Aus der Standposition mit einem Bein einen großen Schritt zur Seite ausführen. Dieses Bein, auf dem nun das Gewicht liegt, ist gebeugt, das andere Bein bleibt gestreckt. Das Becken nach hinten–unten in Richtung des gebeugten Beins schieben. Die Füße sind dabei leicht nach außen rotiert, sodass die Fußspitzen jeweils in Richtung der Kniescheiben zeigen. Diese Position kurz halten und dann die Übung zur anderen Seite hin ausführen.

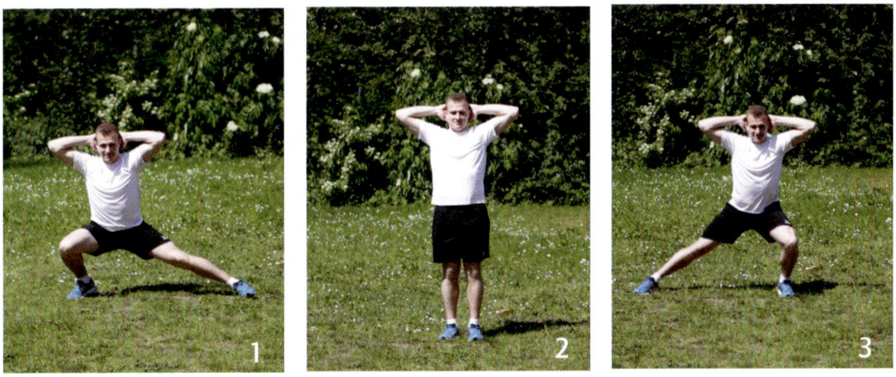

Seitliche Kniebeuge

LAA 6 Kreuz-Ausfallschritt

Aus dem Stand mit einem Bein vor dem anderen Bein überkreuzen und den Fuß ca. 0,5 m neben dem Fuß des Standbeins aufsetzen. Anschließend das Becken nach unten schieben und kurz in eine Hockposition gehen, bei der beide Beine gebeugt sind und das hintere Knie bis knapp über den Boden abgesenkt wird. Sich dann mit dem vorderen Bein wieder abstoßen und in die Standposition zurückkehren. Der Oberkörper bleibt dabei stets gerade. Der Blick ist nach vorne und die Fußspitze des vorderen Beins ist in Richtung Kniescheibe gerichtet. Mit beiden Seiten im Wechsel wiederholen.

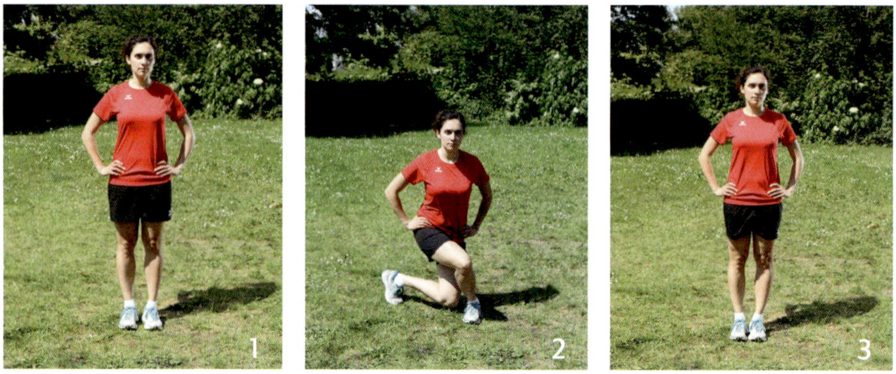

Kreuz-Ausfallschritt

LAA 7 Spiderman

Aus der Liegestützposition einen Fuß außen neben die Hand der gleichen Seite setzen. In dieser Position den gleichseitigen Ellbogen Richtung Boden schieben und dann den Arm wieder strecken. Den Fuß wieder zurücksetzen und in die Liegestützposition zurückkehren. Mit beiden Seiten im Wechsel wiederholen.

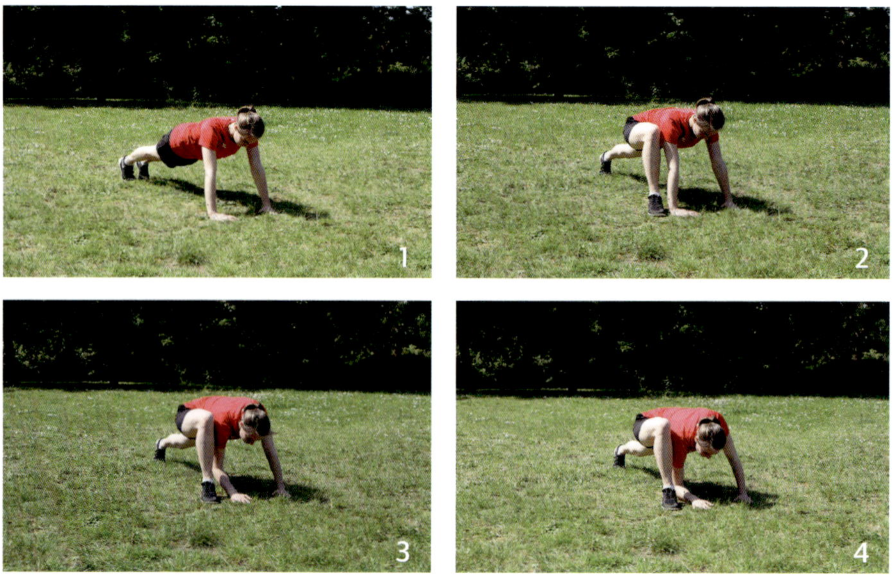

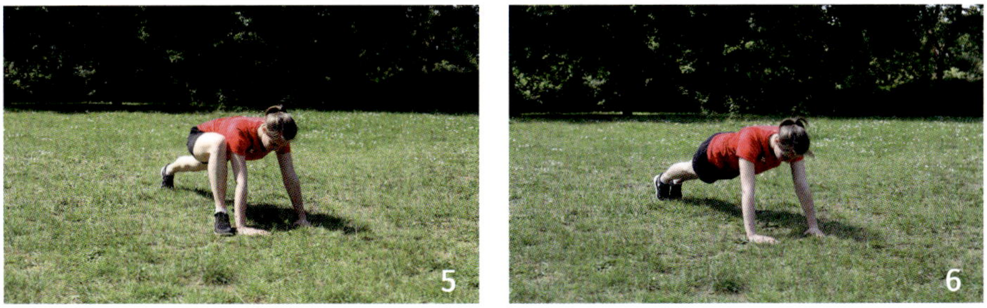

Spiderman

Übungen im Laufen

LAA 8 Überkreuzlauf

Seitliche Fortbewegung durch Überkreuzen der Beine vor dem Körper. Alternativ: die Beine hinter dem Körper überkreuzen. Der Oberkörper bleibt seitlich (90°) zur Laufrichtung (ohne Rotation). Die Übung in beide Richtungen ausführen. Danach Überkreuzschritte im Wechsel vor und hinter dem Körper. Dabei rotieren der Oberkörper und das Becken leicht mit.

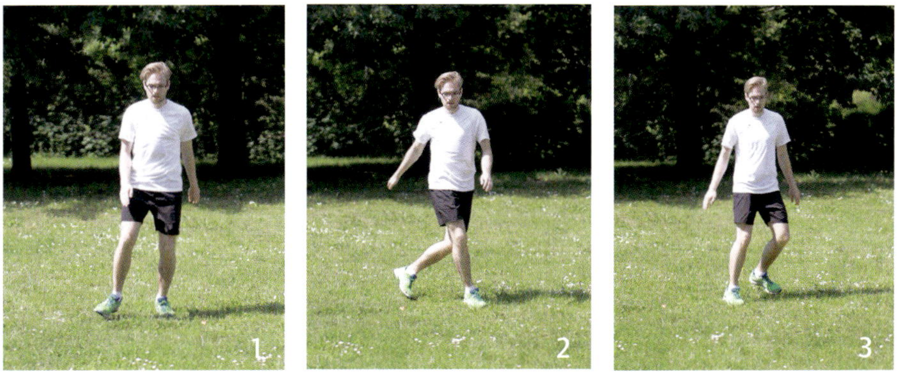

Überkreuzlauf

LAA 9 Dynamischer Überkreuzlauf

Dynamische Ausführung des Überkreuzlaufs mit einer größeren Flugphase.

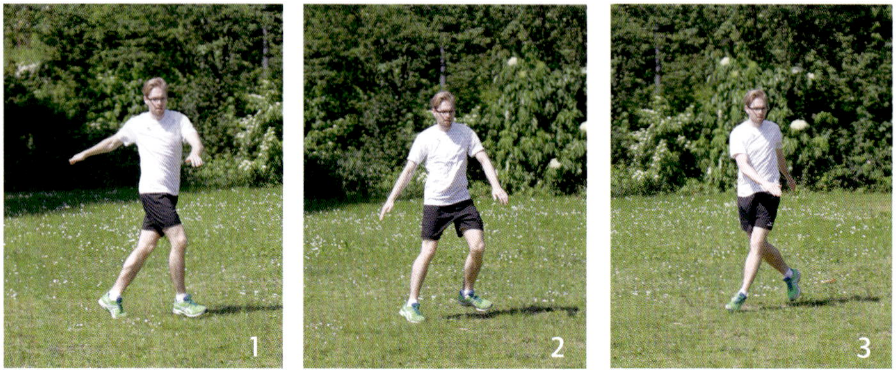

Dynamischer Überkreuzlauf

LAA 10 Seitgalopp

Seitliche Fortbewegung durch leicht sprunghafte Nachstellschritte. Während der Flugphase sind die Beine geschlossen. Der Oberkörper bleibt seitlich (90°) zur Laufrichtung. Die Übung in beide Richtungen ausführen.

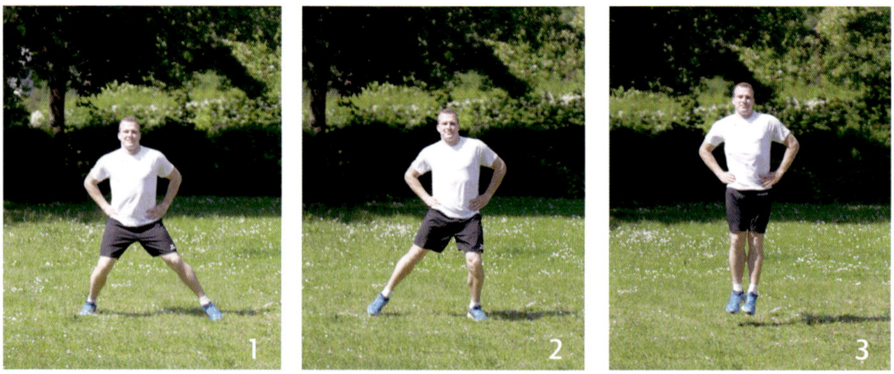

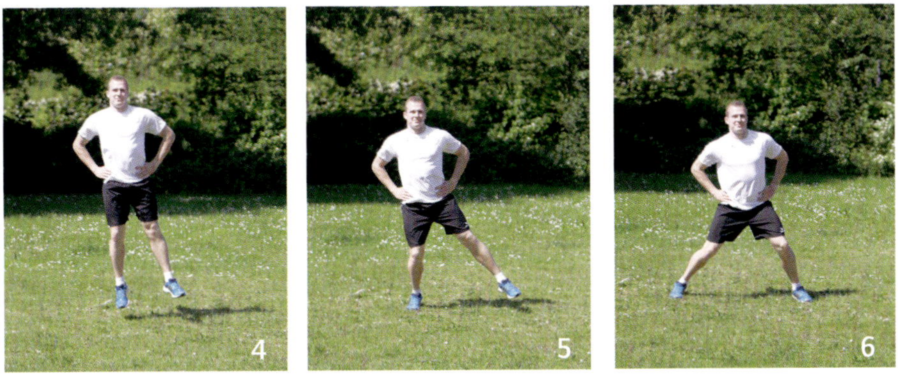

Seitgalopp

LAA 11 Seitliche Schrittsprünge 6

Seitliche Fortbewegung durch Absprung auf dem äußeren Bein. Das Schwungbein ist wie das Absprungbein in der Flugphase leicht gebeugt. Die Beine sind während der Flugphase, im Gegensatz zum Seitgalopp, geöffnet. Landung auf dem anderen Bein. Das Absprungbein wird beigestellt und es erfolgt ein erneuter Absprung auf diesem Bein. Der Oberkörper bleibt seitlich (90°) zur Laufrichtung. Die Übung in beide Richtungen ausführen.

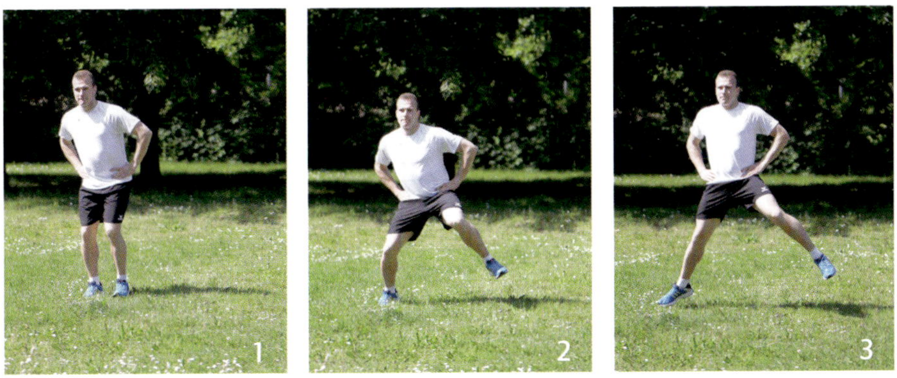

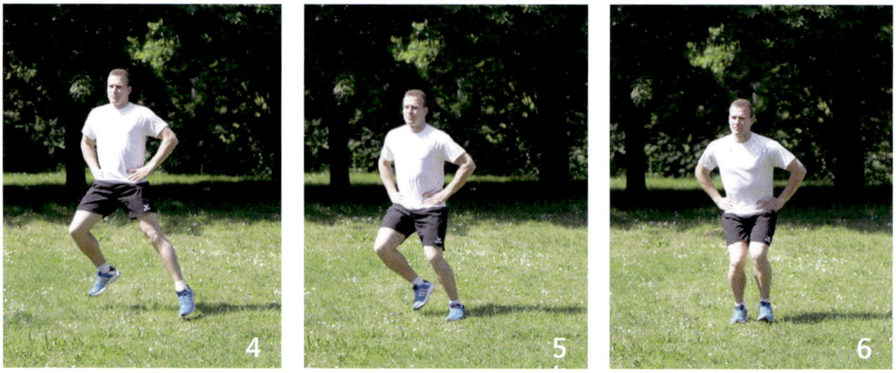

Seitliche Schrittsprünge

LAA 12 Seitliche Spreizsprünge

Seitliche Fortbewegung durch Absprung auf dem äußeren Bein. Das Schwungbein ist im Gegensatz zum seitlichen Schrittsprung wie das Absprungbein im Flug gestreckt. Die Beine sind während der Flugphase geöffnet. Landung auf dem anderen Bein. Das Absprungbein wird beigestellt und es erfolgt ein erneuter Absprung auf diesem Bein. Der Oberkörper bleibt seitlich (90°) zur Laufrichtung. Die Übung in beide Richtungen ausführen.

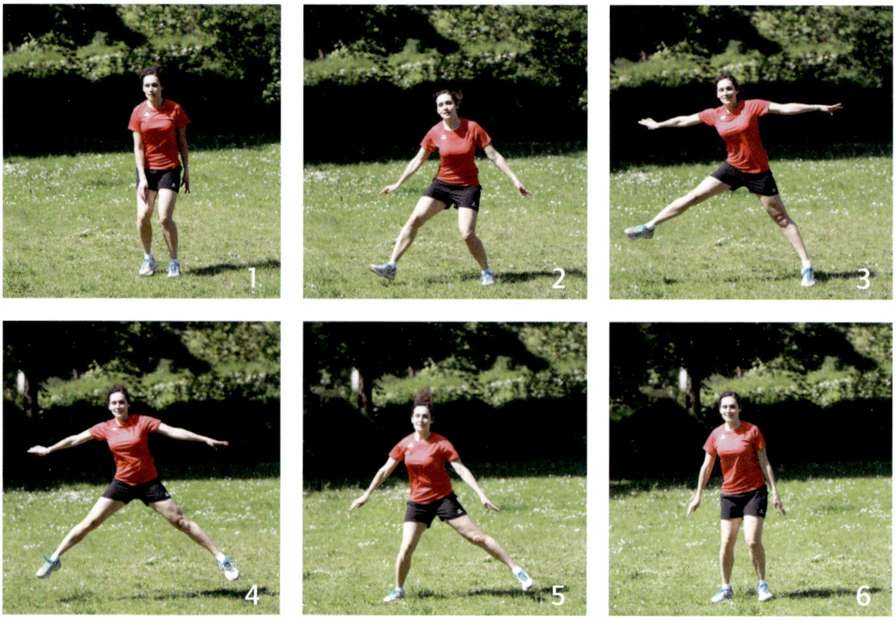

Seitliche Spreizsprünge

LAA 13 45°-Skatingsprünge

Im Wechsel tiefe, einbeinige Sprünge im 45°-Winkel vorwärts nach rechts und nach links ausführen. Die Sprünge werden nach kurzer Stabilisierung der Landeposition unmittelbar wieder mit dem Bein ausgeführt, auf dem die Landung erfolgte.

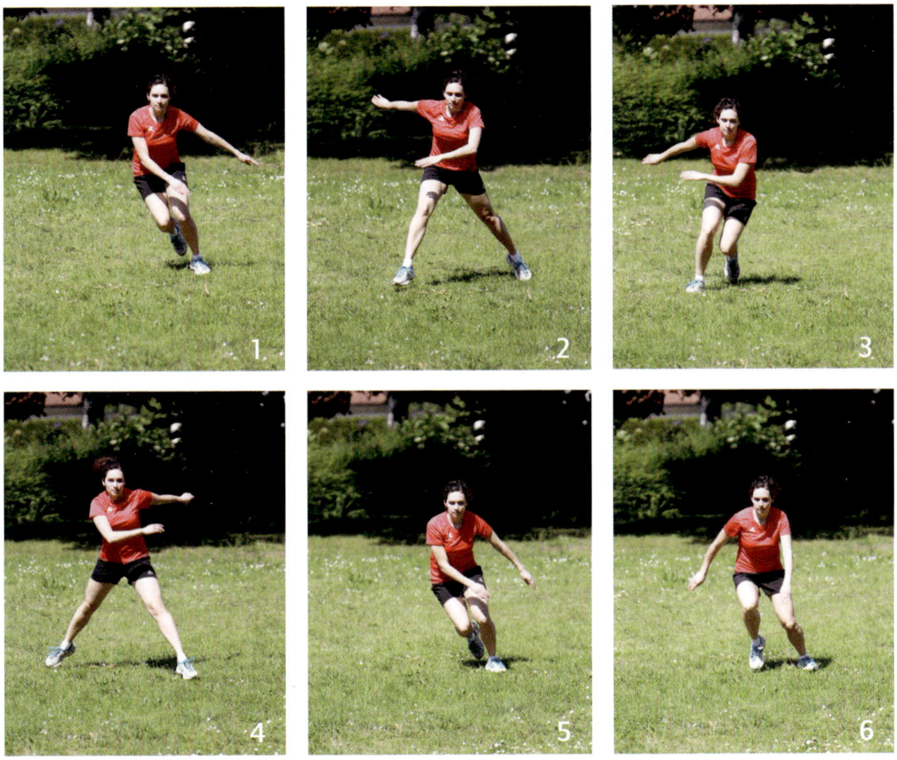

45°-Skatingsprünge

LAA 14 Eins, zwei, stopp

Nach zwei weiten seitlichen Beistellsprüngen kurz in stabiler Landeposition verharren und dann zwei weite seitliche Beistellsprünge in die andere Richtung ausführen.

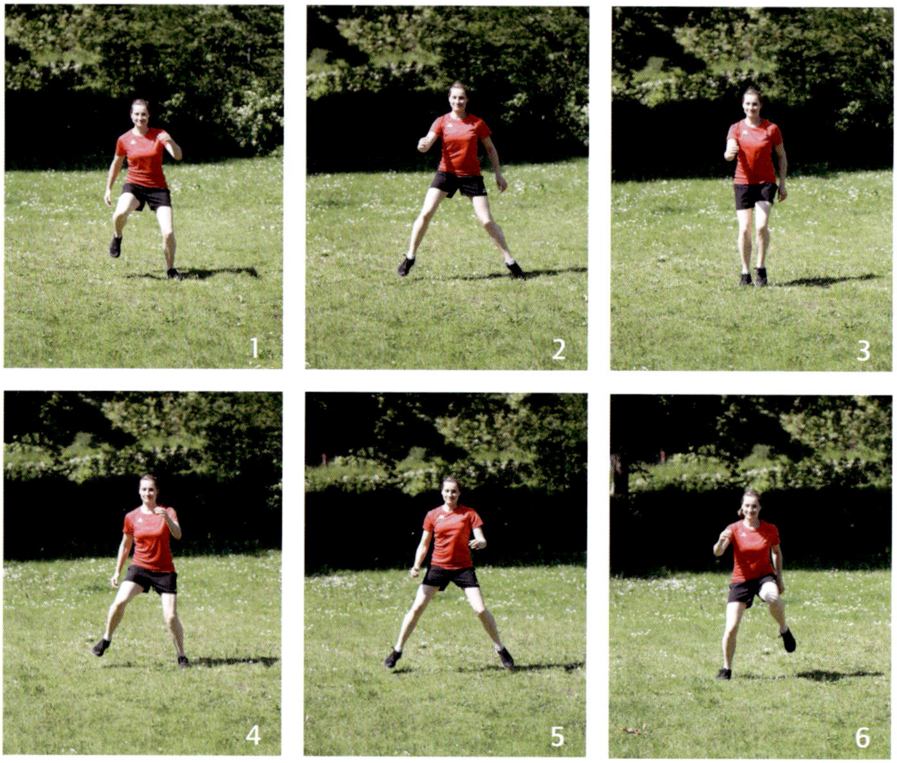

Eins, zwei, stopp

6.3 Übungspool TS – Teamspiele

Übersicht über die Teamspiele

TS 1 Medizinballweitergabe

TS 2 Medizinballtunnel

TS 3 Personentransport

TS 4 Bierdeckellauf

TS 5 Bierdeckeldrehen

TS 6 Wäscheklammerjagd

TS 7 Tauziehen

TS 8 Laufen mit Aufgaben

TS 9 Team-Workout I

TS 10 Team-Workout II

TS 11 Kettenfangen

TS 12 Der Übungsbote

TS 13 Aufgabenstaffel

TS 14 Tausendfüßler

TS 1 Medizinballweitergabe

Teilnehmer: 6-12

Material: 1-2 Medizinbälle

Aufstellungsform:
Reihe (eine Mannschaft) oder Doppelreihe (zwei Mannschaften)

Spielablauf:
Das Spiel kann mit einer oder zwei Mannschaften durchgeführt werden. Auf ein Signal hin wandert der Ball in der Gruppe nach hinten. Wenn der letzte Spieler in der Reihe den Ball aufgenommen hat, läuft er damit an die Spitze der Reihe und beginnt wiederum, den Ball nach hinten zu geben. Das Spiel ist zu Ende, wenn die vorgegebene Anzahl an Durchläufen bewältigt wurde. Bei zwei Mannschaften ist die Mannschaft Sieger, die zuerst die vorgegebene Anzahl an Durchläufen bewältigt hat.

Variation:

- Medizinball im Stand über den Kopf nach hinten weitergeben.
- Medizinball im Grätschstand durch die Beine nach hinten weitergeben.
- Medizinball im Grätschstand im Wechsel über den Kopf und durch die Beine nach hinten weitergeben.
- Medizinball im Stand mit einer Rumpfdrehung nach rechts auf der rechten Seite nach hinten weitergeben.
- Medizinball im Stand mit einer Rumpfdrehung nach links auf der linken Seite nach hinten weitergeben.
- Medizinball im Stand im Wechsel mit einer Rumpfdrehung nach rechts bzw. links auf der rechten bzw. linken Seite nach hinten weitergeben.
- Änderung der Ausgangsstellung, z. B. Kniestand, Fersensitz oder Strecksitz.

- Bei einer Mannschaft mit vielen Teilnehmern können auch zwei Medizinbälle gleichzeitig ins Spiel gebracht werden.

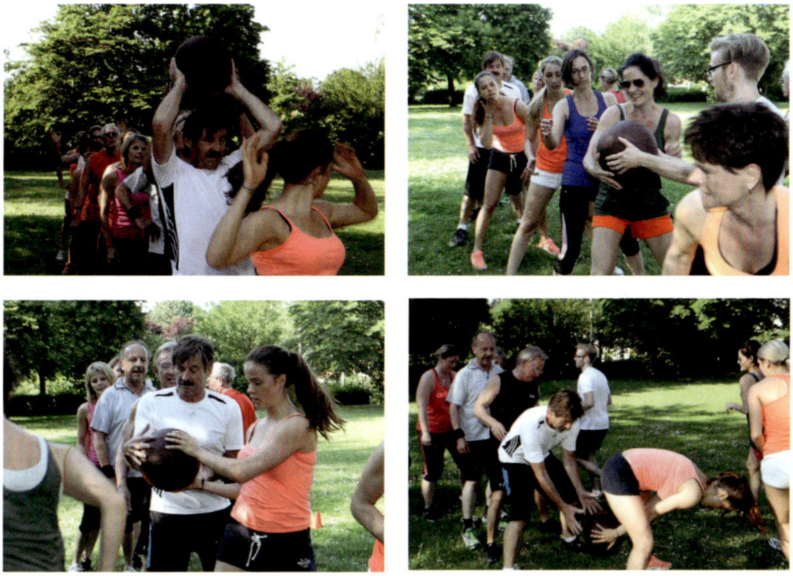

Medizinballweitergabe

TS 2 Medizinballtunnel

Teilnehmer: 6-12

Material: 1-2 Medizinbälle

Aufstellungsform:
Linie (eine Mannschaft) oder Doppellinie (zwei Mannschaften)

Spielablauf:
Das Spiel kann mit einer oder zwei Mannschaften durchgeführt werden. Auf ein Signal hin gehen die Spieler in die Liegestützposition, bis auf den ersten Spieler in der Linie. Dieser rollt den Medizinball durch den Tunnel und geht danach auch in die Liegestützposition. Der letzte Spieler der Linie nimmt den Medizinball auf und ruft: „Runter!", woraufhin die anderen Spieler in der Linie in die Bauchlage gehen. Der Spieler mit dem Medizinball läuft daraufhin über die anderen Spieler hinweg an die Spitze der Linie und ruft: „Hoch!", woraufhin die anderen Spieler in der Linie wieder

in den Liegestütz gehen. Der Medizinball wird dann wieder durch den Tunnel nach hinten gerollt. Das Spiel ist zu Ende, wenn die vorgegebene Anzahl an Durchläufen bewältigt wurde. Bei zwei Mannschaften ist die Mannschaft Sieger, die zuerst die vorgegebene Anzahl an Durchläufen bewältigt hat.

Variation:

- Der letzte Spieler läuft an der Seite der Gruppe nach vorne.
- Änderung der Ausgangsstellung, z. B. Winkelstütz oder Liegestütz rücklings.
- Im Strecksitz sitzen die Spieler versetzt im „Reißverschlussprinzip" in einer eng verzahnten Gasse nebeneinander. In dieser Position werden die Beine angehoben und der Ball unter den Beinen durchgerollt.

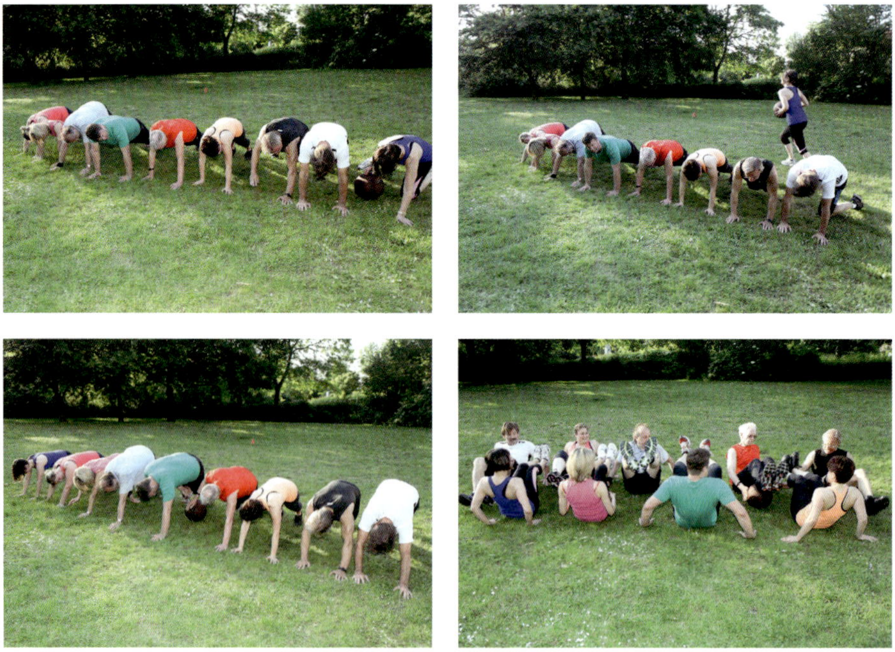

Medizinballtunnel

TS 3 Personentransport

Teilnehmer: 6-12

Material: 1-2 Gymnastikmatten, vier Markierungshütchen

Aufstellungsform:

Die Mannschaft bzw. die Mannschaften stehen hinter der Startlinie. Jeweils ein Spieler einer Mannschaft liegt in Rückenlage auf einer Gymnastikmatte, die anderen Mitspieler stehen darum herum.

Spielablauf:

Das Spiel kann mit einer oder zwei Mannschaften durchgeführt werden. Auf ein Signal hin heben die daneben stehenden Mitspieler den auf der Matte liegenden Mitspieler, welcher sich durch komplette Körperspannung „steif" macht, hoch, tragen ihn um ein Wendemal und anschließend wieder zur Gymnastikmatte zurück. Dann legt sich ein anderer Mitspieler in Rückenlage auf die Matte und wird dann wiederum von seinen Mitspielern zum Wendemal und zurück getragen. Dies wiederholt sich, bis jeder Mitspieler 1 x getragen wurde. Es muss in jeder Mannschaft mindestens drei Träger geben (also mindestens vier Mannschaftsmitglieder). Bei mehr als fünf Mannschaftsmitgliedern laufen diejenigen, die nicht tragen oder getragen werden, neben der Gruppe die zurückzulegende Strecke mit. 6

Variation :

- Änderung der Ausgangsstellung des zu transportierenden Spielers, z. B. Bauchlage oder Strecksitz.

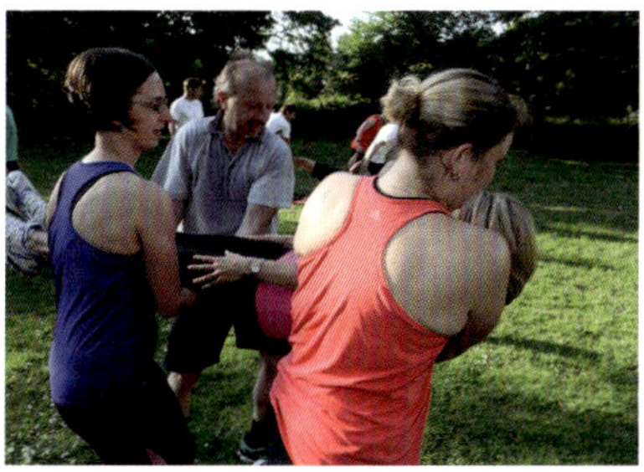

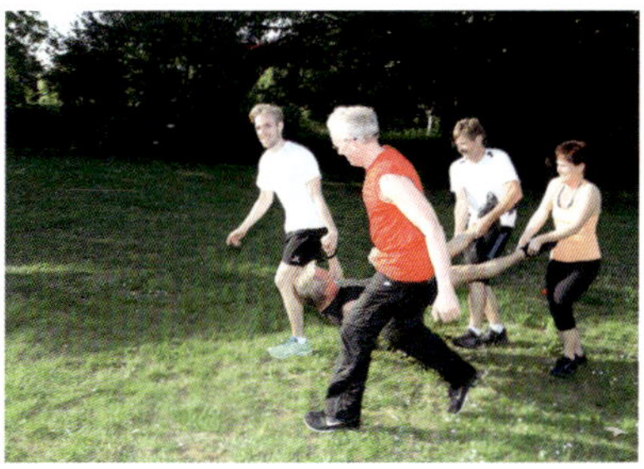

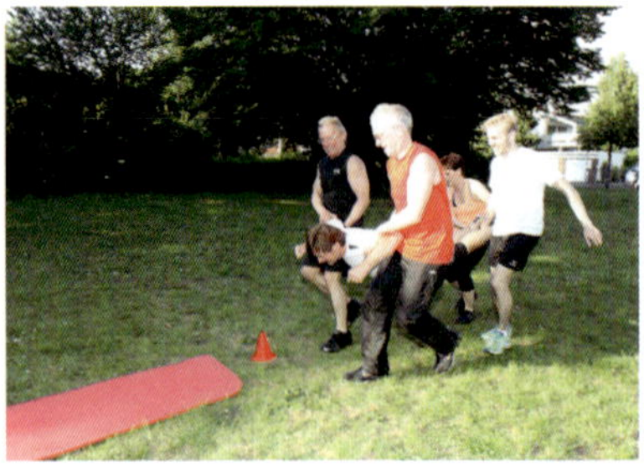

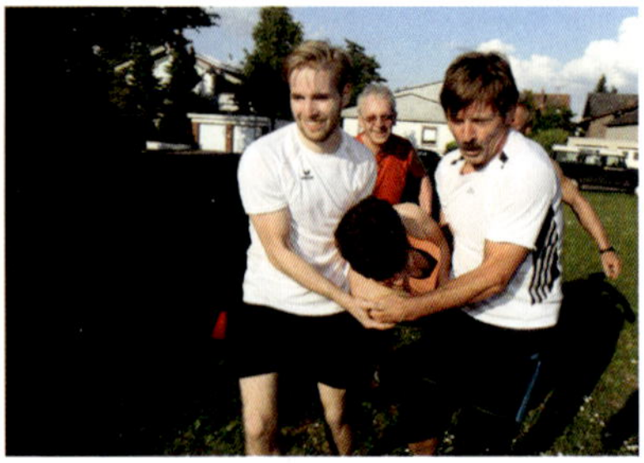

Personentransport

TS 4 Bierdeckellauf

Teilnehmer: 6-12

Material: ein Bierdeckel pro Spieler, vier Markierungshütchen

Aufstellungsform:

Die Mannschaft bzw. die Mannschaften stehen hinter der Startlinie. Jeder Spieler einer Mannschaft hat einen Bierdeckel in der Hand.

Spielablauf:

Das Spiel kann mit einer oder zwei Mannschaften durchgeführt werden. Auf ein Signal hin ist es die Aufgabe eines bzw. aller Gruppenmitglieder (Staffel), im Vierfüßlergang eine vorgegebene Strecke um ein Wendemal herum zurückzulegen, wobei Hände und Füße desjenigen, der sich auf allen vieren vorwärts bewegt, nie den Boden berühren dürfen, sondern sich nur von Bierdeckel zu Bierdeckel weiterbewegen dürfen. Alle anderen Gruppenmitglieder sind dabei gefordert, da sie die Bierdeckel stets hinter dem im Vierfüßlergang Laufenden holen und wieder vor ihm platzieren müssen, um ihm den Weg zu bereiten. Dabei darf ein Spieler auch immer nur jeweils einen Bierdeckel transportieren. Bei zwei Mannschaften ist die Mannschaft Sieger, bei der zuerst alle Mannschaftsmitglieder die vorgegebene Strecke zurückgelegt haben.

Variation:

- Änderung der Art der Vorwärtsbewegung, z. B. Gehen oder Krebsgang (Vierfüßlergang rücklings).

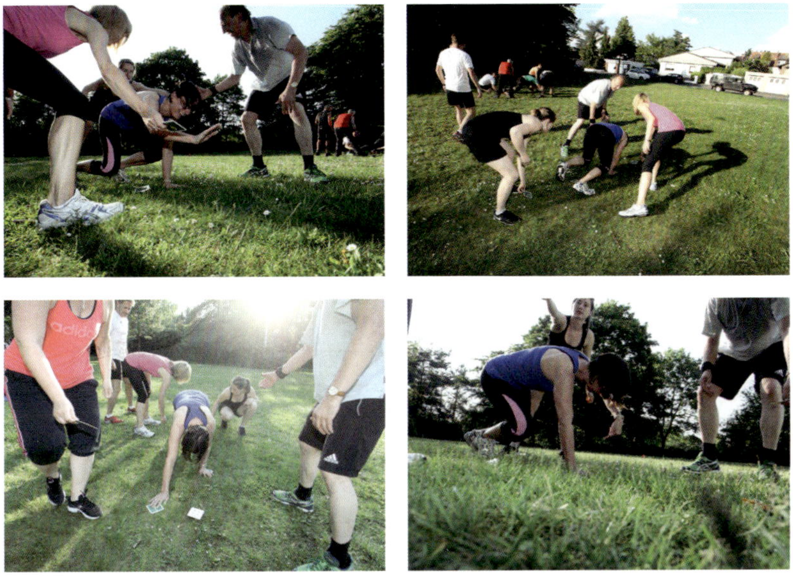

Bierdeckellauf

TS 5 Bierdeckeldrehen

Teilnehmer: 6-12

Material: mindestens zwei Bierdeckel pro Spieler, vier Markierungshütchen

Aufstellungsform:

Das Spiel wird mit zwei Mannschaften durchgeführt. Die Spieler beider Mannschaften stehen frei in einem abgegrenzten Spielfeld. Die gleich bedruckten Bierdeckel mit den erkennbar deutlich unterschiedlichen Seiten A und B sind zufällig im Spielfeld verteilt.

Spielablauf:

Auf ein Signal hin versucht eine Mannschaft, die Bierdeckel so zu drehen, dass die Seite A oben liegt. Die andere Mannschaft dreht die Bierdeckel so, dass die Seite B oben liegt. Die Mannschaft ist Sieger, die innerhalb einer bestimmten Zeit die meisten Bierdeckel auf ihrer Seite gedreht hat. Um taktisches Verhalten der Spieler zu vermeiden, erfahren diese vorher nicht, wie lange ein Spiel bzw. ein Durchgang dauert.

Variation:

- Änderung der Art der Vorwärtsbewegung, z. B. Vierfüßlergang oder Krebsgang (Vierfüßlergang rücklings).

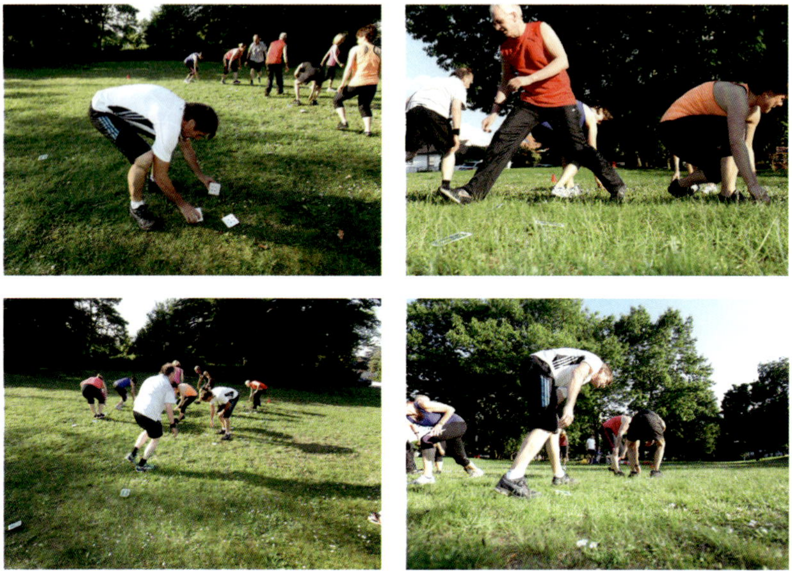

Bierdeckeldrehen

TS 6 Wäscheklammerjagd

Teilnehmer: 6-12

Material: 1-2 Wäscheklammern pro Spieler, vier Markierungshütchen

Aufstellungsform:

Alle Spieler stehen frei in einem abgegrenzten Feld. Jeder Spieler hat am Rücken eine (zwei) Wäscheklammer(n) an sein T-Shirt oder an seine Sportjacke geklemmt.

Spielablauf:

Mit Spielbeginn versuchen nun alle Spieler, die Klammern der anderen Mitspieler zu rauben und am Rücken der eigenen T-Shirts oder der eigenen Sportjacke zu befestigen. Sieger ist der Spieler, der am Ende des Durchgangs die meisten Klammern an seiner Kleidung hat. Um taktisches Verhalten der Spieler zu vermeiden, erfahren diese vorher nicht, wie lange ein Spiel bzw. ein Durchgang dauert. Es können auch Mannschaften gebildet werden.

Variation:

- Die Spieler versuchen, mit Spielbeginn die Wäscheklammern loszuwerden, indem sie diese an der Kleidung beliebiger Mitspieler befestigen.

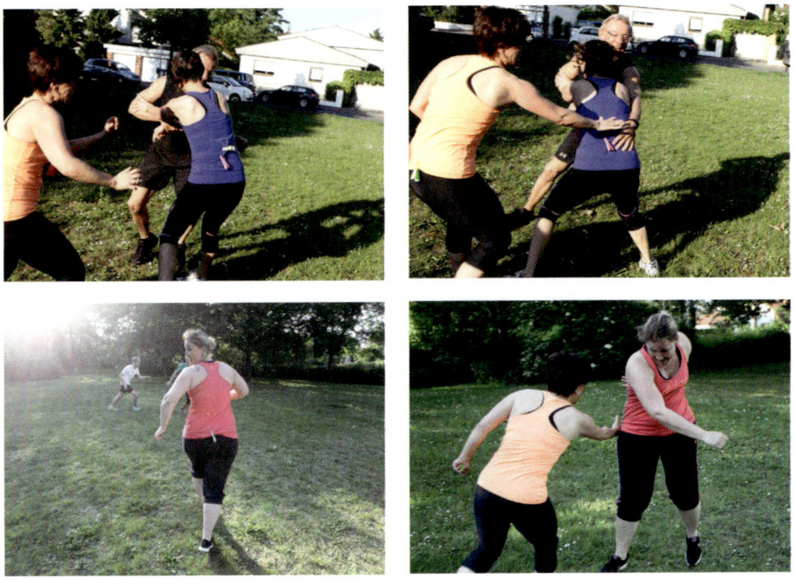

Wäscheklammerjagd

6

TS 7 Tauziehen

Teilnehmer: 6-12

Material: ein Tau (Battlerope), drei Markierungshütchen

Aufstellungsform:
Die Spieler stehen sich in zwei gleich großen Reihen gegenüber und halten das Tau in den Händen. Das Tau ist bereits unter Spannung.

Spielablauf:
Mit Spielbeginn versuchen beide Mannschaften, die gegnerische Mannschaft über die Mittellinie oder über eine einige Meter von der Mittellinie entfernte Linie zu

ziehen. Werden alle Spieler einer Partei gezwungen, die Grenzlinie zu überschreiten, so hat die gegnerische Mannschaft gewonnen bzw. erhält einen Punkt.

Variation:

- Das auf dem Boden liegende Tau darf von den Spielern erst auf ein Signal hin ergriffen werden.
- Das auf dem Boden liegende Tau darf von den Spielern erst auf ein Signal hin ergriffen werden. Zusätzlich befinden sich die Spieler zu Beginn in einer bestimmten Ausgangsposition, z. B. Bauchlage, Rückenlage, Liegestütz oder Strecksitz.

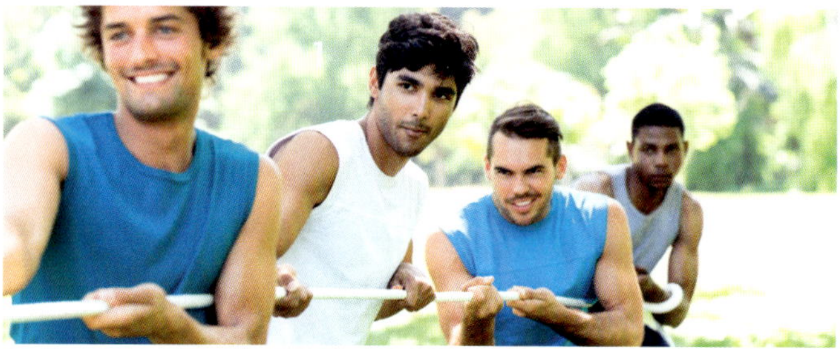

Tauziehen

TS 8 Laufen mit Aufgaben

Teilnehmer: 6-12

Material: keines

Aufstellungsform:
Die Spieler stehen in einer Reihe mit jeweils 3 m Abstand zwischen den Spielern.

Spielablauf:
Mit Spielbeginn laufen alle Spieler gleichzeitig los und halten während des gesamten Spiels den vorgegebenen Abstand zueinander. Auf ein Kommando des Spielleiters hin überholt der Letzte in der Reihe alle Läufer auf der rechten bzw. linken Seite und setzt sich vorne in 3 m Abstand an die Spitze der Gruppe. Dies ist das Signal für den nun Letzten der Gruppe, ebenfalls zu überholen. Ein Durchgang ist beendet, wenn der zu Beginn Führende wieder an der Spitze ist.

Variation:

- Die Gruppe wird im Slalom durch die Lücken zwischen den Spielern überholt.
- Die Gruppe ändert die Fortbewegungsart, läuft z. B. im Seitgalopp oder rückwärts.
- Der am Ende laufende Spieler beginnt mit seinem Überholvorgang schon, wenn der vor ihm Überholende die Hälfte der Gruppe passiert hat.
- Der an der Spitze laufende Spieler lässt sich zurückfallen und schließt sich am Ende der Gruppe wieder an.

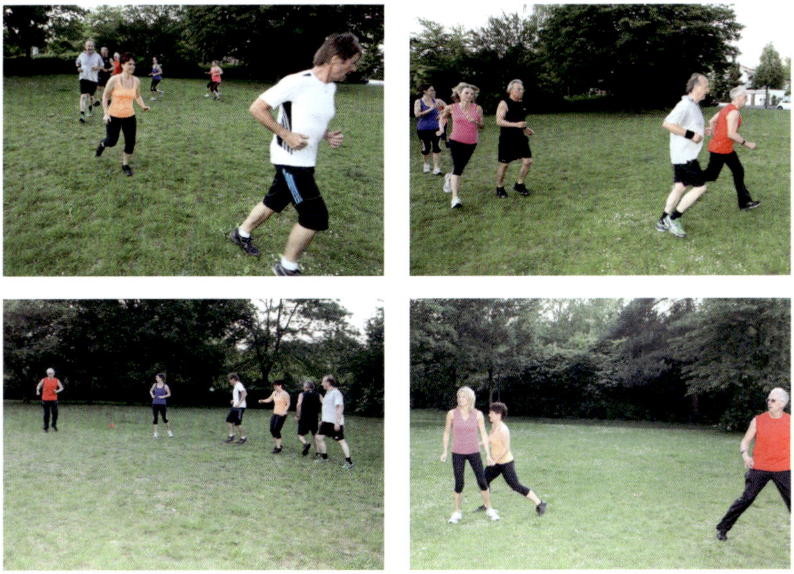

Laufen mit Aufgaben

TS 9 Team-Workout I

Teilnehmer: 6-12

Material: Gymnastikmatten, vier Markierungshütchen

Aufstellungsform:

Die Spieler bilden Dreierteams.

Spielablauf:
Jede Dreiergruppe hat die Aufgabe, ein Workout mit drei unterschiedlichen Übungen in einer bestimmten Reihenfolge und mit vorgegebenen Wiederholungszahlen durchzuführen, z. B. 60 Liegestütze, 90 Situps und 120 Kniebeugen. Während ein Mitspieler mit den Übungen beginnt, laufen die anderen beiden Mannschaftsmitglieder um das markierte Feld. Die Mannschaften können frei entscheiden, wann sie wechseln und ein anderes Mannschaftsmitglied die Übungen fortsetzt. Sieger ist die Gruppe, die zuerst die vorgegebenen Übungen absolviert hat.

Variation:

- Alle Spieler einer Mannschaft müssen gleich viele Wiederholungen einer Übung durchführen.

TS 10 Team-Workout II

Teilnehmer: 6-12

Material: Gymnastikmatten

Aufstellungsform:
Die Spieler bilden Dreierteams.

Spielablauf:
Jeder Spieler einer Dreiergruppe hat die Aufgabe, 150 Seilsprünge (Single under) durchzuführen. Währenddessen hält ein Mitspieler einen Unterarmstütz (Plank), der andere einen Schulterstütz. Ist der Spieler mit den 150 Sprüngen fertig, werden die Aufgaben gewechselt. Sieger ist die Gruppe, die zuerst die vorgegebenen Übungen absolviert hat.

Variation:

- Die Anzahl der Seilsprünge variiert oder die Sprünge werden aufgeteilt.
- Variation der durchzuführenden Übungen.

TS 11 Kettenfangen

Teilnehmer: 6-12

Material: vier Markierungshütchen

Aufstellungsform:
Die Spieler stehen frei in einem markierten Feld.

Spielablauf:
Zunächst werden vom Spielleiter zwei Fänger ausgewählt, die sich an der Hand nehmen und nicht mehr loslassen dürfen. Sie bilden den Anfang der Kette und müssen nun gemeinsam laufen und versuchen, einen weiteren Spieler durch Berührung zu fangen. Dieser Spieler muss sich dann am Rand der Kette anschließen. Nun versucht die Kette, weitere Spieler zu fangen, die sich wiederum anschließen müssen. Fangen dürfen natürlich nur die beiden Spieler ganz außen in der Kette. Die Kette darf auch nicht reißen. Reißt die Kette, darf sie so lange niemanden fangen, bis sie sich wieder zusammengeschlossen hat. Alle Spieler müssen innerhalb des markierten Feldes bleiben!

Variation:

- Das Spiel wird von Anfang an in Paaren gespielt.
- Immer wenn eine Kette aus vier Spielern besteht, teilt sie sich in zwei Paare, die dann beide Fänger sind.

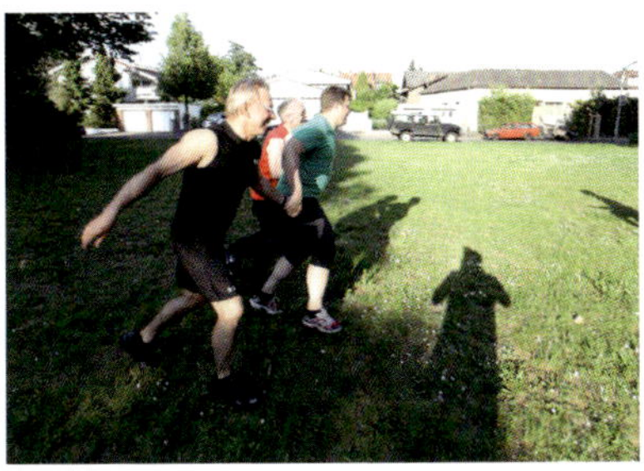
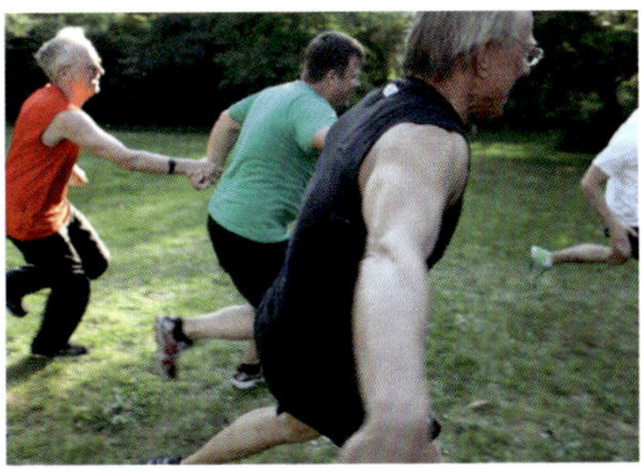

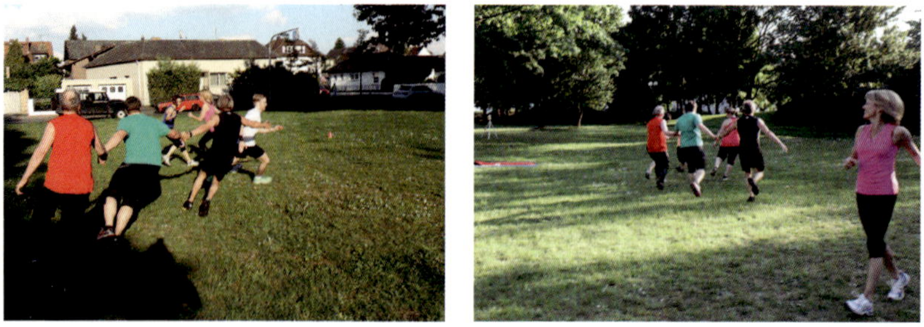

Kettenfangen

TS 12 Der Übungsbote

Teilnehmer: 6-12

Material: vier Markierungshütchen, Übungskarten

Aufstellungsform:
Die Spieler der 2-3 Mannschaften nehmen hinter einer Startlinie in einer Linie eine festgelegte Ausgangsposition, z. B. Unterarmstütz (Plank), ein.

Spielablauf:
Auf ein Signal hin läuft der Erste aus der Mannschaft zur ca. 30-50 m entfernten Ziellinie, an der sich für jede Gruppe umgedrehte Übungskarten (z. B. 5 Burpees, 10 Liegestütz, 15 Situps, 20 Kniebeugen) in der Anzahl ihrer Mannschaftsmitglieder befinden. Während die anderen Mitspieler in der Ausgangsposition verharren, nimmt der Läufer eine Karte und bringt sie mit zurück zur Gruppe. Daraufhin führt die gesamte Gruppe die vorgegebene Übung durch. Haben alle die Übung durchgeführt, läuft der Nächste aus der Gruppe los, während der Rest wieder in die Ausgangsposition geht. Sieger ist die Mannschaft, die zuerst alle ihre Karten geholt und alle Übungen durchgeführt hat.

Variation:

- Variation der Ausgangsposition, z. B. Seitstütz oder Unterarmstütz rücklings.
- Variation der durchzuführenden Übungen und Wiederholungen.

TS 13 Aufgabenstaffel

Teilnehmer: 6-12

Material: vier Markierungshütchen

Aufstellungsform:
Die Spieler der 2-3 Mannschaften stehen hinter einer Startlinie und bilden Paare.

Spielablauf:
Bei dieser Staffel müssen sich alle bewegen. Jedes Paar der Mannschaften muss die Strecke bis zu einem Wendemal und zurück in unterschiedlichen Fortbewegungsarten zurücklegen: 6

- **Standweitsprung:** Wo der eine Spieler landet, springt der andere ab.
- **Bocksprung:** Im Wechsel nehmen die Spieler die Bockstellung ein bzw. springen über den Partner.
- **Schubkarren:** Die Strecke wird in der Schubkarrengangart zurückgelegt – an der Wendemarke wechseln die Partner.
- **Zwillingshüpfen:** Die Partner legen die Arme um die Schultern, halten sich an den Händen des anderen Arms und hüpfen ausschließlich auf dem äußeren Bein – an der Wendemarke wechseln die Partner die Seite.
- **Huckepacklauf** (je nach den Voraussetzungen der Gruppe)**:** An der Wendemarke wechseln die Partner die Position.

Sieger ist die Mannschaft, bei der zuerst alle Paare die Strecken in allen Fortbewegungsformen zurückgelegt haben.

Variationen:

- Die Paare einer Mannschaft können sich die Aufgaben/Fortbewegungsformen aufteilen, z. B. fünf Strecken für zwei Paare.
- Nur ein Teil der Aufgaben/Fortbewegungsformen wird durchgeführt.

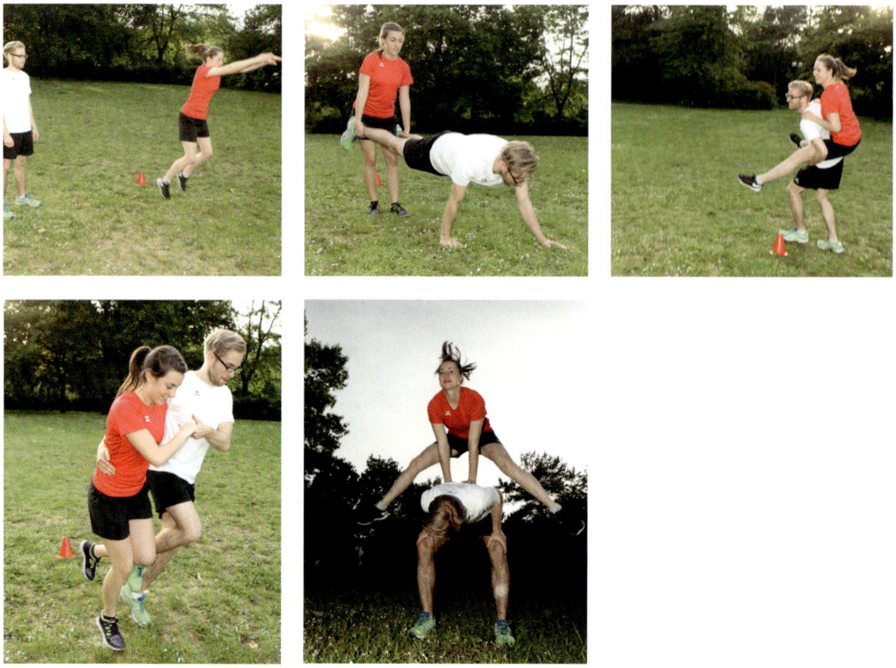

Aufgabenstaffel

TS 14 Tausendfüßler

Teilnehmer: 6-12

Material: vier Markierungshütchen

Aufstellungsform:

Die Spieler der beiden Mannschaften stehen in zwei Reihen hinter einer Startlinie.

Spielablauf:

Jeder Mitspieler einer Mannschaft greift im Knien mit den Händen die Beine des Vordermanns an den Knöcheln. Die Mannschaft muss nun, ohne auseinanderzubrechen, die vorgegebene Strecke so schnell wie möglich zurücklegen. Sieger ist die Mannschaft, die zuerst komplett die Ziellinie überquert.

Variationen:

- Die Strecke wird im Slalom zurückgelegt.

Variation der Fortbewegungsform, z. B. Hüpfen mit den Händen auf den Schultern des Vordermanns, einbeiniges Hüpfen mit einem Fußknöchel des Vordermanns in der Hand oder Kriechen mit den Beinen des Vordermanns auf der Schulter.

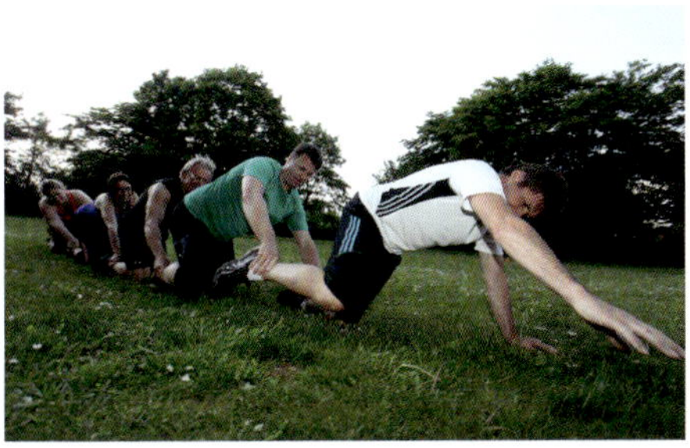
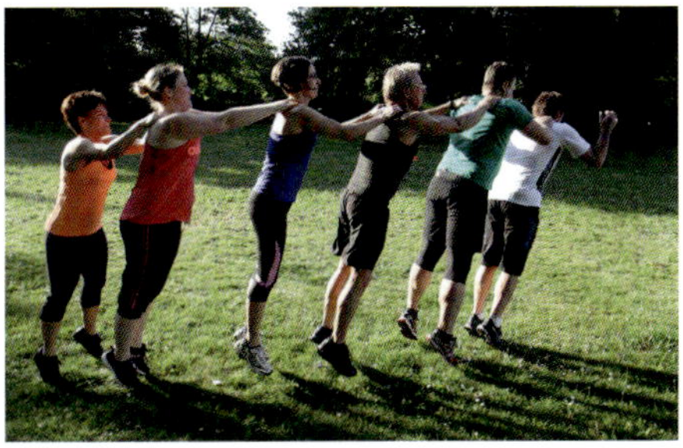

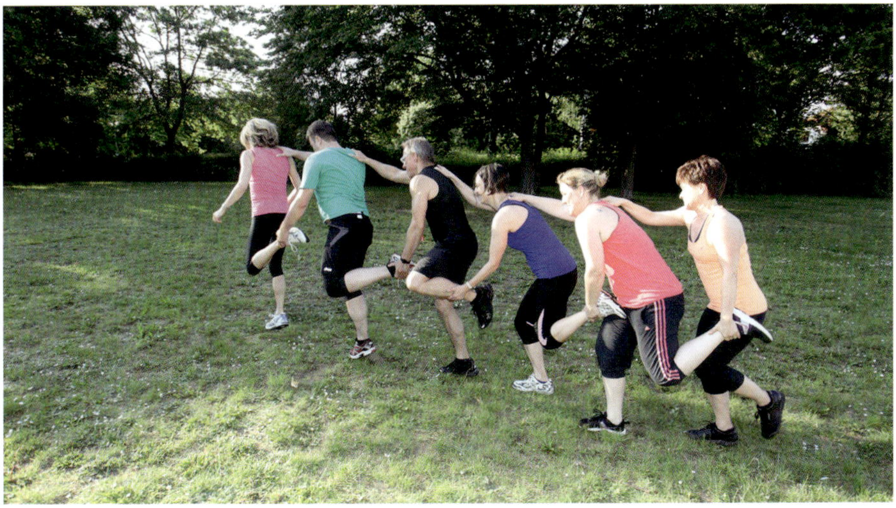

Tausendfüßler

6.4 Übungspool Zirkeltraining

6.4.1 DÜ – Drückende Übungen

Übersicht über die Drückenden Übungen (DÜ)

DÜ 1 Drücken mit Powerband oder Tube im Stand

DÜ 2 Nackendrücken (Back Press) mit Kurzhanteln

DÜ 3 Liegestütz (Push-up)

DÜ 4 Wechseln zwischen Liegestütz und Unterarmstütz

DÜ 5 Liegestütz (Push-up) mit den Händen im Schlingentrainer

DÜ 6 Liegestütz (Push-up) mit den Füßen im Schlingentrainer

DÜ 7 Einarmiges Drücken mit Kettlebell

DÜ 8 Kreisel

DÜ 1 Drücken mit Powerband oder Tube im Stand

Material: ein Powerband oder ein Tube und eine Möglichkeit, dieses auf Schulterhöhe zu befestigen (Laternenpfahl, Schild, Baum o. Ä.)

Ziel der Übung: Kräftigung der Brustmuskulatur und Armmuskulatur (Trizeps)

Übungsausführung: Ein Powerband oder Tube wird hinter dem Körper mittig an einer Laterne oder einem Baum auf Schulterhöhe fixiert. Im schulterbreiten Stand halten die Hände jeweils ein Ende des Powerbands oder Tubes, sodass es bereits unter Spannung steht. Die Oberarme bilden einen rechten Winkel mit dem Rumpf, die Ellbogen sind gebeugt und befinden sich auf Schulterhöhe. Die Arme nun gegen den Widerstand des Bandes nach vorne strecken und wieder bis zur Ausgangsposition beugen. Dabei den Rücken gestreckt und die Schultern tief halten.

Variation/Differenzierung:

+ Ein stärkeres Powerband oder Tube wählen.
− Ein schwächeres Powerband oder Tube wählen.

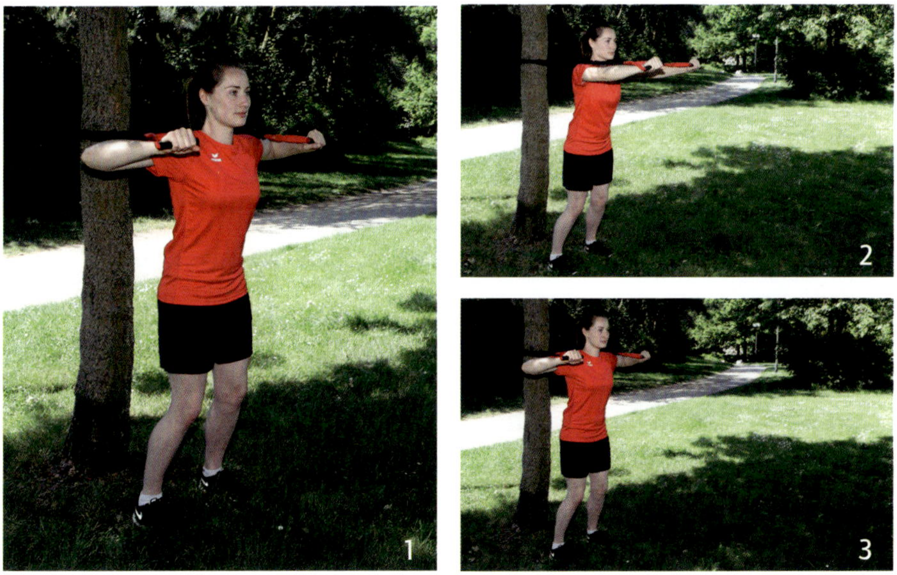

Drücken mit Powerband oder Tube im Stand

DÜ 2 Nackendrücken (Back Press) mit Kurzhanteln

Material: zwei Kurzhanteln

Ziel der Übung: Kräftigung der Schultermuskulatur (Deltamuskel) und Armmuskulatur (Trizeps)

Übungsausführung: Im aufrechten Stand mit jeder Hand eine Kurzhantel greifen, den Arm seitlich mit gebeugtem Ellbogen halten, die Oberarme sind auf Höhe der Schulter (U-Halte). Nun die Arme nach oben strecken, ohne die Schultern dabei mit anzuheben. Die Oberarme wieder auf Schulterhöhe absenken. Darauf achten, dass der Bauch angespannt und der Rücken gestreckt bleibt (Rücklage vermeiden). Die Schultern bleiben während des Hebens unten und die Schulterblätter zusammengezogen!

Alternativ kann auch nur mit einem Arm gearbeitet werden. Dabei darauf achten, dass der Oberkörper aufrecht bleibt und nicht zur Seite geneigt wird!

Variation/Differenzierung:

+ Schwerere Gewichte wählen.
– Leichtere Gewichte wählen.

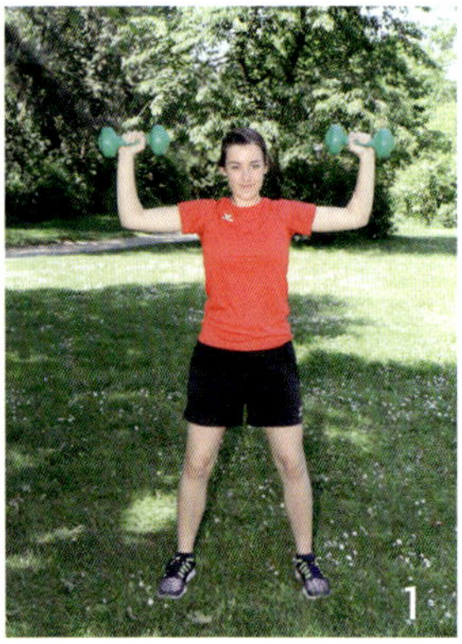
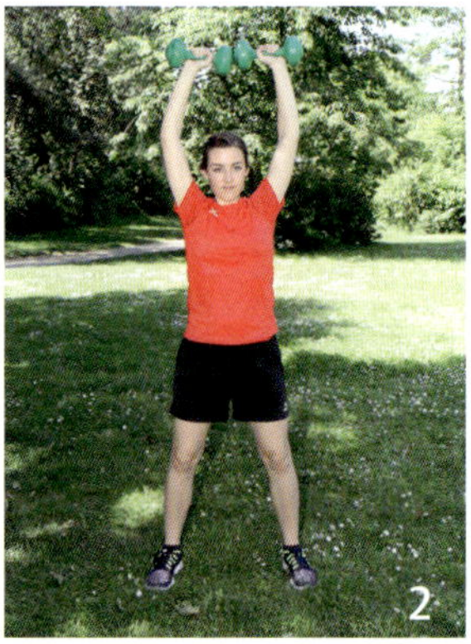
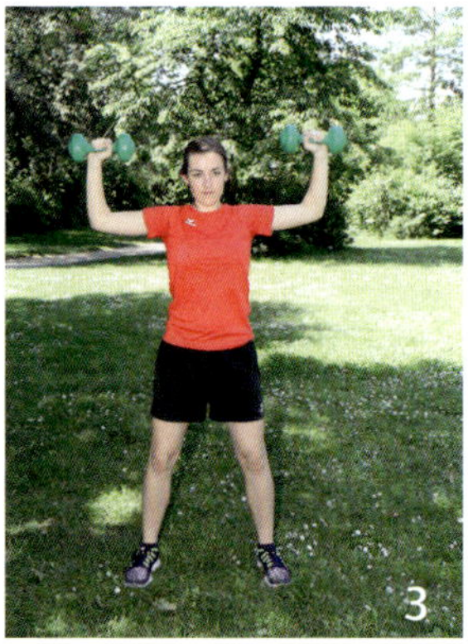

Nackendrücken (Back Press) mit Kurzhanteln

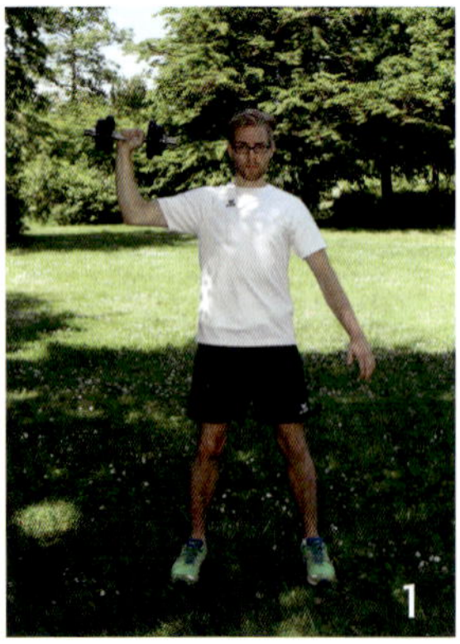
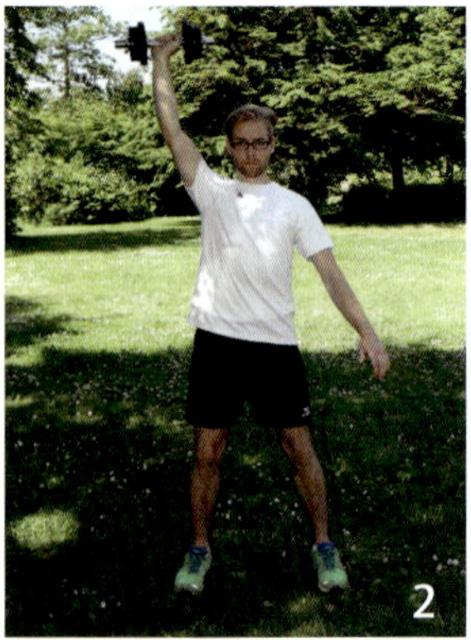
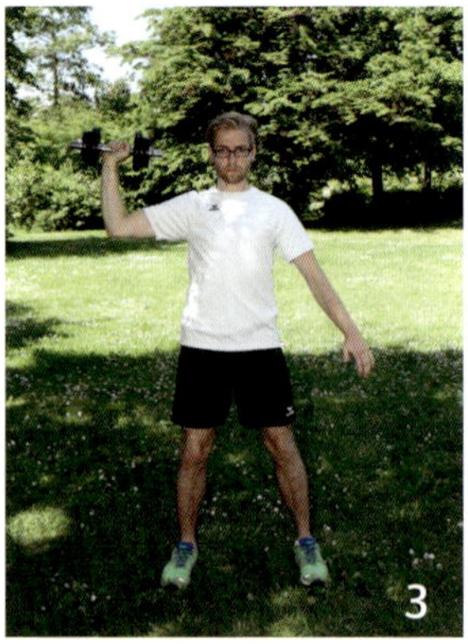

Nackendrücken (Back Press) mit Kurzhanteln einarmig

DÜ 3 Liegestütz (Push-up)

Material: keines, evtl. eine Gymnastikmatte

Ziel der Übung: Kräftigung der Brustmuskulatur, Armmuskulatur (Trizeps) und Bauchmuskulatur; Ganzkörperstabilisation

Übungsausführung: Sich mit den Händen und den Füßen so abstützen, dass die Hände auf Höhe der Schulterachse mehr als schulterbreit platziert sind, die Fingerspitzen zeigen nach vorne. Der Rumpf und die Beine bilden eine gerade Linie. Längsspannung aufbauen und die Bauchmuskulatur anspannen. Nun die Arme beugen und den Oberkörper bis knapp über den Boden absenken, sodass die Oberarme parallel zum Boden sind. Dann den Oberkörper wieder durch Streckung der Arme anheben. Die Ellbogen bleiben in der höchsten Position leicht gebeugt. Der Bauch bleibt immer angespannt! 6

Variation/Differenzierung:

+ Einen Fuß vom Boden lösen.
− Sich auf den Knien stützen.

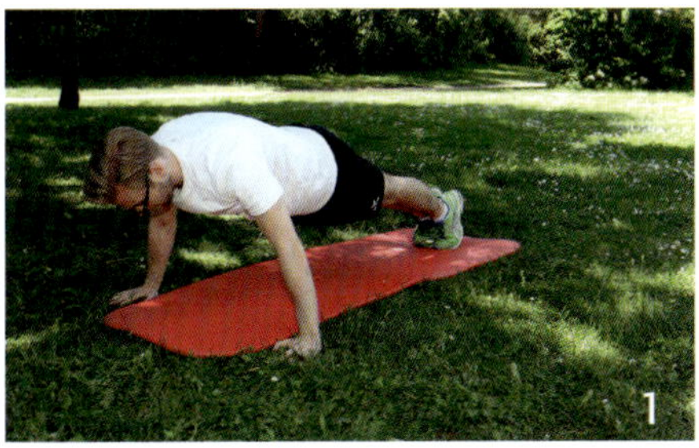

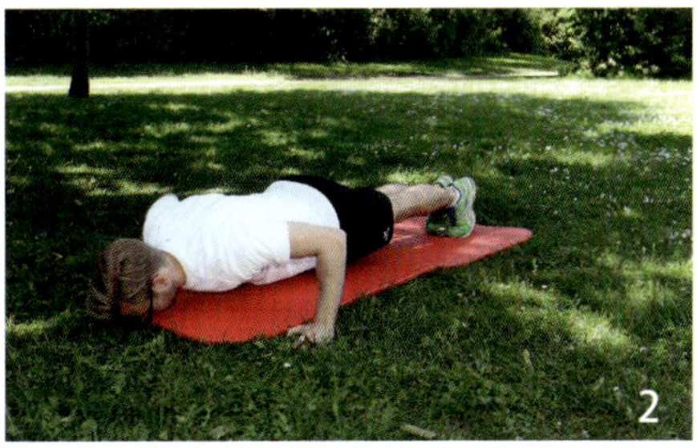

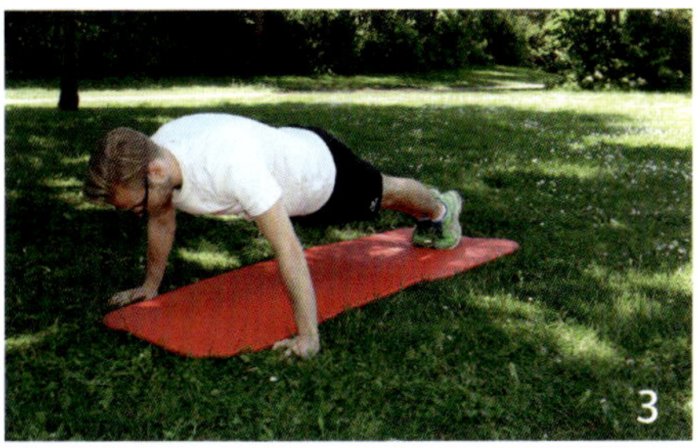

Liegestütz (Push-up)

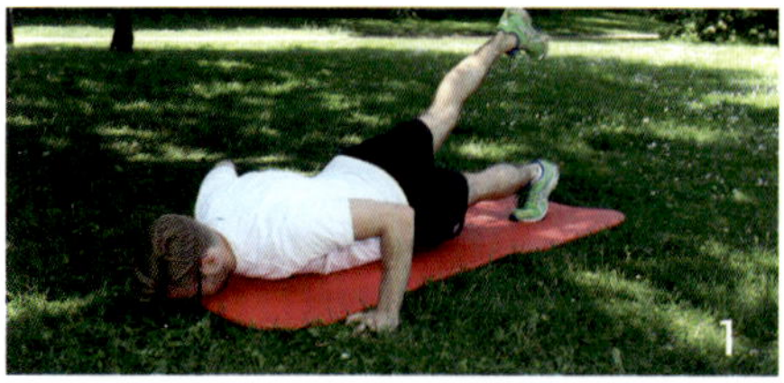

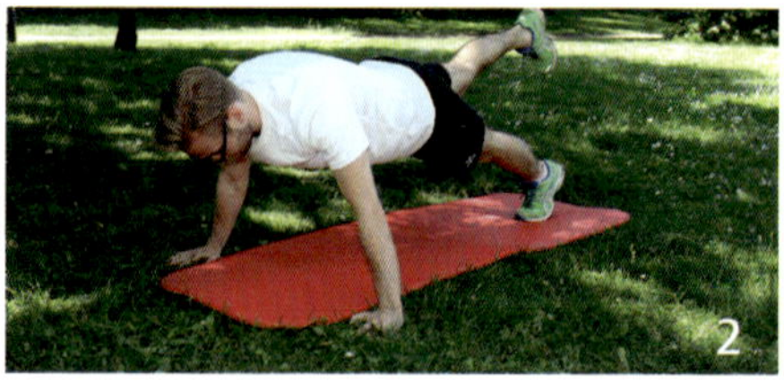

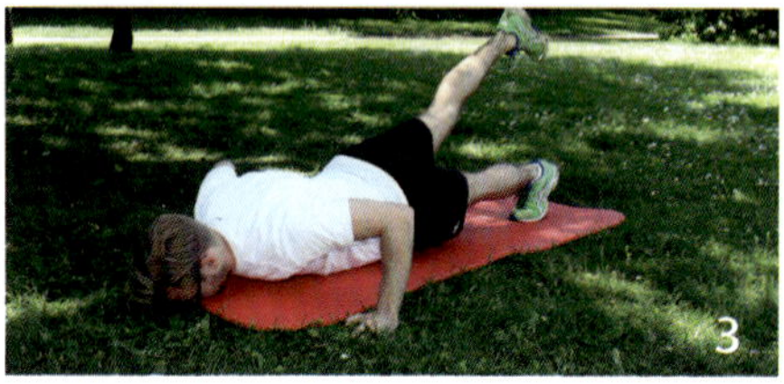

Liegestütz (Push-up) mit angehobenem Fuß

DÜ 4 Wechseln zwischen Liegestütz und Unterarmstütz

Material: keines, evtl. eine Gymnastikmatte

Ziel der Übung: Kräftigung der Brustmuskulatur, Armmuskulatur (Trizeps) und Bauchmuskulatur; Ganzkörperstabilisation

Übungsausführung: In eine schulterbreite Liegestützposition kommen, der Rumpf und die Beine bilden eine gerade Linie. Längsspannung aufbauen und die Bauchmuskulatur anspannen. Nun zunächst bei einem, dann bei dem anderen Arm eine Hand vom Boden lösen und den Unterarm auf dem Boden absetzen, der Ellbogen befindet sich genau unter dem Schultergelenk. Sich anschließend zunächst mit dem ersten, dann mit dem anderen Arm wieder zurück in die Liegestützposition drücken. Der Bauch bleibt während der Übung stets angespannt.

Variation/Differenzierung:

+ In der Liegestützposition zusätzlich einen Arm vom Boden lösen und über die Seite nach oben führen, dabei rotiert der Oberkörper zur Seite auf, der Blick folgt dem Arm.
– Die Übung auf den Knien gestützt ausführen.

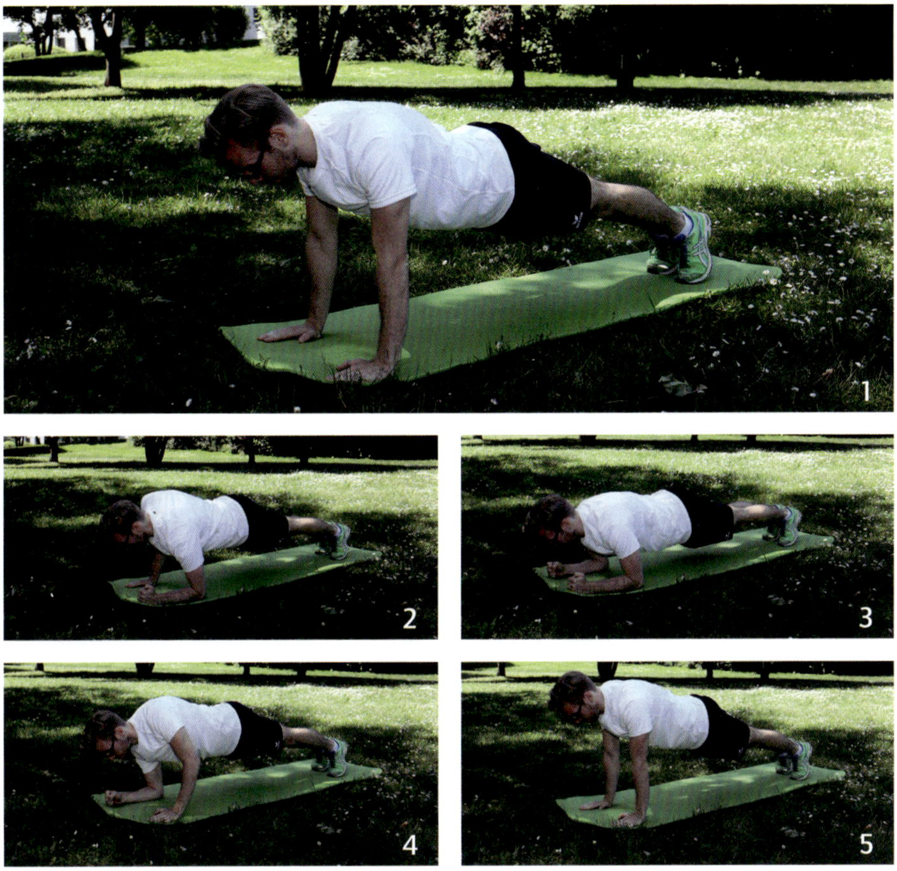

Wechseln zwischen Liegestütz und Unterstütz

DÜ 5 Liegestütz (Push-up) mit den Händen im Schlingentrainer

Material: ein Schlingentrainer und eine Möglichkeit, diesen über Kopfhöhe zu befestigen (Laternenpfahl, Baum, Tor, o. Ä.)

Ziel der Übung: Kräftigung der Brustmuskulatur, Armmuskulatur (Trizeps) und Bauchmuskulatur; Ganzkörperstabilisation

Übungsausführung: Mit den Händen im Schlingentrainer stützend, so weit nach hinten laufen, dass die Aufhängung gespannt ist und der gesamte Körper in eine Vorlage kommt. Rumpf und Beine bilden eine gerade Linie. Die Arme sind nach vorne gestreckt und bilden einen rechten Winkel mit dem Rumpf, die Handflächen zeigen zum Boden und der Bauch ist angespannt. Nun die Arme beugen, sodass der Körper weiter nach vorne unten gelehnt wird und die Ellbogen nach hinten und die Hände in Richtung der Schultern wandern. Dann die Arme wieder nach vorne strecken und so den Körper wieder zurück in die Ausgangsposition drücken. Während der Übung immer auf die Einhaltung der geraden Linie von Rumpf und Beinen achten und die Bauchspannung halten!

Variation/Differenzierung:

+ Einen größeren Neigungswinkel in der Ausgangsposition wählen.
− Einen geringeren Neigungswinkel in der Ausgangsposition wählen.

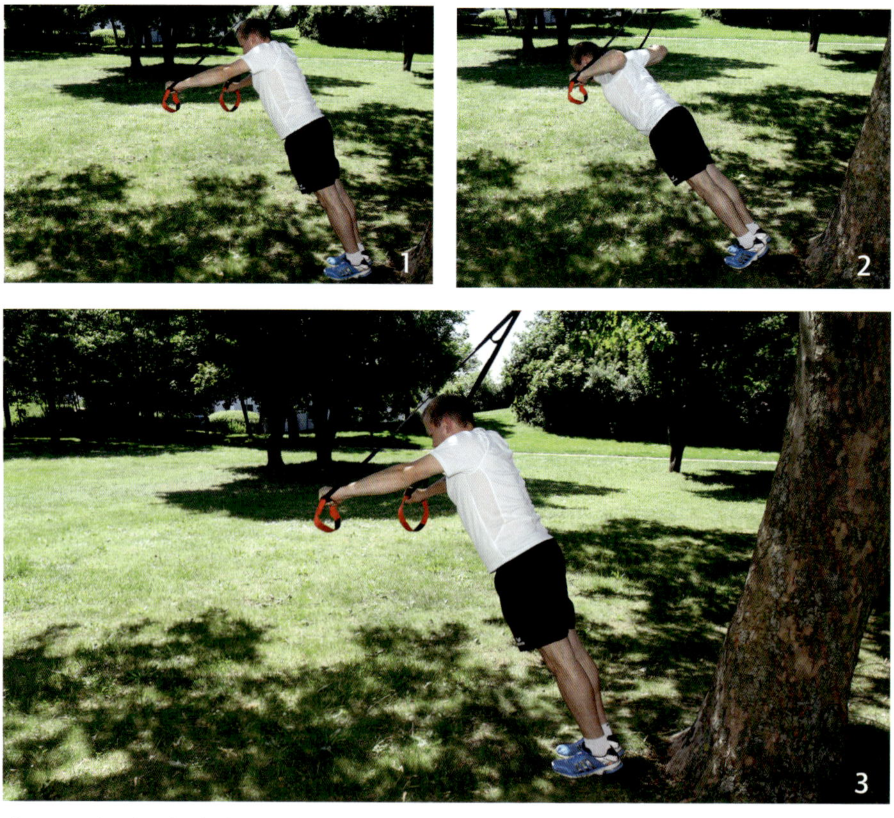

Liegestütz (Push-up) mit den Händen im Schlingentrainer

DÜ 6 Liegestütz (Push-up) mit den Füßen im Schlingentrainer

Material: ein Schlingentrainer und eine Möglichkeit, diesen über Kopfhöhe zu befestigen (Laternenpfahl, Baum, Tor, o. Ä.)

Ziel der Übung: Kräftigung der Brustmuskulatur, Armmuskulatur (Trizeps) und Bauchmuskulatur; Ganzkörperstabilisation

Übungsausführung: Die Schlaufen des Schlingentrainers befinden sich ca. 30 cm über dem Boden, beide Füße werden in die Schlaufen gehängt. In die Liegestützposition kommen und auf den Händen etwas nach vorne wandern, sodass der Schlingentrainer in einer leichten Schräge gespannt ist. 6 Rumpf und Beine bilden eine gerade Linie, der Bauch ist angespannt. Nun den Oberkörper durch Beugen der Arme bis knapp über den Boden absenken. Die Ellbogen beugen dabei nach außen, bis sich die Oberarme parallel zum Boden befinden. Dann die Arme strecken und den Oberkörper vom Boden weg zurück in die Ausgangsposition drücken. Die ganze Zeit darauf achten, dass der Bauch angespannt und der Rücken gestreckt bleibt.

Variation/Differenzierung:

+ Mit dem ganzen Körper weiter weg vom Aufhängungspunkt des Schlingentrainers arbeiten.
– Am Boden ohne Schlingtrainer arbeiten

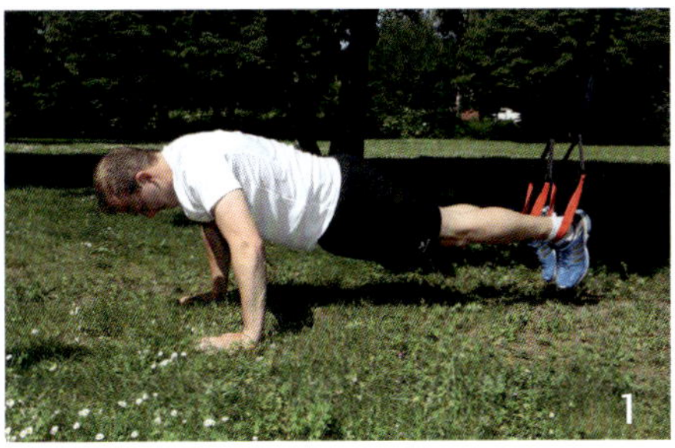

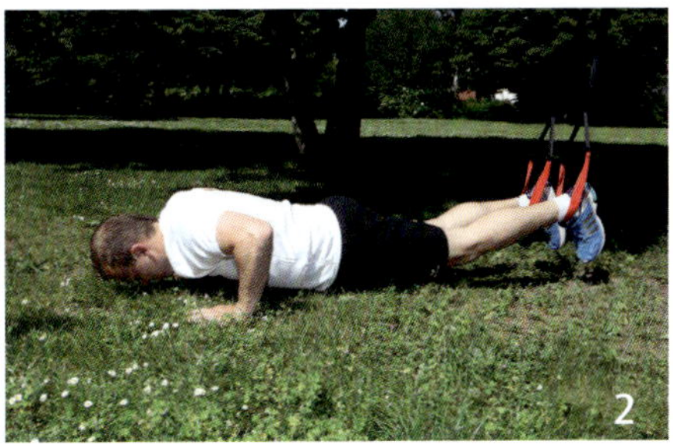

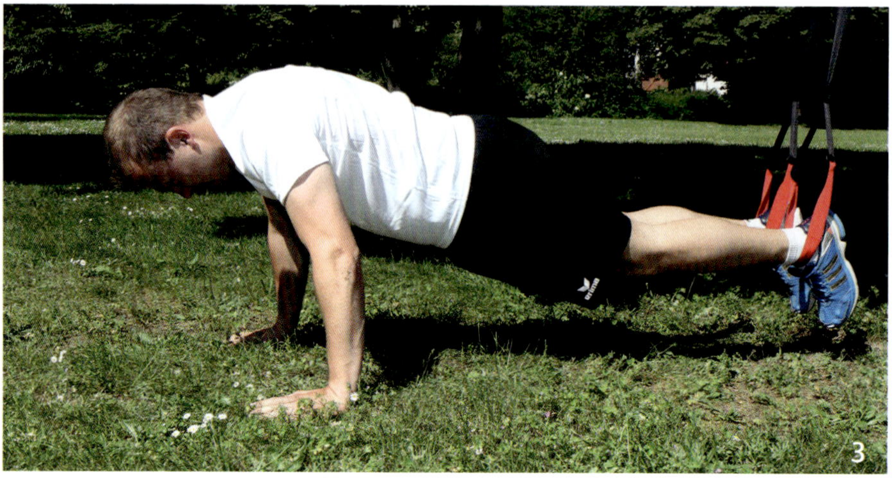

Liegestütz (Push-up) mit den Füßen im Schlingentrainer

DÜ 7 Einarmiges Drücken mit Kettlebell

Material: eine Kettlebell

Ziel der Übung: Kräftigung der Schultermuskulatur (Deltamuskel) und Armmuskulatur (Trizeps); Stabilisation im Schultergelenk und im Rumpf

Übungsausführung: Im schulterbreiten Stand wird die Kettlebell mit einer Hand gegriffen, der Ellbogen wird eng am Rumpf gehalten, die Hand befindet sich vor der Schulter, die Handfläche zeigt zum Körper und die Kettlebell liegt außen auf dem Unterarm auf. Dann wird der Arm nach oben gestreckt und gleichzeitig in der Schulter nach außen rotiert, sodass die Handfläche nach vorne zeigt. Anschließend mit einer Innenrotation in der Schulter den Ellbogen wieder zum Körper hin absinken lassen. Der andere Arm kann zur Stabilisierung des Rumpfs ausgestreckt werden. Darauf achten, dass der Oberkörper aufrecht bleibt und nicht zur Seite geneigt wird! Den Rücken gestreckt und die Schultern tief halten.

Variation/Differenzierung:

+ Eine schwerere Kettlebell wählen.
– Eine leichtere Kettlebell wählen.

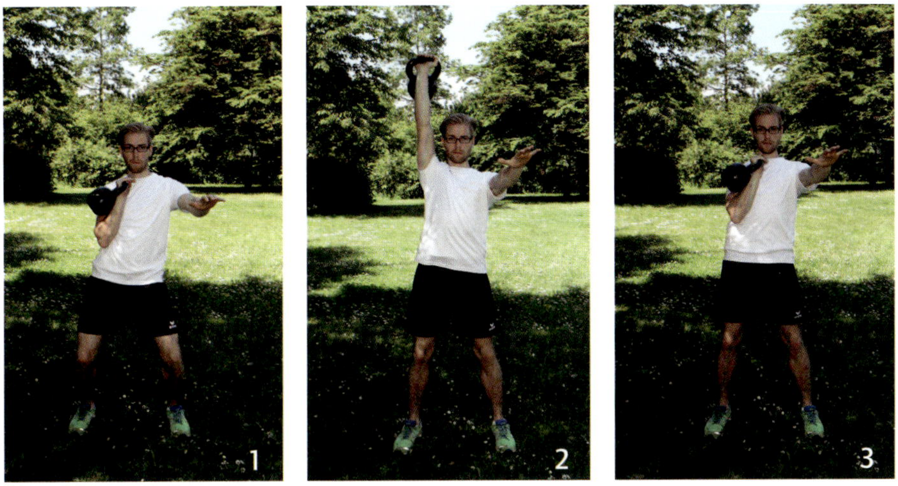

Einarmiges Drücken mit Kettlebell

DÜ 8 Kreisel

Material: eine Kettlebell

Ziel der Übung: Kräftigung der Armmuskulatur (Bizeps + Trizeps), Schultermuskulatur (Deltamuskel), Bauchmuskulatur (gerade und schräge) und Rückenmuskulatur (langer Rückenstrecker)

Übungsausführung: In der Ausgangsposition wird im hüftbreiten, aufrechten Stand die Kettlebell mit dem Griff nach unten mit beiden Händen vor der Brust gehalten. Bei stabilem Oberkörper durch Spannung der Rumpfmuskulatur wird nun die Kettlebell langsam um den Kopf gekreist. Der Kopf bleibt dabei in seiner Position, sodass die Kettlebell um den Kopf kreist und nicht umgekehrt.
Die Bewegung in beide Richtungen ausführen.

Variation/Differenzierung:

+ Eine schwerere Kettlebell wählen.
– Eine leichtere Kettlebell wählen.

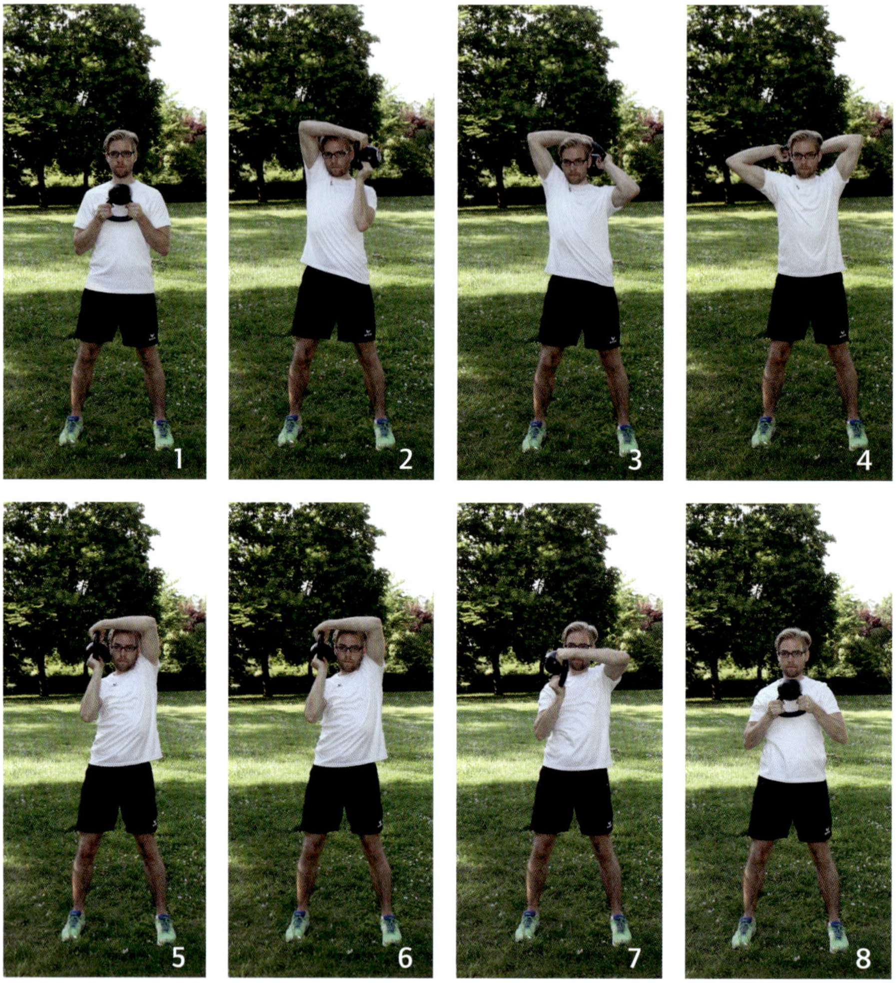

Kreisel

6.4.2 ZÜ – Ziehende Übungen

Übersicht über die ziehenden Übungen

ZÜ 1 Rudern (Rowing) mit Powerband oder Tube

ZÜ 2 Frontziehen mit Powerband oder Tube

ZÜ 3 Fliegende Bewegung rückwärts (Butterfly reverse) mit Powerband oder Tube

ZÜ 4 Rudern (Rowing) einarmig mit Hantel oder Kettlebell

ZÜ 5 Fliegende Bewegung rückwärts (Butterfly reverse) mit Hanteln

ZÜ 6 Rudern (Rowing) mit Schlingentrainer

ZÜ 7 Frontziehen mit Schlingentrainer

ZÜ 8 Fliegende Bewegung rückwärts (Butterfly reverse) mit Schlingentrainer

ZÜ 9 Frontheben mit Schlingentrainer

ZÜ 10 Fliegende Bewegung (Butterfly) mit Schlingentrainer

ZÜ 1 Rudern (Rowing) mit Powerband oder Tube

Material: ein Powerband oder ein Tube und eine Möglichkeit, dieses auf Brusthöhe zu befestigen (Laternenpfahl, Schild, Baum o. Ä.)

Ziel der Übung: Kräftigung der Rückenmuskulatur (Rückenstrecker, Kapuzenmuskel, Rautenmuskel), Schultermuskulatur (Deltamuskel, großer Rundmuskel) und Armmuskulatur (Bizeps)

Übungsausführung: Das Powerband oder Tube ist vor dem Körper auf Brusthöhe befestigt. Hüftbreiter Stand, die Beine sind in den Kniegelenken leicht gebeugt, die Hände greifen das Powerband bzw. Tube, sodass es bereits unter Spannung steht. Nun die Arme auf Schulterhöhe so weit nach hinten ziehen, bis die Hände auf Brusthöhe neben dem Rumpf sind und dabei die Schulterblätter zusammenziehen. Anschließend die Arme wieder in die Ausgangsposition strecken. Der Rücken bleibt dabei gerade und die Schulterblätter sind angenähert.

Variation/Differenzierung:

+ Ein stärkeres Powerband oder Tube wählen.
+ Ein schwächeres Powerband oder Tube wählen.

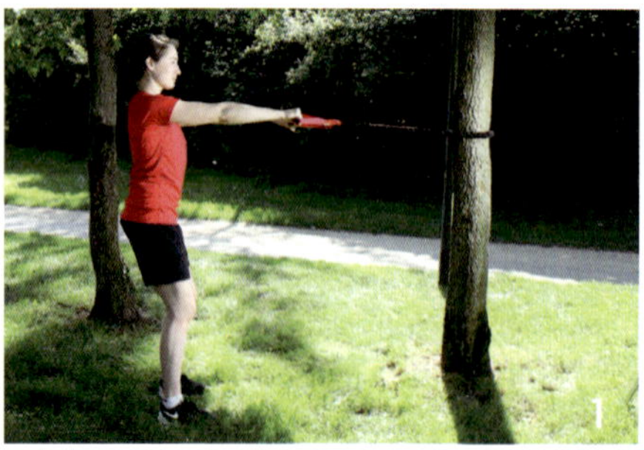

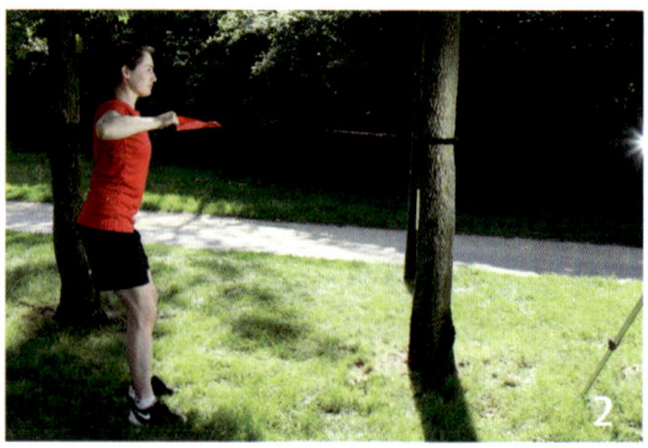

Rudern mit Powerband oder Tube

ZÜ 2 Frontziehen mit Powerband oder Tube

Material: ein Powerband oder ein Tube und eine Möglichkeit, dieses über Kopfhöhe zu befestigen (Laternenpfahl, Baum o. Ä.)

Ziel der Übung: Kräftigung der Rückenmuskulatur (Rückenstrecker, breiter Rückenmuskel, Kapuzenmuskel, Rautenmuskel), Schultermuskulatur (großer Rundmuskel) und Armmuskulatur (Trizeps)

Übungsausführung: Die Übung erfolgt im Stand. Das Powerband oder Tube ist vor dem Körper über Kopfhöhe an einem Baum, Schild oder Ähnlichem befestigt. Die Arme sind gestreckt in Vorhalte, die Hände greifen das Powerband/Tube auf Kopfhöhe so, dass Spannung auf dem Band ist. Die Arme ziehen nun gestreckt und mit einer Innenrotation nach unten, bis die Arme seitlich neben dem Körper sind. Die Arme im Anschluss wieder in die Ausgangsposition zurückführen. Das Band/Tube muss immer unter Spannung sein. Den Rücken stets gerade halten und die Schulterblätter zusammenziehen. 6

Variation/Differenzierung:

+ Ein stärkeres Powerband oder Tube wählen.
– Ein schwächeres Powerband oder Tube wählen.

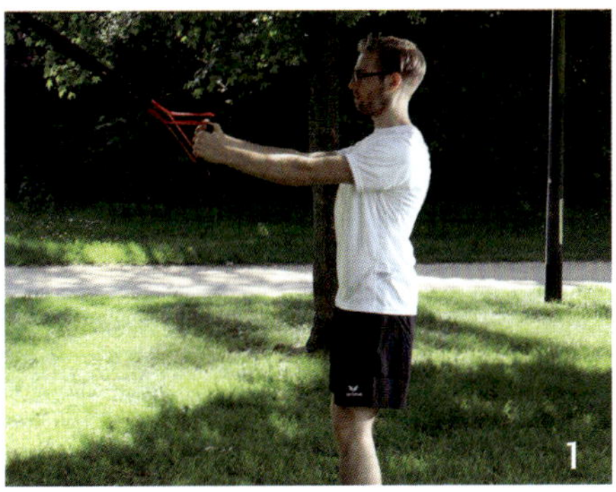

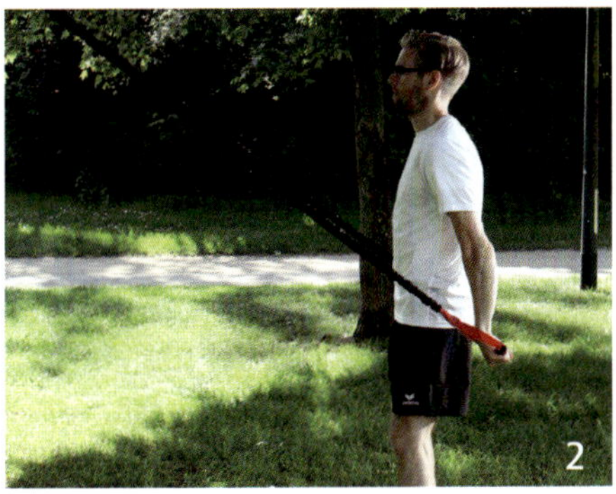

Frontziehen mit Powerband oder Tube

ZÜ 3 Fliegende Bewegung rückwärts (Butterfly reverse) mit Powerband oder Tube

Material: ein Powerband oder ein Tube und eine Möglichkeit, dieses auf Schulterhöhe zu befestigen (Laternenpfahl, Schild, Baum o. Ä.)

Ziel der Übung: Kräftigung der Rückenmuskulatur (Rückenstrecker, Kapuzenmuskel, Rautenmuskel), Schultermuskulatur (Deltamuskel, großer Rundmuskel) und Armmuskulatur (Trizeps)

Übungsausführung: Die Übung erfolgt im hüftbreiten Stand. Das Powerband oder Tube ist vor dem Körper auf Schulterhöhe fixiert. Beide Enden des Powerbands oder Tubes fassen, die Handflächen zeigen zueinander und die Arme sind in einer 90°-Vorhalte positioniert. Das Powerband/Tube sollte dabei bereits unter Spannung sein. Die gestreckten Arme nun gegen den Widerstand des Bandes nach hinten, bis in eine Seithalte neben dem Rumpf ziehen, sodass sich beide Schulterblätter annähern. Dann die Arme nach vorne in die Ausgangsposition zurückführen. Der Rücken bleibt dabei stets aufrecht und gerade (Nicht nach hinten lehnen!).

Variation/Differenzierung:

+ Ein stärkeres Powerband oder Tube wählen.
– Ein schwächeres Powerband oder Tube wählen.

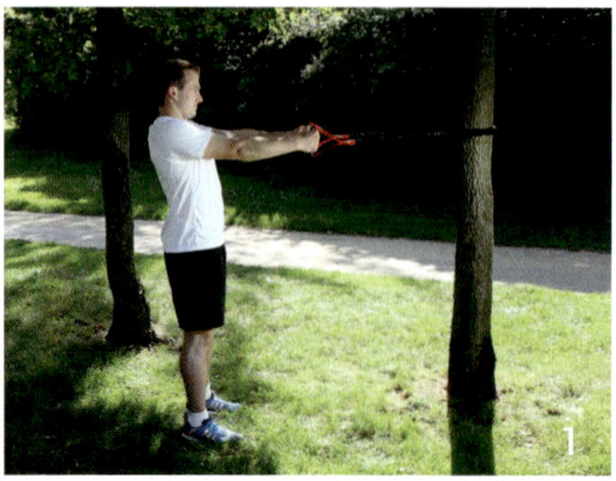

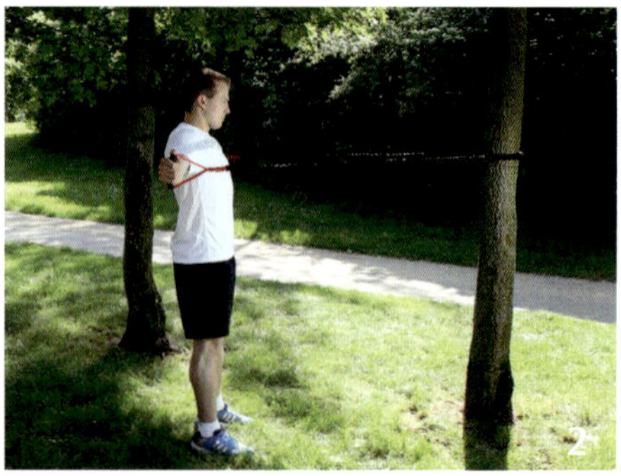

Fliegende Bewegung rückwärts (Butterfly reverse) mit Powerband oder Tube

ZÜ 4 Rudern (Rowing) einarmig mit Hantel oder Kettlebell

Material: eine Hantel oder eine Kettlebell

Ziel der Übung: Kräftigung der Rückenmuskulatur (Rückenstrecker, breiter Rückenmuskel, Kapuzenmuskel, Rautenmuskel), Schultermuskulatur (Deltamuskel, großer Rundmuskel) und Armmuskulatur (Trizeps)

Übungsausführung: Sich in Schrittstellung mit der Hand der gleichen Seite auf den Oberschenkel des vorderen Beins abstützen. Der Oberkörper ist mit geradem Rücken nach vorne geneigt. Die Hand der anderen Seite hält eine Kurzhantel oder Kettlebell und der Arm hängt senkrecht nach unten. Aus dieser Position den Ellbogen beugen und nahe am Körper so weit wie möglich nach hinten oben ziehen und wieder senken. Der Rücken bleibt dabei stets gerade, die Schulterblätter werden zusammengezogen und die Bauch- und Rückenmuskulatur ist angespannt.

6

Variation/Differenzierung:

+ Ein schwereres Gewicht wählen.
– Ein leichteres Gewicht wählen.

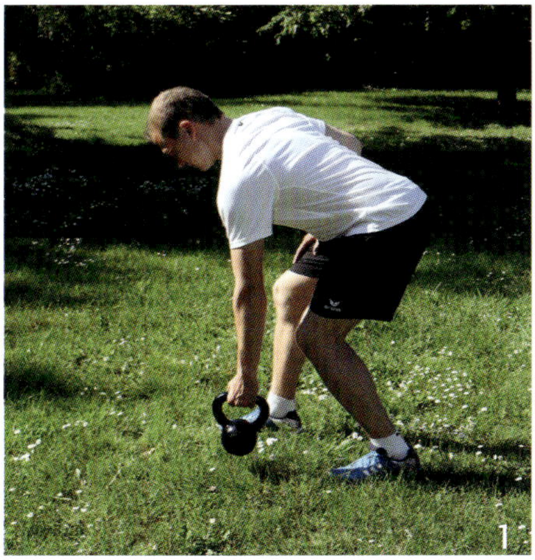

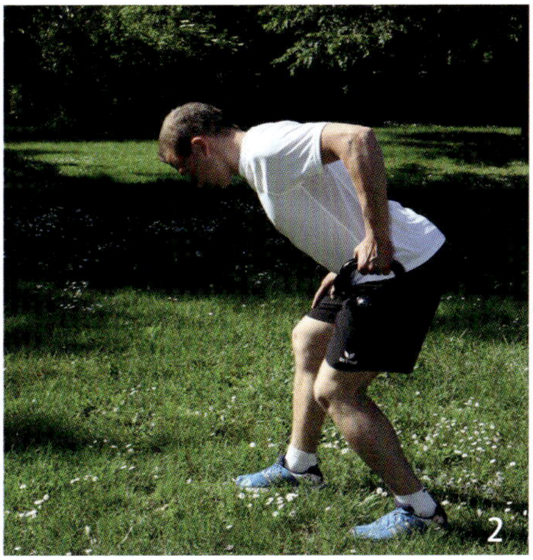

Rudern (Rowing) einarmig mit Kettlebell

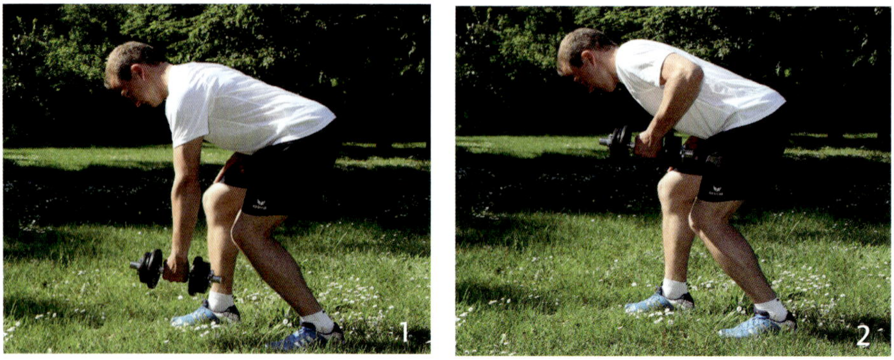

Rudern (Rowing) einarmig mit Hantel

ZÜ 5 Fliegende Bewegung rückwärts (Butterfly reverse) mit Hanteln

Material: ein Paar Hanteln

Ziel der Übung: Kräftigung der Rückenmuskulatur (Rückenstrecker, Kapuzenmuskel, Rautenmuskel) und Schultermuskulatur (Deltamuskel, großer Rundmuskel)

Übungsausführung: Ausgangsstellung ist die Standwaage. Die Unterarme sind parallel zum Boden, die Oberarme parallel zum Standbein. Beide Hände halten eine Hantel. Das Standbein ist leicht gebeugt. Nun werden die herabhängenden, gebeugten Arme, ohne den Winkel im Ellbogengelenk zu verändern, gleichmäßig zur Seite bis auf Schulterhöhe angehoben. Dabei die Schulterblätter zusammenziehen. Dann die Arme wieder zurück in die Ausgangsposition absenken. Der Rücken bleibt gestreckt und beide Beckenhälften werden auf gleicher Höhe gehalten.

Variation/Differenzierung:

+ Schwerere Gewichte wählen.
– Leichtere Gewichte wählen.
– Die Übung aus der Schrittstellung mit vorgebeugtem Oberkörper (Ausgangsposition) ausführen.

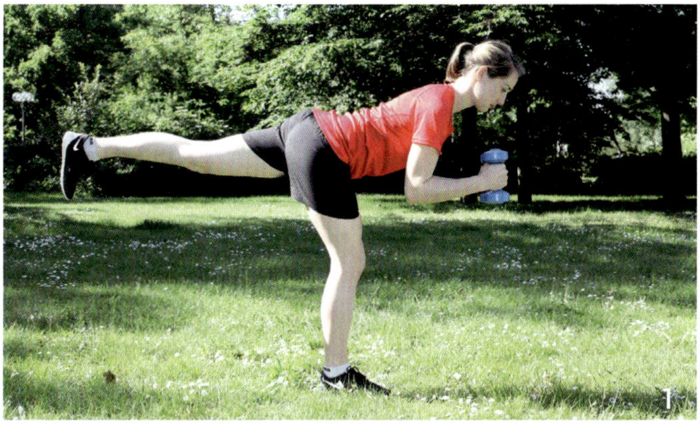

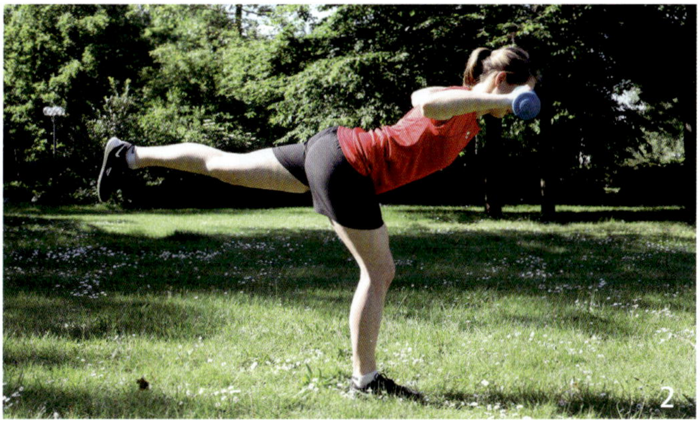

Fliegende Bewegung rückwärts (Butterfly reverse) mit Hanteln

ZÜ 6 Rudern (Rowing) mit Schlingentrainer

Material: ein Schlingentrainer und eine Möglichkeit, diesen über Kopfhöhe zu befestigen (Baum, Laternenpfahl, o. Ä.)

Ziel der Übung: Kräftigung der Rückenmuskulatur (Rückenstrecker, Kapuzenmuskel, Rautenmuskel), Schultermuskulatur (Deltamuskel, großer Rundmuskel) und Armmuskulatur (Bizeps)

Übungsausführung: Der Schlingentrainer ist über Kopfhöhe an einem Baum, Schild oder Ähnlichem befestigt. Der Oberkörper ist mit Blick zur Aufhängung mit geradem Rücken nach hinten gelehnt. Die gestreckten Arme befinden sich in einer

90°-Vorhalte vor dem Körper. Die Handflächen zeigen nach innen. Die Arme werden nun mit einer Innenrotation im Ellbogengelenk gebeugt, bis sich die Ellbogen neben dem Rumpf befinden, dabei den 90°-Winkel zwischen Oberarm und Rumpf beibehalten. Damit wird der Oberkörper angehoben. Dann die Arme wieder gleichzeitig strecken und nach außen rotieren, wodurch der Oberkörper wieder abgesenkt wird. Während der Übung bleibt der Rücken immer gerade und die Schulterblätter werden zusammengezogen.

Variation/Differenzierung:

+ Einen größeren Neigungswinkel in der Ausgangsposition wählen.
– Einen geringeren Neigungswinkel in der Ausgangsposition wählen.

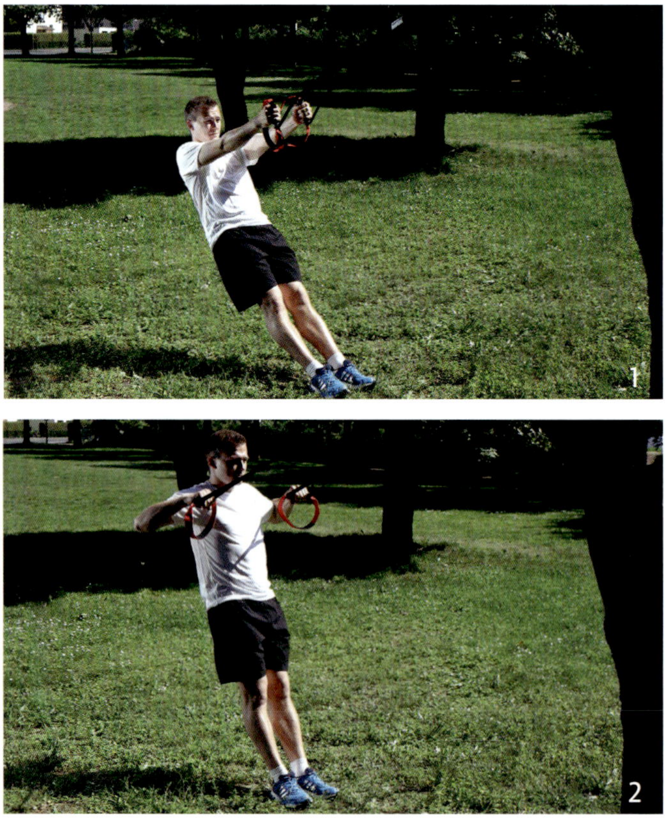

Rudern (Rowing) mit Schlingentrainer

ZÜ 7 Frontziehen mit Schlingentrainer

Material: ein Schlingentrainer und eine Möglichkeit, diesen über Kopfhöhe zu befestigen (Baum, Laternenpfahl, o. Ä.)

Ziel der Übung: Kräftigung der Rückenmuskulatur (breiter Rückenmuskel), Bauchmuskulatur, Brustmuskulatur, Schultermuskulatur (großer Rundmuskel) und Armmuskulatur (Trizeps)

Übungsausführung: Der Schlingentrainer ist über Kopfhöhe befestigt. Im hüftbreiten Stand mit dem Rücken zur Aufhängung wird der Körper nach vorne gelehnt, sodass sich die Arme in einer 90°-Vorhalte befinden. Die Handflächen zeigen dabei nach unten. Nun werden die Arme bis zu einem Winkel von 180° nach vorne oben gestreckt, sodass sich der Körper absenkt und Beine, Rumpf und Arme eine Linie bilden. Der Bauch bleibt dabei fest angespannt. Aus dieser Position werden die Arme gestreckt wieder zurück in den 90°-Winkel vor den Körper (Ausgangsposition) gezogen, wodurch sich der Körper wieder anhebt. Auch dabei stets die Spannung im Bauch halten und die Schulterblätter zusammenziehen. 6

Variation/Differenzierung:

+ Einen größeren Neigungswinkel in der Ausgangsposition wählen.
− Einen geringeren Neigungswinkel in der Ausgangsposition wählen.

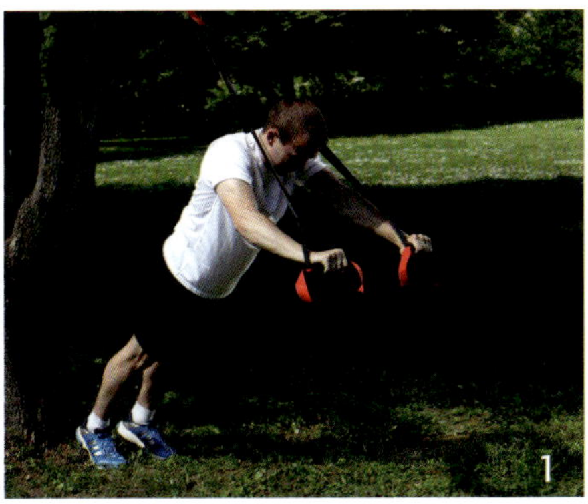

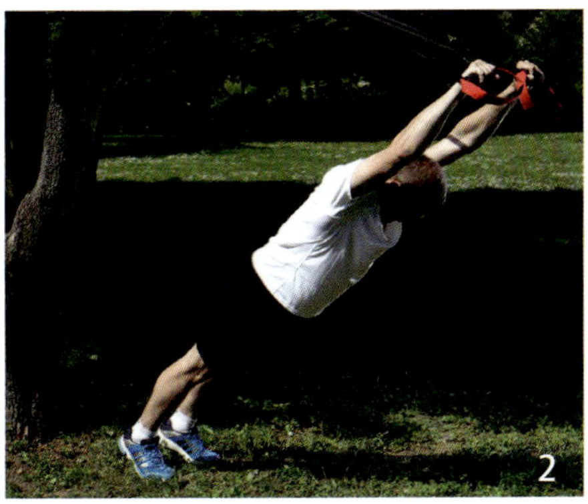

Frontziehen mit Schlingentrainer

ZÜ 8 Fliegende Bewegung rückwärts (Butterfly reverse) mit Schlingentrainer

Material: ein Schlingentrainer und eine Möglichkeit, diesen über Kopfhöhe zu befestigen (Baum, Laternenpfahl, Schild, o. Ä.)

Ziel der Übung: Kräftigung der Rückenmuskulatur (Rückenstrecker, Kapuzenmuskel, Rautenmuskel), Schultermuskulatur (Deltamuskel, großer Rundmuskel) und Armmuskulatur (Trizeps)

Übungsausführung: Der Schlingentrainer ist über Kopfhöhe befestigt. Mit Blick zur Aufhängung wird der Oberkörper mit geradem Rücken nach hinten gelehnt. Die gestreckten Arme befinden sich in einer 90°-Vorhalte vor dem Körper. Die Handflächen zeigen nach innen. Die gestreckten Arme werden nun gerade nach hinten außen geführt, bis sie sich auf Schulterhöhe neben dem Körper befinden. Die Schulterblätter dabei zusammenziehen. Damit wird der Oberkörper angehoben. Dann die Arme wieder gleichzeitig nach vorne in die Ausgangsposition führen, wodurch der Oberkörper wieder abgesenkt wird. Während der Übung bleibt der Rücken immer gerade und die Schulterblätter bleiben angenähert.

Variation/Differenzierung:

+ Einen größeren Neigungswinkel in der Ausgangsposition wählen.
– Einen geringeren Neigungswinkel in der Ausgangsposition wählen.

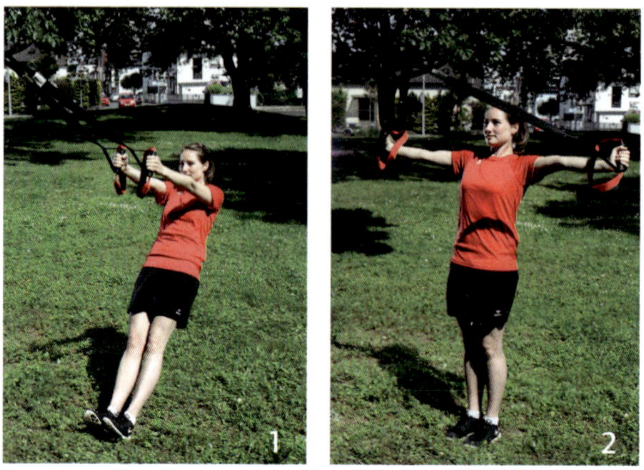

Fliegende Bewegung rückwärts (Butterfly reverse) mit Schlingentrainer

ZÜ 9 Frontheben mit Schlingentrainer

Material: ein Schlingentrainer und eine Möglichkeit, diesen über Kopfhöhe zu befestigen (Baum, Laternenpfahl, Schild, o. Ä.)

Ziel der Übung: Kräftigung der Rückenmuskulatur (Rückenstrecker, Kapuzenmuskel, Rautenmuskel) und der Schultermuskulatur (Deltamuskel)

Übungsausführung: Der Schlingentrainer ist über Kopfhöhe befestigt. Mit Blick zur Aufhängung wird der Oberkörper mit geradem Rücken nach hinten gelehnt. Die gestreckten Arme befinden sich in einer 90°-Vorhalte vor dem Körper. Die Handflächen zeigen nach unten. Die gestreckten Arme werden nun gerade nach oben geführt, bis sie sich bis in einer 180°-Position neben dem Kopf befinden. Die Schulterblätter dabei zusammenziehen. Damit wird der Oberkörper angehoben. Dann die Arme wieder gleichzeitig nach vorne in die Ausgangsposition führen, wodurch der Oberkörper wieder abgesenkt wird. Während der Übung bleibt der Rücken immer gestreckt und die Schulterblätter bleiben angenähert. 6

Variation/Differenzierung:

+ Einen größeren Neigungswinkel in der Ausgangsposition wählen.
– Einen geringeren Neigungswinkel in der Ausgangsposition wählen.

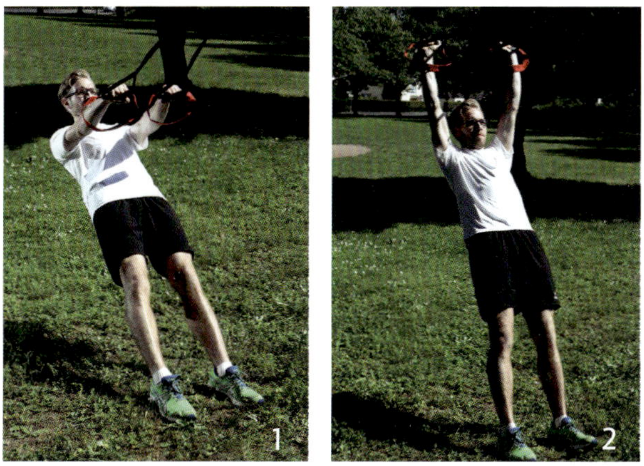

Frontheben mit Schlingentrainer

ZÜ 10 Fliegende Bewegung (Butterfly) mit Schlingentrainer

Material: ein Schlingentrainer und eine Möglichkeit, diesen über Kopfhöhe zu befestigen (Laternenpfahl, Baum, Tor o. Ä.)

Ziel der Übung: Kräftigung der Brustmuskulatur, Armmuskulatur (Bizeps) und der Bauchmuskulatur, Ganzkörperstabilisation

Übungsausführung: Der Schlingentrainer wird über Kopfhöhe befestigt. Mit den Händen im Schlingentrainer und der Aufhängung hinter dem Rücken mit dem gesamten Körper in eine leichte Vorlage kommen, sodass Rumpf und Beine eine gerade Linie bilden. Die Arme sind in einer 90°-Vorhalte nach vorne ausgestreckt, die Handflächen zeigen nach innen, der Bauch ist angespannt. Nun die gestreckten Arme zur Seite führen, sodass der Körper weiter nach vorne abgesenkt wird. Dann die Arme wieder nach vorne in die Ausgangsposition zurückführen und den Körper dadurch wieder aufrichten. Dabei bleibt der Rücken gestreckt, der Bauch angespannt und die gerade Linie in Rumpf und Beinen wird die ganze Zeit gehalten!

Variation/Differenzierung:

+ Einen größeren Neigungswinkel in der Ausgangsposition wählen.
– Einen geringeren Neigungswinkel in der Ausgangsposition wählen.

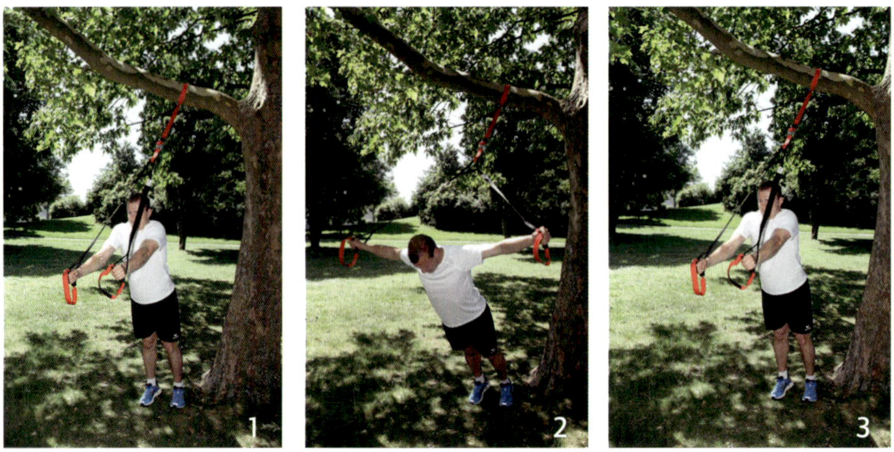

Fliegende Bewegung (Butterfly) mit Schlingentrainer

6.4.3 KH – Knie- und hüftstreckende Übungen

Übersicht über die Knie- und hüftstreckenden Übungen

KH 1 Dynamischer Beckenlift

KH 2 Beidbeinige Kniebeuge (Squat)

KH 3 Kreuzheben (Dead Lift)

KH 4 Beidbeinige Kniebeuge (Squat) mit Überkopfdrücken

KH 5 Hüftstrecken (Good Morning)

KH 6 Kniebeuge in Schrittstellung (Split Squat)

KH 7 Seitlicher Ausfallschritt (Side Lunge)

KH 8 Ausfallschritt (Lunge) vorwärts

KH 9 Ausfallschritt (Lunge) vorwärts mit Medizinball

KH 10 Einbeiniges Kreuzheben (Dead Lift)

KH 11 Einbeinige Kniebeuge mit dem Schlingentrainer

KH 12 Schwingen mit Kettlebell (Swing)

KH 13 Reißen mit Kettlebell (Snatch)

KH 1 Dynamischer Beckenlift

Material: keines, evtl. eine Gymnastikmatte

Ziel der Übung: Kräftigung der Hüftstreckmuskulatur und Rückenmuskulatur (Rückenstrecker)

Übungsausführung: In der Rückenlage die Beine anwinkeln und die Füße nahe am Gesäß aufstellen. Die Arme liegen seitlich neben dem Körper, die Handflächen zeigen nach oben. Der Bauch wird nach innen gezogen und das Gesäß so weit angehoben, bis Rumpf und Oberschenkel eine gerade Linie bilden. Dabei soll die natürliche Lordose in der Lendenwirbelsäule gehalten werden. Das Becken nun im Wechsel bis knapp über den Boden absenken und wieder in die Ausgangsposition anheben. Dabei bleibt der Bauch immer angespannt und die Arme bleiben locker!

Variation/Differenzierung:

+ Ein Bein anheben und parallel zum anderen Oberschenkel nach vorne ausstrecken.
– Ein Bein anheben und das Knie in Richtung Brustkorb heranziehen.

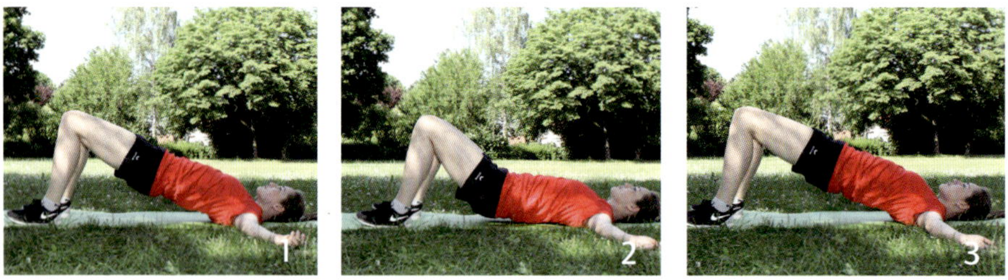

Dynamischer Beckenlift

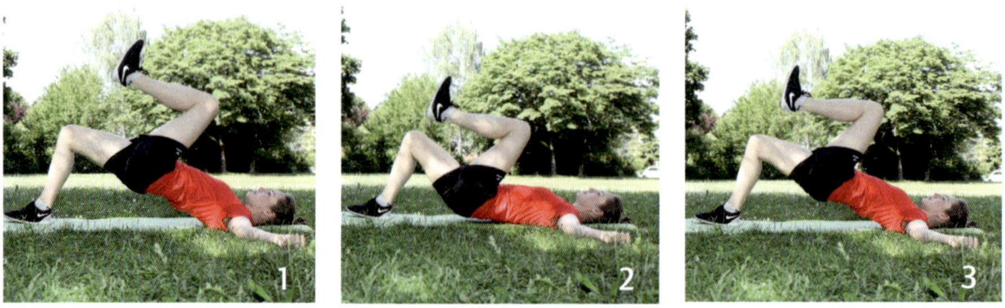

Dynamischer Beckenlift, Knie zum Brustkorb gezogen

KH 2 Beidbeinige Kniebeuge (Squat)

Material: keines

Ziel der Übung: Kräftigung der Hüftstreckmuskulatur, Kniestreckmuskulatur und Rückenmuskulatur (Rückenstrecker)

Übungsausführung: Aus dem schulterbreiten Stand das Gesäß nach hinten schieben und die Knie beugen, bis sich die Oberschenkel parallel zum Boden befinden. Die Knie bleiben dabei über den Füßen, die Arme werden nach vorne ausgestreckt. Aus dieser Position sich wieder nach oben drücken und die Arme heranziehen, dabei die Knie nicht ganz durchstrecken. Der Rücken bleibt die ganze Zeit gestreckt!

Variation/Differenzierung:

+ Die Hände hinter dem Kopf verschränken.
+ Das Gewicht mehr auf einen Fuß verlagern, die Ferse des anderen Fußes anheben.
– Die Kniebeuge weniger tief ausführen.

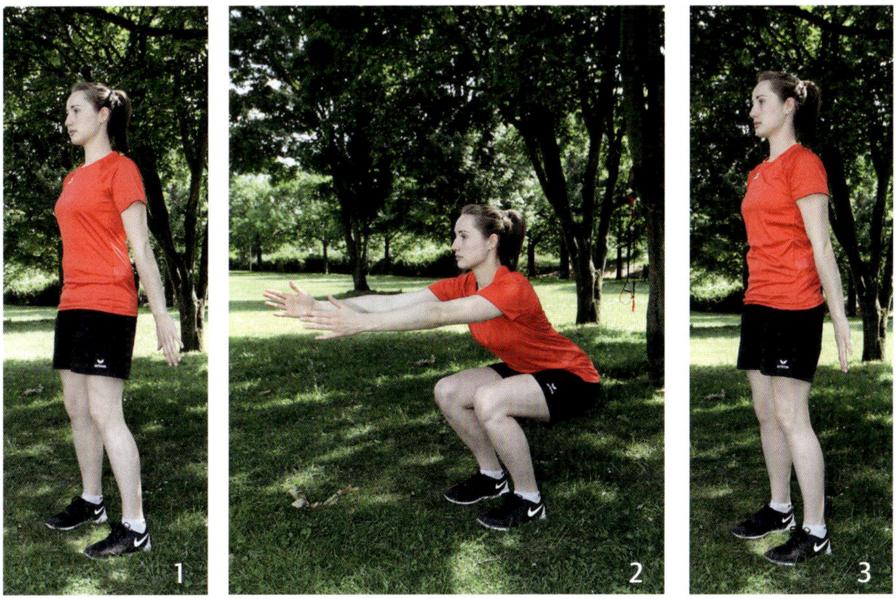

Beidbeinige Kniebeuge (Squat)

KH 3 Kreuzheben (Dead Lift)

Material: eine Kettlebell
Alternativ können auch Kurzhanteln verwendet werden.

Ziel der Übung: Kräftigung der Hüftstreckmuskulatur, der Kniestreckmuskulatur und der Rückenmuskulatur (Rückenstrecker, Kapuzenmuskel, Rautenmuskel)

Übungsausführung: Im mehr als schulterbreiten Stand wird die Kettlebell mit beiden Händen gegriffen, die Knie sind gebeugt und der Oberkörper ist mit gestrecktem Rücken nach vorne geneigt. Dann werden Hüft- und Kniegelenk gestreckt und der Oberkörper ist aufgerichtet, die Arme bleiben lang. Mit einer gleichzeitigen Beugung von Knie- und Hüftgelenken wird anschließend das Becken nach hinten unten geschoben und die Kettlebell wieder gerade nach unten zwischen die Fußspitzen abgesenkt. Der Rücken bleibt dabei gestreckt. Die Knie befinden sich die ganze Zeit hinter den Fußspitzen!

Variation/Differenzierung:

+ Eine schwerere Kettlebell wählen.
+ Nur mit einem Arm arbeiten.
− Eine leichtere Kettlebell wählen.
− Die Kniebeuge weniger tief ausführen.

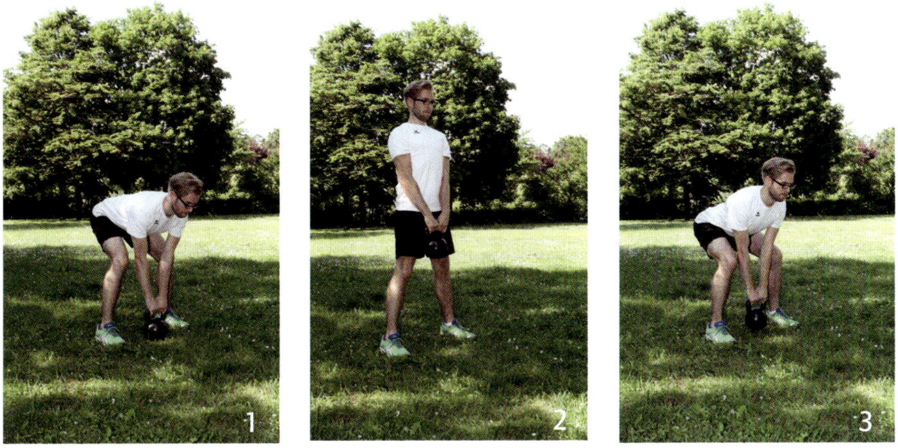

Kreuzheben (Dead Lift)

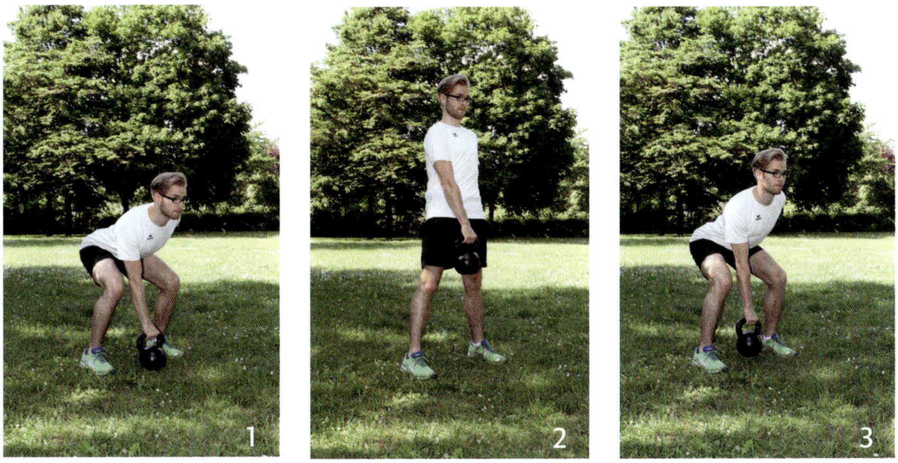

Kreuzheben (Dead Lift) einarmig

KH 4 Beidbeinige Kniebeuge (Squat) mit Überkopfdrücken

Material: eine Kettlebell

Alternativ können auch Kurzhanteln verwendet werden.

Ziel der Übung: Kräftigung der Hüftstreckmuskulatur, Kniestreckmuskulatur, Rückenmuskulatur (Rückenstrecker), Armmuskulatur (Bizeps, Trizeps) und Schultermuskulatur (Deltamuskel)

Übungsausführung: Im mehr als schulterbreiten Stand wird mit beiden Händen eine Kettlebell mit gebeugten Armen vor dem Brustkorb gehalten. Dann das Gesäß nach hinten unten schieben und die Knie beugen, die Knie bleiben dabei über den Füßen. Aus dieser Position sich wieder nach oben strecken und gleichzeitig mit beiden Armen die Kettlebell über den Kopf nach oben drücken. Dabei die Knie nicht ganz durchstrecken. Anschließend wieder zurück in die tiefe Position kommen, die Arme wieder beugen und an den Brustkorb heranziehen.

Variation/Differenzierung:

+ Eine schwerere Kettlebell wählen.
– Eine leichtere Kettlebell wählen.

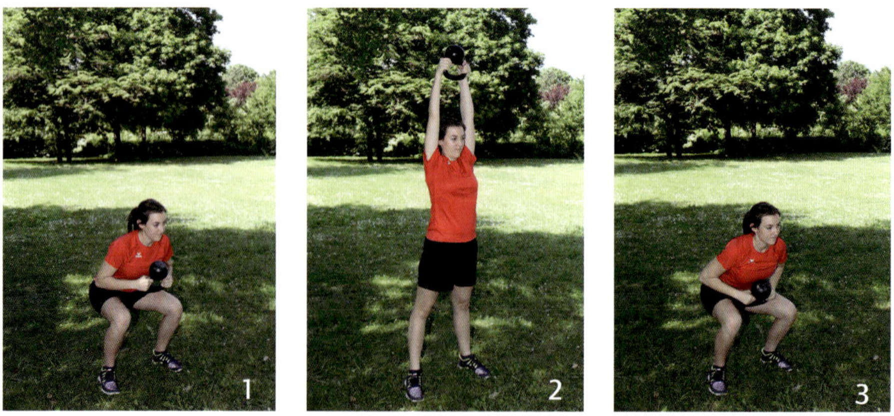

Beidbeiniger Kniebeuge (Squat) mit Überkopfdrücken

KH 5 Hüftstrecken (Good Morning)

Material: eine Kettlebell

Alternativ können auch Kurzhanteln verwendet werden.

Ziel der Übung: Kräftigung der Hüftstreckmuskulatur und der Rückenmuskulatur (Rückenstrecker, Kapuzenmuskel, Rautenmuskel)

Übungsausführung: Im schulterbreiten Stand wird mit beiden Händen eine Kettlebell mit gestreckten Armen vor dem Becken gehalten. Die Knie werden über den gesamten Übungsverlauf in leicht gebeugter Stellung fixiert. Beginnend mit einer deutlichen Schubbewegung des Beckens nach hinten, wird das Hüftgelenk gebeugt und der Oberkörper geht in eine Vorneige. Dabei bleibt der Rücken gestreckt. Nun wird das Becken aktiv wieder nach vorne geschoben und das Hüftgelenk vollständig gestreckt, die Arme bleiben dabei lang. Der Rücken ist immer gestreckt und der Bauch angespannt!

Variation/Differenzierung:

- \+ Die Kettlebell mit beiden Händen vor dem Brustkorb halten.
- \+ Eine schwerere Kettlebell wählen.
- – Eine leichtere Kettlebell wählen.
- – Ohne Zusatzgewicht arbeiten und die Arme vor dem Brustkorb kreuzen.

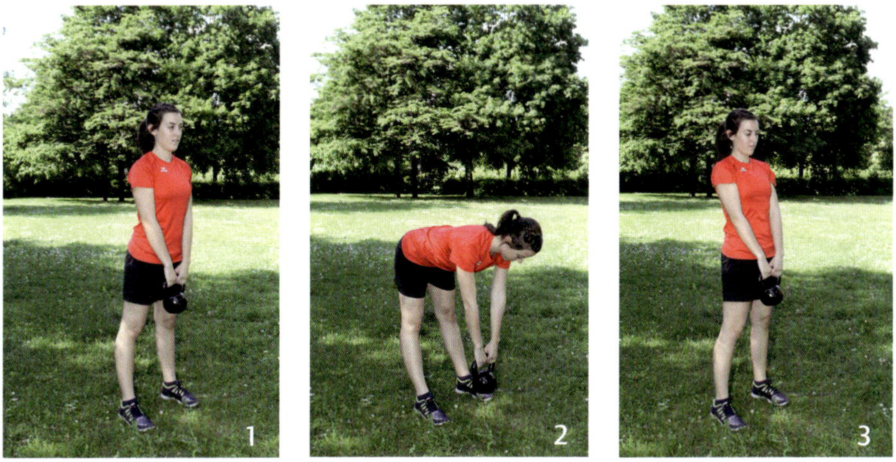

Hüftstrecken (Good Morning)

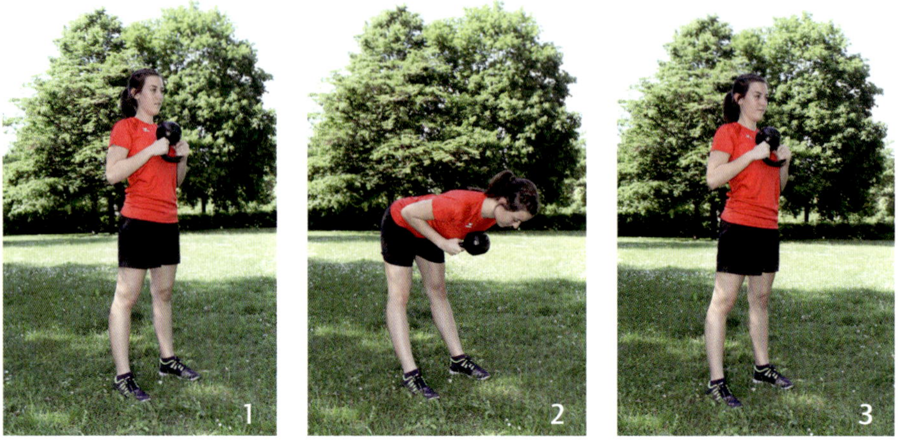

Hüftstrecken (Good Morning), Kettlebell vor dem Brustkorb gehalten

KH 6 Kniebeuge in Schrittstellung (Split Squat)

Material: keines

Ziel der Übung: Kräftigung der Kniestreckmuskulatur und der Hüftstreckmuskulatur; Stabilisation in Knie- und Sprunggelenk

Übungsausführung: In der Schrittstellung wird die hintere Ferse vom Boden gelöst. Der Oberkörper ist aufgerichtet und das Gewicht mehr auf das vordere Bein verlagert. Nun wird das hintere Knie langsam gebeugt und bis knapp über den Boden nach unten geführt. Das vordere Bein wird dabei ebenfalls gebeugt. Aus dieser tiefen Position sich wieder nach oben in die Ausgangsposition drücken. Dabei das vordere Knie nicht ganz durchstrecken. Der Rücken bleibt dabei immer gestreckt und das vordere Knie in der tiefen Position über dem Fuß!

Variation/Differenzierung:

+ Die Hände hinter dem Kopf verschränken.
+ Beide Arme beim Tiefgehen lang nach oben strecken.
– Kniebeuge weniger tief ausführen.

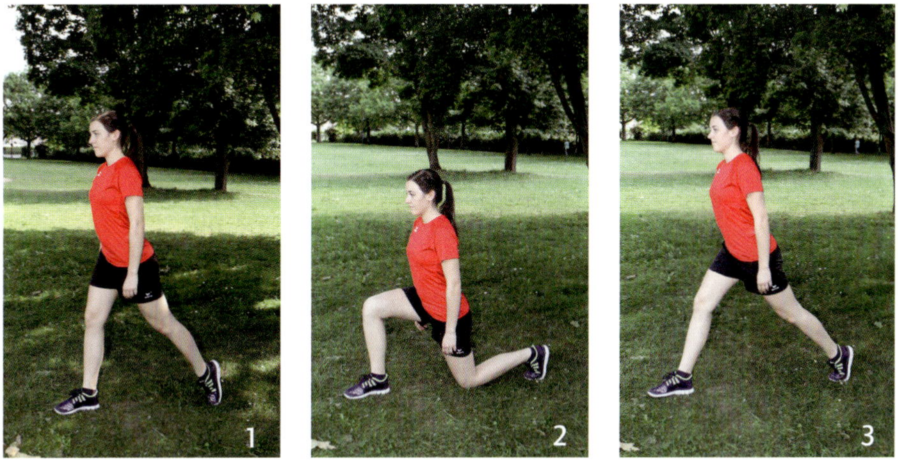

Kniebeuge in Schrittstellung (Split Squat)

KH 7 Seitlicher Ausfallschritt (Side Lunge)

Material: eine Kettlebell

Ziel der Übung: Kräftigung der Kniestreckmuskulatur, Hüftstreckmuskulatur, Rückenstreckmuskulatur und der Adduktoren; Stabilisation in Hüft- und Kniegelenk

Übungsausführung: Im Stand wird eine Kettlebell mit beiden Händen vor dem Brustkorb gehalten. Nun ein Bein zur Seite stellen, der Fuß ist leicht nach außen rotiert, und das Körpergewicht auf dieses Bein verlagert. Das Knie beugen und das Becken nach hinten unten führen. Der Oberkörper bleibt dabei so aufrecht wie möglich und das Knie bleibt immer über dem Fuß. Sich dann von dem gebeugten Bein wieder abdrücken und zurück in die Ausgangsstellung kommen. Abwechselnd nach rechts und links ausführen. Der Rücken bleibt gestreckt!

Variation/Differenzierung:

+ Eine schwerere Kettlebell wählen.
+ Die Kniebeuge immer zur gleichen Seite ausführen.
– Eine leichtere Kettlebell wählen bzw. ohne Kettlebell arbeiten und die Hände hinter dem Kopf verschränken.

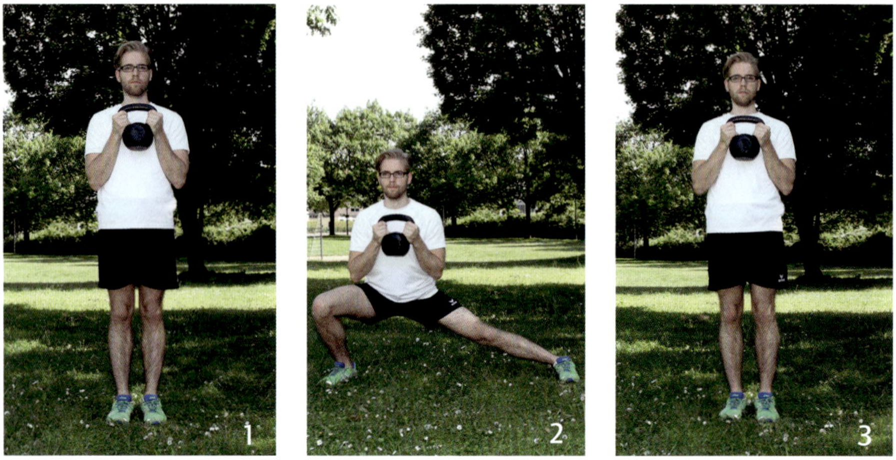

Seitlicher Ausfallschritt (Side Lunge)

KH 8 Ausfallschritt (Lunge) vorwärts

Material: keines

Ziel der Übung: Kräftigung der Kniestreckmuskulatur und Hüftstreckmuskulatur; Stabilisation in Knie- und Sprunggelenk; Gleichgewicht

Übungsausführung: Aus dem Stand mit einem Bein einen großen Schritt nach vorne machen. Das hintere Knie wird gebeugt und bis knapp über den Boden nach unten geführt. Das vordere Bein wird dabei ebenfalls gebeugt. Sich nun mit dem vorderen Bein wieder nach hinten abdrücken und in den Stand zurückkehren. Während der Übung bleibt der Oberkörper aufrecht und der Rücken gestreckt.

Als Variante kann anstatt des Zurückdrückens in den Stand ein Kniebeugelauf nach vorne ausgeführt werden (Walking Lunges). Dabei erfolgt beim Hochdrücken in die Standposition der Abdruck über das vordere Bein nach vorne oben.

Variation/Differenzierung:

+ Die Hände hinter dem Kopf verschränken.
+ Beide Arme beim Tiefgehen lang nach oben strecken.
– Die Arme zur Seite ausstrecken.
– Die Kniebeuge weniger tief ausführen.

6

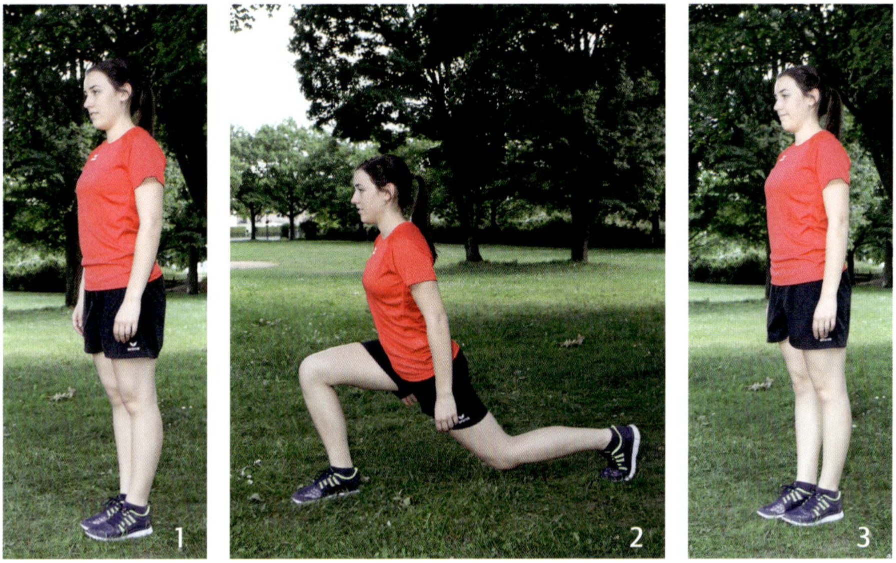

Ausfallschritt (Lunge) vorwärts

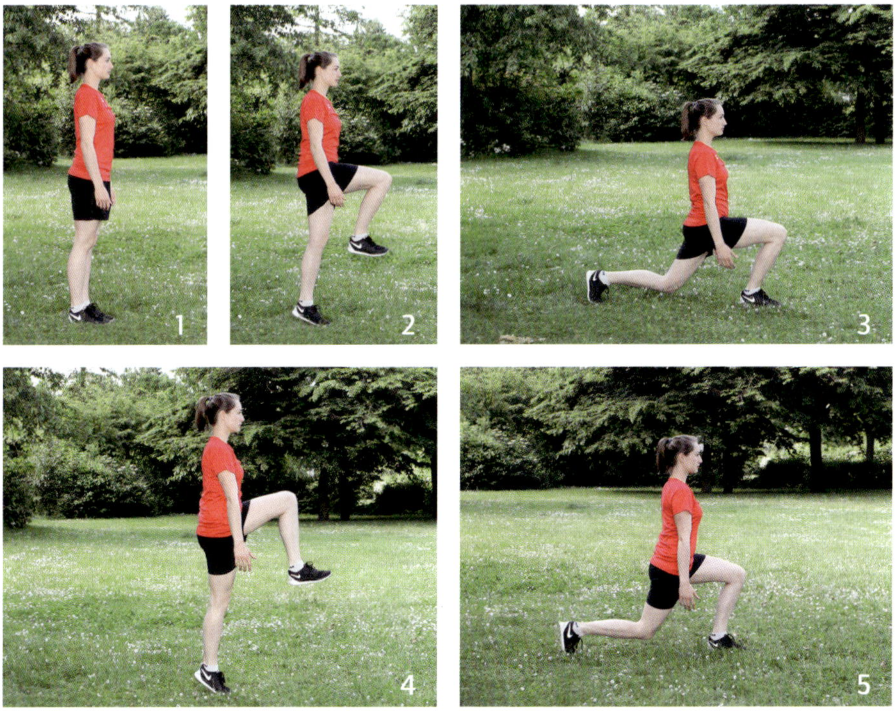

Ausfallschritt (Lunge) vorwärts, Kniebeugelauf (Walking Lunges)

KH 9 Ausfallschritt (Lunge) vorwärts mit Medizinball

Material: ein Medizinball

Ziel der Übung: Kräftigung der Kniestreckmuskulatur, Hüftstreckmuskulatur, Rückenmuskulatur (Rückenstrecker) und Schultermuskulatur (Deltamuskel); Stabilisation in Knie- und Sprunggelenk sowie im Rumpf

Übungsausführung: Im Stand einen Medizinball mit beiden Händen über dem Kopf halten. In einer schwungholenden Bewegung zunächst die Körpermitte nach vorne schieben, während der Medizinball etwas über den Kopf nach hinten gezogen wird. Dann mit einem Bein einen großen Ausfallschritt nach vorne machen und mit langen Armen den Medizinball in einer schnellen Bewegung nach vorne unten in Richtung Boden führen. Das hintere Knie zeitgleich bis knapp über den Boden nach unten führen, dabei bleibt der Rücken gestreckt. Sich nun mit dem vorderen Bein nach hinten abdrücken und in die Ausgangsposition zurückkehren, wobei der Medizinball wieder über den Kopf geführt wird. Im Wechsel mit beiden Beinen arbeiten.

Als Variante kann die Armbewegung kontrolliert-langsam und in genau umgekehrter Reihenfolge ausgeführt werden.

Variation/Differenzierung:

+ Einen schwereren Medizinball wählen.
+ Den Ausfallschritt immer mit dem gleichen Bein ausführen.
+ Die Pause zwischen den Ausfallschritten verkürzen.
– Einen leichteren Medizinball wählen oder nur mit den Armen arbeiten.
– Die Pause zwischen den Ausfallschritten verlängern.

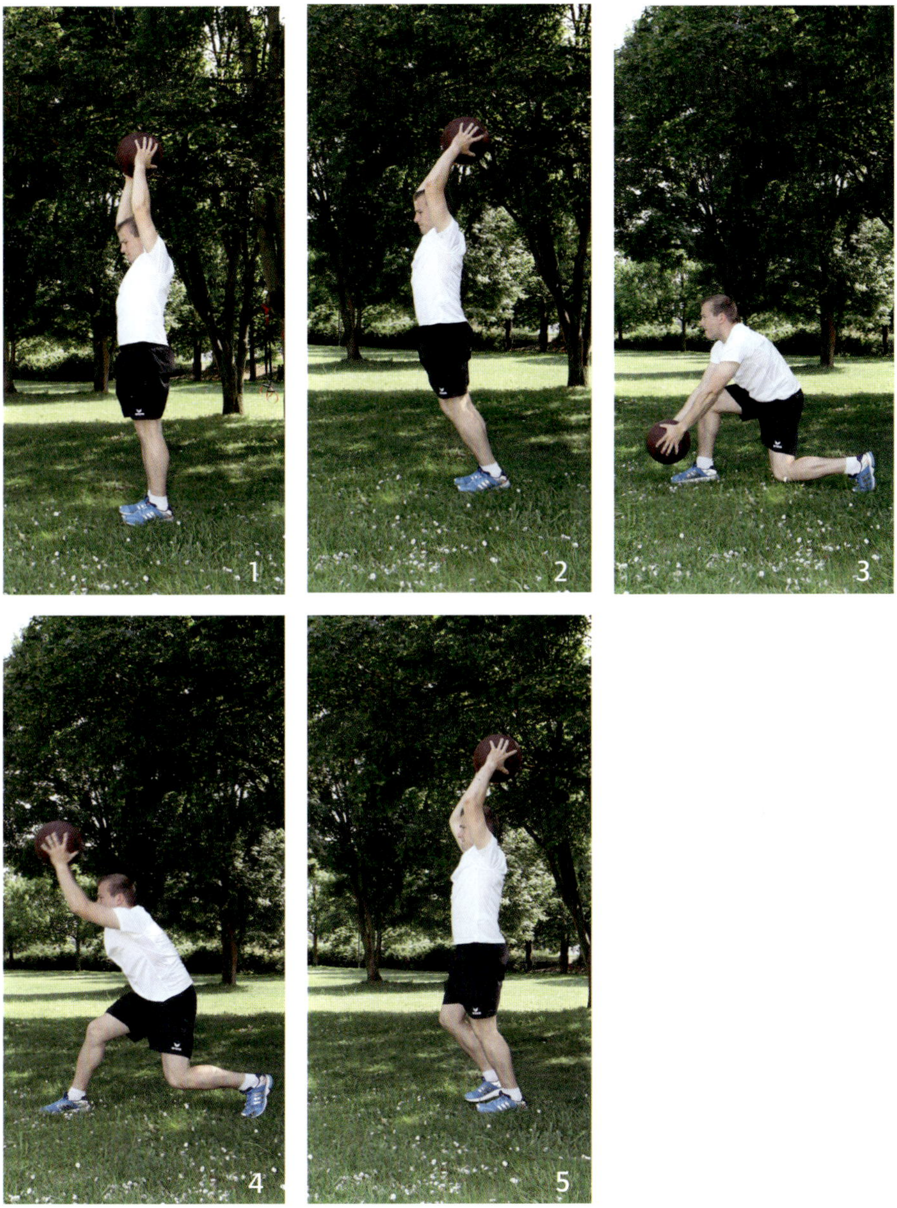

Ausfallschritt (Lunge) vorwärts mit Medizinball

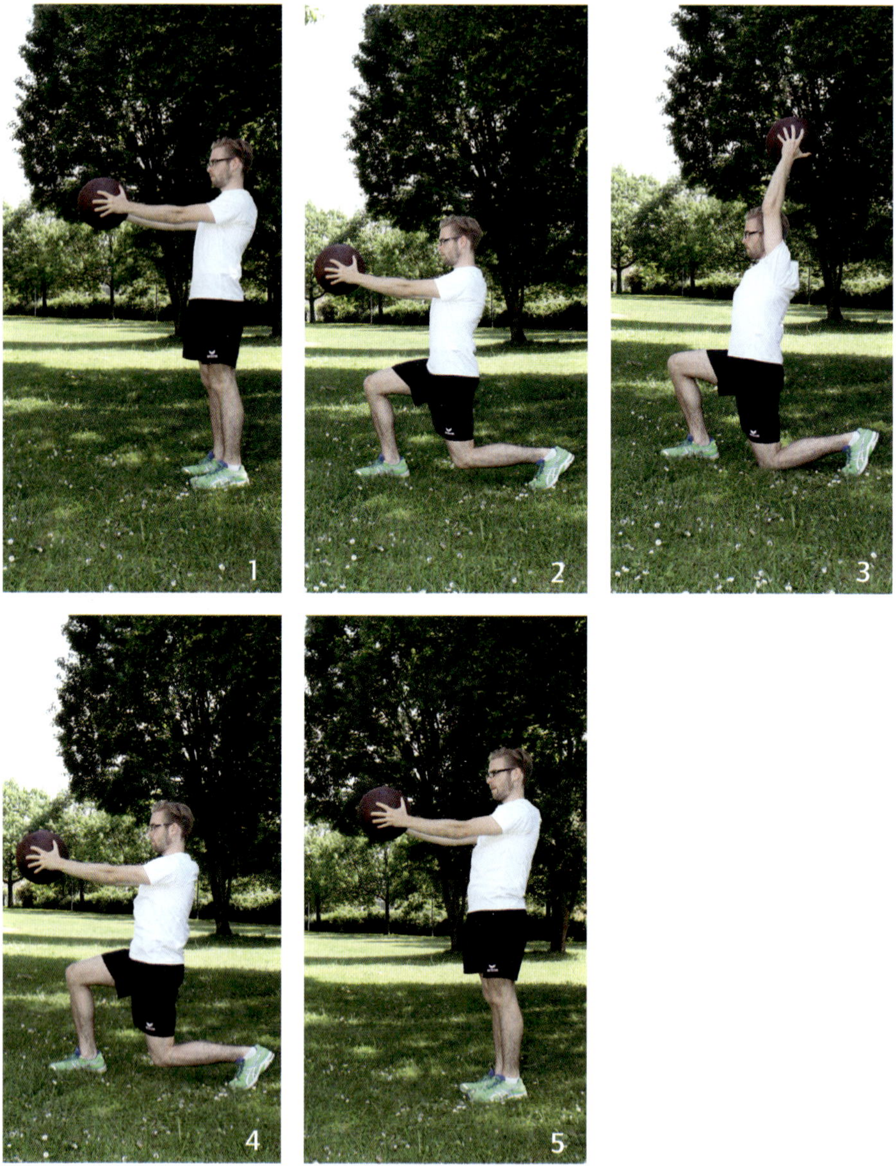

Ausfallschritt (Lunge) vorwärts mit Medizinball, Arme in umgekehrter Reihenfolge

KH 10 Einbeiniges Kreuzheben (Dead Lift)

Material: eine Kettlebell

Alternativ kann auch eine Kurzhantel verwendet werden.

Ziel der Übung: Kräftigung der Hüftstreckmuskulatur und Rückenmuskulatur (Rückenstrecker, Kapuzenmuskel, Rautenmuskel); Stabilisation in Sprung-, Knie- und Hüftgelenk sowie im Rumpf

Übungsausführung: Eine Hand greift eine Kettlebell. Im Einbeinstand auf dem gegengleichen Bein wird der Rücken gestreckt, der Bauch ist angespannt und das gleichseitige Bein wird nach hinten gestreckt, während der Oberkörper aus dem Hüftgelenk des Standbeins nach vorne geneigt wird. Das Spielbein bildet eine gerade Linie mit dem Rumpf (Standwaage) und die Kettlebell wird in einer geraden Linie nach unten in Richtung der Fußspitze des Standfußes abgesenkt. Dann den Oberkörper wieder aufrichten. Die Kettlebell dadurch anheben, und das Spielbein an das Standbein heranführen.

6

Variation/Differenzierung:

+ Eine schwerere Kettlebell wählen.
− Eine leichtere Kettlebell wählen.
− Beidbeiniges Kreuzheben mit der Kettlebell in einer Hand ausführen.

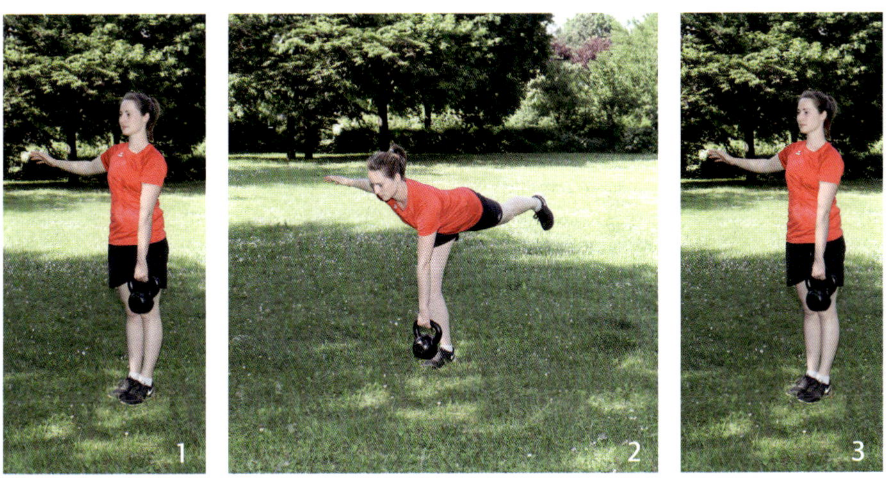

Einbeiniges Kreuzheben

KH 11 Einbeinige Kniebeuge mit dem Schlingentrainer

Material: ein Schlingentrainer und eine Möglichkeit, diesen über Kopfhöhe zu befestigen (Baum, Laternenpfahl, Tor o. Ä.)

Ziel der Übung: Kräftigung der Kniestreckmuskulatur, Hüftstreckmuskulatur, Hüftbeugemuskulatur, Rückenmuskulatur (Rückenstrecker, breiter Rückenmuskel) und Armmuskulatur (Bizeps); Gleichgewicht

Übungsausführung: Im hüftbreiten Stand mit beiden Händen jeweils eine Schlaufe des über Kopfhöhe vor dem Körper fixierten Schlingentrainers greifen und sich mit gestreckten Armen etwas nach hinten in den Schlingentrainer hineinhängen. Dann die Ellbogen angewinkelt an den Rumpf ziehen und ein Knie nach vorne oben heben – dabei den Standfuß auf den Ballen hochdrücken. Nun das Standbein im Knie beugen, die Arme nach vorne strecken und das Spielbein gebeugt so weit wie möglich nach hinten unten schieben. Das Standbein wieder strecken und sich nach oben auf den Ballen drücken, dabei das Knie des Spielbeins nach vorne oben ziehen. Die Hauptarbeit kommt dabei aus dem Standbein. Die Arme helfen bei der Aufrichtung und werden wieder gebeugt an den Körper herangezogen.

Variation/Differenzierung:

+ Weniger stark mit den Armen ziehen.
+ Das Spielbein beim Tiefgehen nach vorne strecken (Pistol).
– Stärker mit den Armen ziehen.
– Die Kniebeuge auf beiden Beinen ausführen.

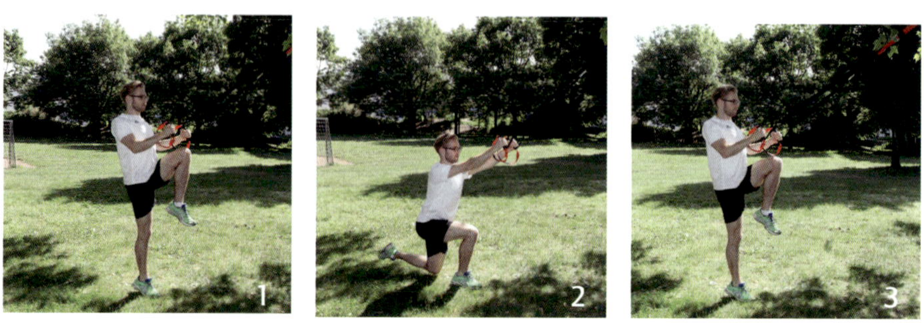

Einbeinige Kniebeuge mit dem Schlingentrainer

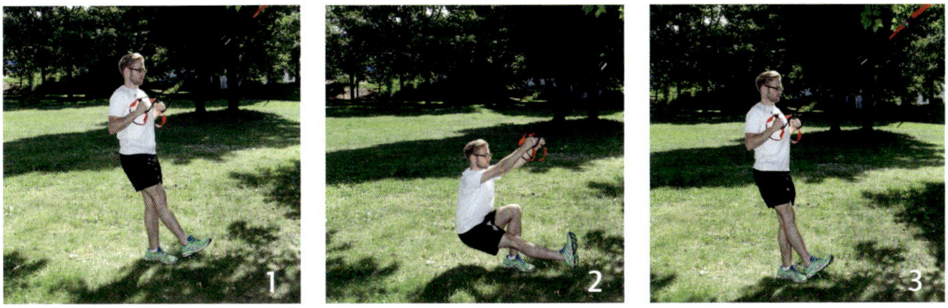

Einbeinige Kniebeuge mit dem Schlingentrainer, das Spielbein nach vorne strecken (Pistol)

KH 12 Schwingen mit Kettlebell (Swing)

Material: eine Kettlebell 6

Ziel der Übung: Kräftigung der Hüftbeugemuskulatur, Rückenmuskulatur (Rückenstrecker, Kapuzenmuskel, Rautenmuskeln, Armmuskulatur) und Schultermuskulatur (Deltamuskel); Stabilisation in der Wirbelsäule

Übungsausführung: Im mehr als schulterbreiten Stand wird eine Kettlebell mit beiden Händen zwischen den Beinen gehalten. Der Rücken ist gestreckt, die Knie sind leicht gebeugt. Nun wird das Hüftgelenk gebeugt, der Oberkörper nach vorne geneigt. Mit einer dynamischen Streckbewegung aus dem Hüftgelenk (Vorschieben des Beckens) wird die Kettlebell nach vorne oben bis auf Höhe der Schultern geschwungen, die Arme bleiben gestreckt. Wenn die Kettlebell zurück zwischen die Beine schwingt, wird das Hüftgelenk wieder gebeugt (das Becken nach hinten schieben) und der Oberkörper neigt sich mit nach vorne. Der Rücken bleibt die ganze Zeit gestreckt und die Knie werden nur leicht mitbewegt. Die Hauptaktion ist das Beugen und Strecken der Hüfte!

Die Übung kann auch einarmig ausgeführt werden, sie wird dadurch anspruchsvoller. Zusätzlich kann bei jedem einarmigen Swing die Hand in der höchsten, fast schwerelosen Position der Kettlebell gewechselt werden. Dabei eine Rotation des Rumpfs vermeiden!

Variation/Differenzierung:

- \+ Eine schwerere Kettlebell wählen.
- \+ Die Kettlebell bis über den Kopf schwingen (American Swing).
- – Eine leichtere Kettlebell wählen.

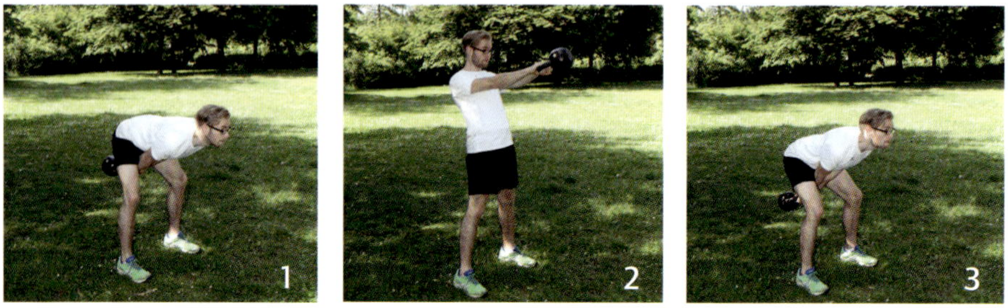

Schwingen mit Kettlebell (Swing)

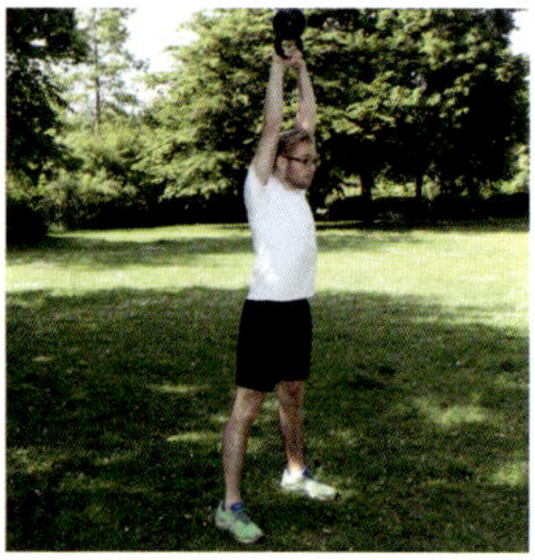

Schwingen mit Kettlebell bis über den Kopf (American Swing)

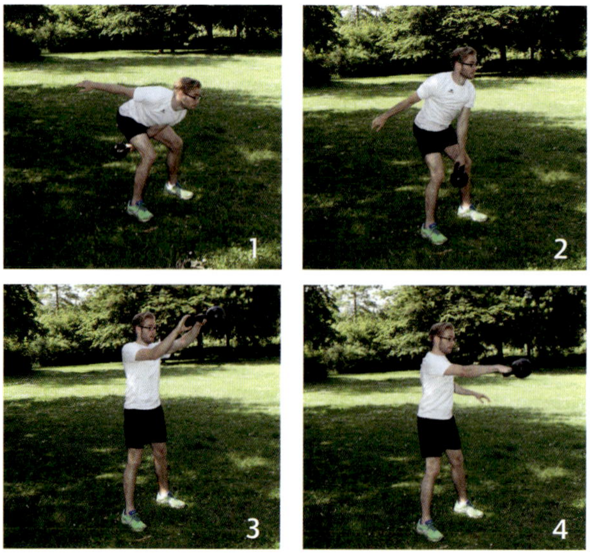

Schwingen mit Kettlebell (Swing), einarmig, mit Handwechsel

KH 13 Reißen mit Kettlebell (Snatch)

Material: eine Kettlebell

Ziel der Übung: Kräftigung der Hüftstreckmuskulatur, Rückenmuskulatur (Rückenstrecker, Kapuzenmuskel, Rautenmuskeln) und Schultermuskulatur (Deltamuskel); Stabilisation in der Wirbelsäule

Übungsausführung: Im mehr als schulterbreiten Stand wird die Kettlebell mit einer Hand zwischen den Beinen nach hinten geschwungen, dabei wird das Hüftgelenk gebeugt, der Oberkörper nach vorne geneigt. Der Rücken bleibt gestreckt und die Knie werden nur leicht gebeugt. Mit einer dynamischen Streckbewegung aus dem Hüftgelenk wird die Kettlebell nach vorne oben geschwungen und vor dem Rumpf nochmals mit dem Arm nach oben beschleunigt. Das Überschlagen der Kettlebell wird auf Höhe des Kopfs mit einer leichten Drehbewegung der Hand so ausgeführt, dass sie nicht auf das Handgelenk schlägt (Timing!). Der Arm wird bis neben den Kopf gehoben, der gesamte Körper ist gestreckt. Wenn die Kettlebell zurück zwischen die Beine schwingt, wird das Hüftgelenk wieder gebeugt und der Oberkörper neigt sich mit nach vorne. Die Hauptaktion ist das Vor- und Zurückschieben des Beckens!

Variation/Differenzierung:

- \+ Eine schwerere Kettlebell wählen.
- – Eine leichtere Kettlebell wählen.
- – In der gestreckten Position eine kurze Pause einbauen.

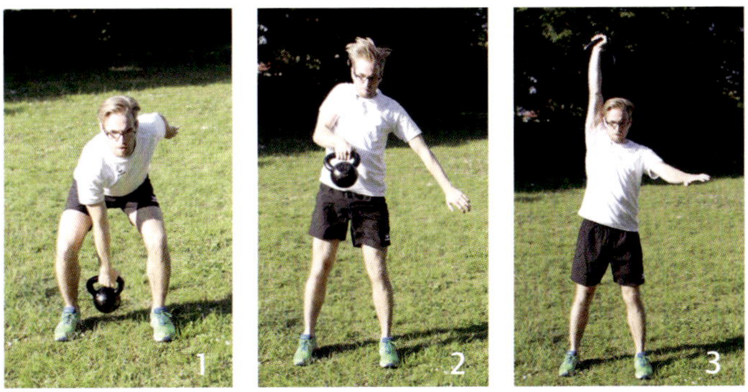

Reißen mit Kettlebell (Snatch)

6.4.4 KÜ – Komplex- und Rumpfkräftigungsübungen (dynamisch)

Übersicht über die Komplex- und Rumpfkräftigungsübungen (dynamisch)

KÜ 1	Sumo-Kniebeuge (Sumo Squat)
KÜ 2	Einen Medizinball hochstoßen/-werfen und fangen
KÜ 3	Den Rumpf anheben (Crunch)
KÜ 4	Ein Tau schwingen (Battlerope Swing)
KÜ 5	Handlauf (Handwalk)
KÜ 6	Den Rumpf aufrichten (Situp)
KÜ 7	Spinnensprung (Spiderman)
KÜ 8	Beinheben mit/ohne Ball
KÜ 9	Bergsteiger (Mountain Climber)
KÜ 10	Liegestütz-Hock-Streck-Sprung (Burpee)
KÜ 11	Schräger Crunch mit dem Schlingentrainer
KÜ 12	Aufstehen mit Kettlebell (Turkish Get-up)

KÜ 1 Sumo-Kniebeuge (Sumo Squat)

Material: keines

Ziel der Übung: Kräftigung der Rückenmuskulatur (Rückenstrecker, Kapuzenmuskel, Rautenmuskel), Schultermuskulatur (Deltamuskel), Hüftstreckmuskulatur und Kniestreckmuskulatur

Übungsausführung: Aus einem mehr als schulterbreiten Stand erfolgt eine Rumpfvorbeuge mit geradem Rücken und geraden Beinen (Knie gestreckt). Die Finger werden unter die Zehen geschoben, um aus dieser Position heraus in eine tiefe Kniebeuge zu gehen. Der Rücken bleibt dabei gerade, der Oberkörper ist möglichst aufrecht und der Blick ist nach vorn gerichtet. Die Arme befinden sich zwischen den Beinen und die Ellbogen schieben die Knie nach außen. Aus dieser Position erst einen Arm, dann den zweiten Arm nach oben heben und jeweils kurz halten. Danach die Beine wieder strecken und in die Ausgangsposition gehen. 6

Variation/Differenzierung:

+ Das Tempo erhöhen.
– Das Tempo verringern.

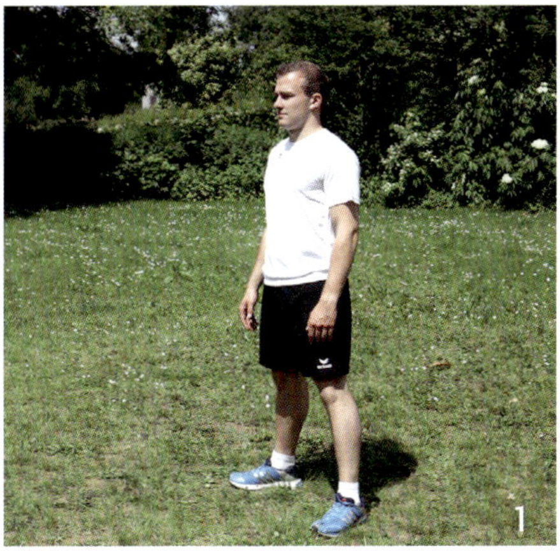
1

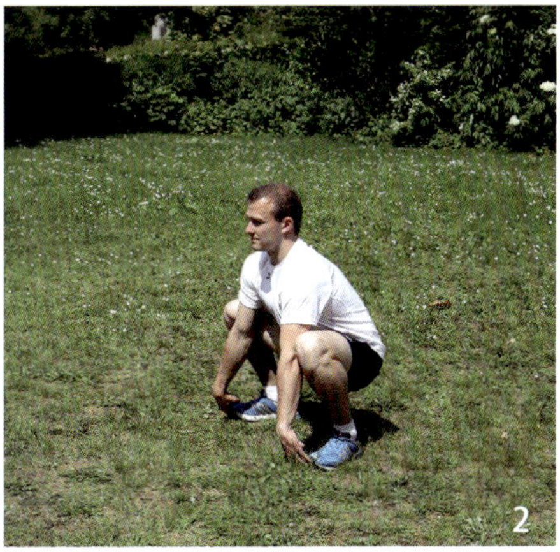
2

Sumo-Kniebeuge (Sumo Squat)

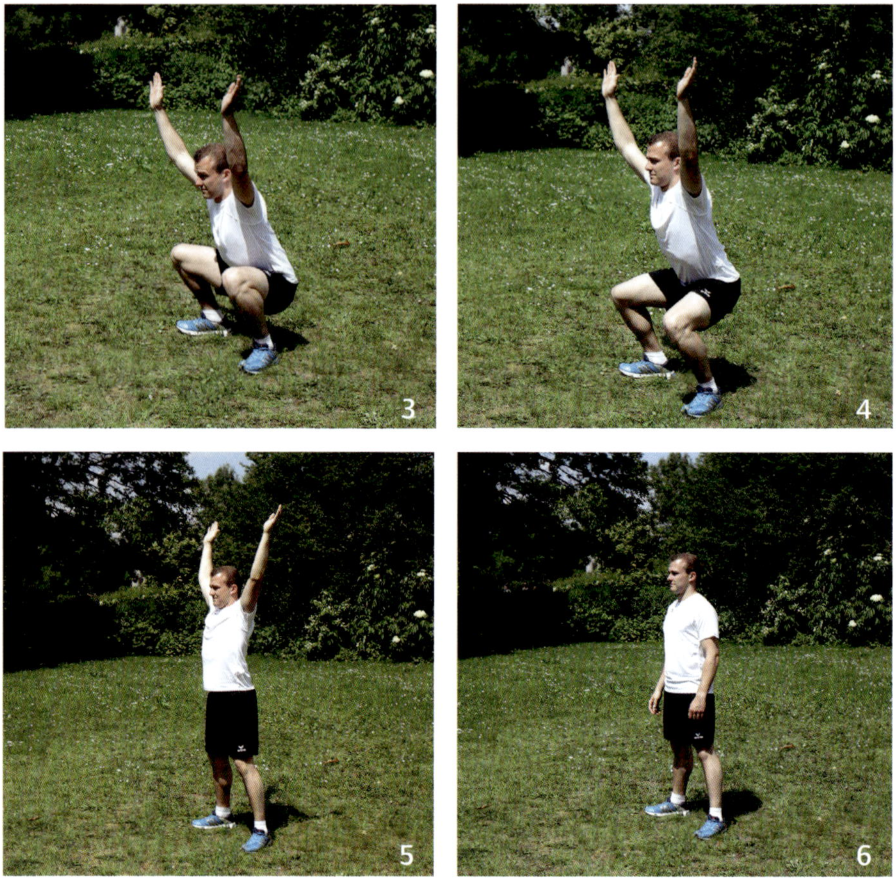

Sumo-Kniebeuge (Sumo Squat)

KÜ 2 Einen Medizinball hochstoßen/-werfen und fangen

Material: ein Medizinball

Ziel der Übung: Kräftigung der Brustmuskulatur, Rückenmuskulatur (Rückenstrecker), Armmuskulatur (Trizeps), Hüftstreckmuskulatur und Kniestreckmuskulatur

Übungsausführung: Aus der Kniebeuge heraus wird der auf Schulter- bzw. Brusthöhe gehaltene Medizinball, unterstützt durch Strecken der Knie und Hüfte, so hoch wie möglich gestoßen und anschließend wieder gefangen und in der Kniebeuge abgefedert. Dabei bleiben die Knie immer über den Füßen und der Rücken gestreckt!

Variation/Differenzierung:

+ Einen schwereren Medizinball wählen.
– Den Medizinball mit gestreckten Armen von unten nach oben werfen.
– Einen leichteren Medizinball wählen.

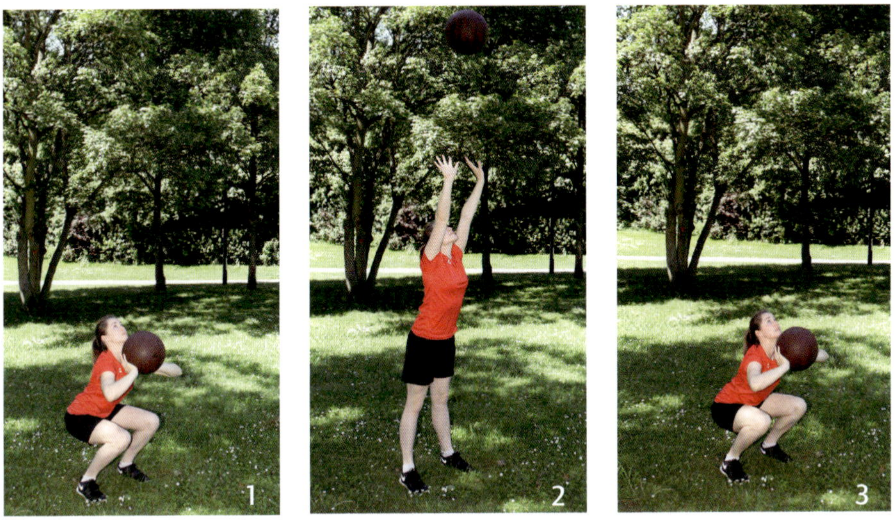

Einen Medizinball hochstoßen und fangen

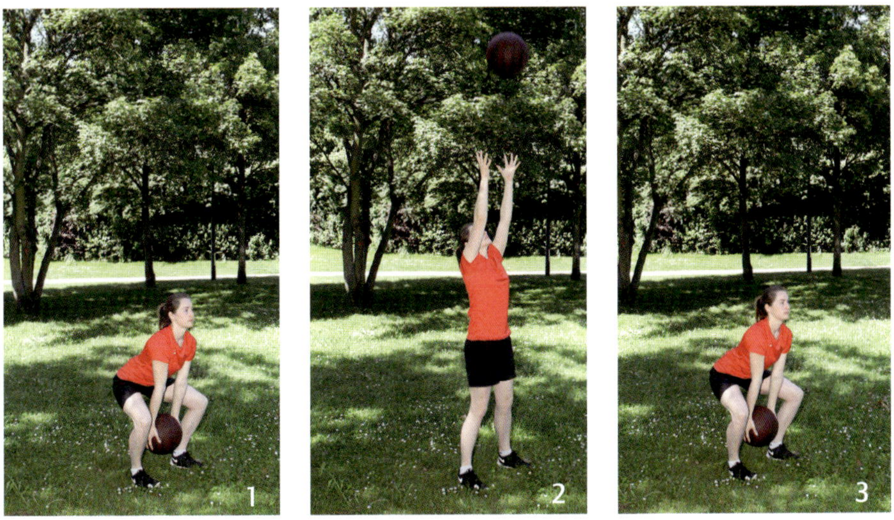

Einen Medizinball hochwerfen und fangen

KÜ 3 Den Rumpf anheben (Crunch)

Material: keines, evtl. eine Gymnastikmatte

Ziel der Übung: Kräftigung der Bauchmuskulatur (gerade und schräge) und der Hüftbeugemuskulatur

Übungsausführung: Aus der Rückenlage mit angehobenen Beinen (Knie und Hüfte sind 90° gebeugt) und seitlich am Kopf angelegten Händen (die Ellbogen sind möglichst weit hinten, kurz vor der Schulterachse) wird der Oberkörper angehoben und rotiert, sodass ein Ellbogen dabei in Richtung des gegenüberliegenden Knies geschoben wird. Die Rotation des Oberkörpers wird durch die Bauchmuskulatur ausgelöst, d. h., die Ellbogen sollten sich nicht ausschließlich durch eine Veränderung der Armposition in Richtung der Knie bewegen. Im Anschluss wird der Oberkörper nur so weit wieder in die Ausgangsposition zurückgeführt, dass die Schulterblätter nicht den Boden berühren. Im Wechsel nach rechts und nach links ausführen.

Variation/Differenzierung:

+ Das Tempo erhöhen.
– Das Tempo verringern bzw. kurze Pausen einbauen.

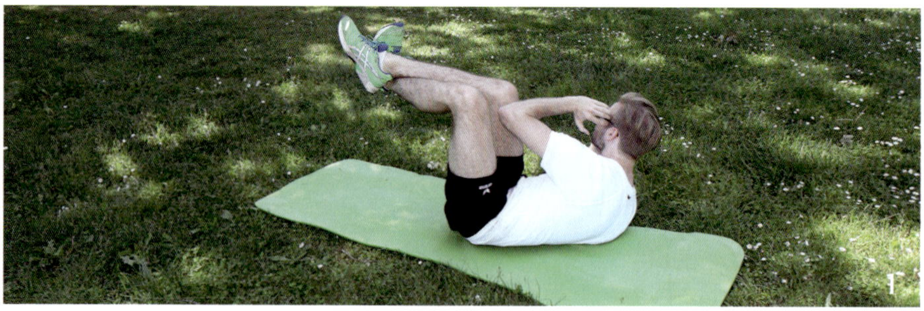

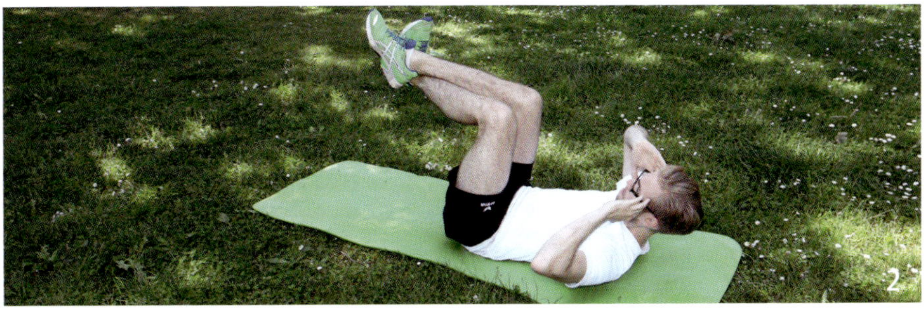

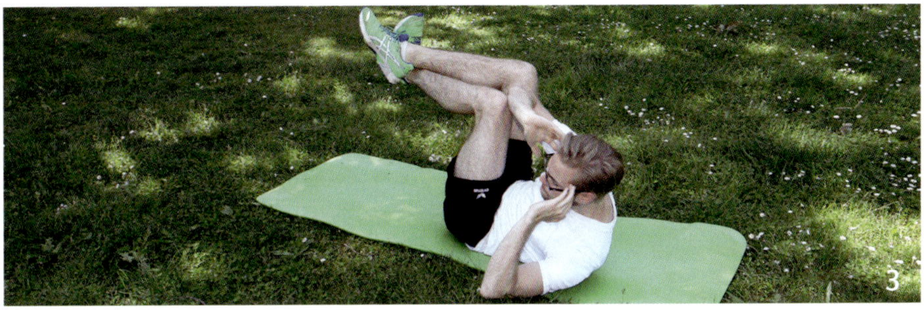

Den Rumpf anheben (Crunch)

KÜ 4 Ein Tau schwingen (Battlerope Swing)

Material: Taue

Ziel der Übung: Kräftigung der Brustmuskulatur, Rückenmuskulatur (Rückenstrecker, breiter Rückenmuskel, Kapuzenmuskel, Rautenmuskel), Schultermuskulatur (Deltamuskel), Armmuskulatur (Bizeps, Trizeps), Bauchmuskulatur (gerade und schräge), Hüftstreckmuskulatur und Kniestreckmuskulatur

Übungsausführung: Stabiler, hüftbreiter Stand mit leicht gebeugten Knien und leichter Rumpfvorneige. Die Hände fassen die Griffe eines Taus. Mit den Armen das Tau in großen Bögen auf- und abschwingen. Der Rumpf bleibt dabei stabil und der Rücken gerade.

Alternativ kann auch mit nur einem Arm geschwungen werden. Dann den Arm nach der Hälfte der Zeit wechseln. Der freie Arm ist in die Hüfte gestützt.

Variation/Differenzierung:

+ Das Tempo und die Bewegungsamplitude erhöhen.
– Das Tempo und die Bewegungsamplitude verringern.

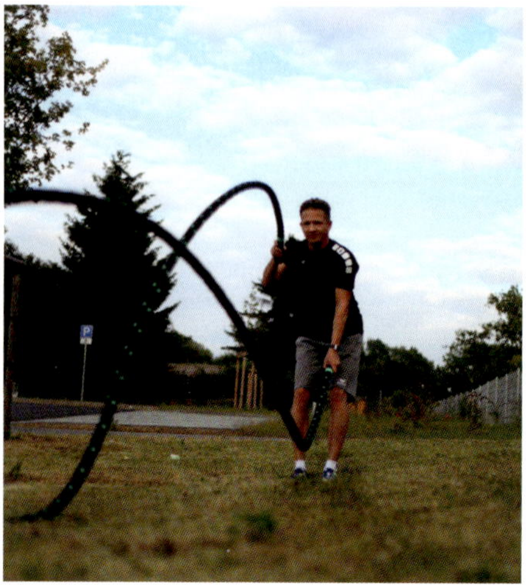

Ein Tau schwingen, beidarmig (Battlerope Swing)

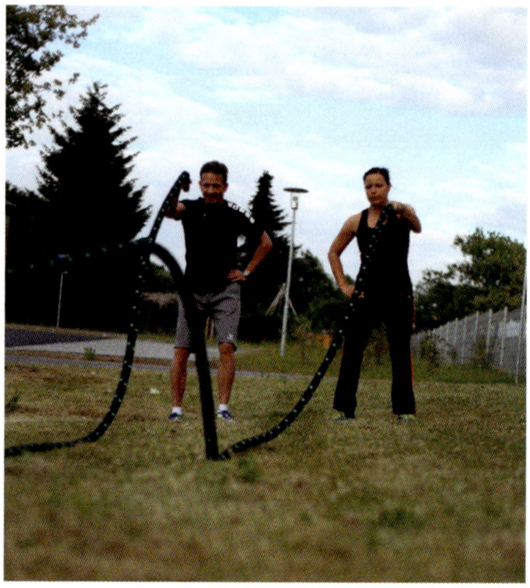

Ein Tau schwingen, einarmig (Battlerope Swing)

KÜ 5 Handlauf (Handwalk)

Material: keines

Ziel der Übung: Kräftigung der Brustmuskulatur, Rückenmuskulatur (breiter Rückenmuskel, Kapuzenmuskel, Rautenmuskel), Armmuskulatur (Trizeps), Hüftbeugemuskulatur, Bauchmuskulatur (gerade und schräge) und Kniestreckmuskulatur

Übungsausführung: Rumpfvorbeuge aus dem Stand. Die Fingerspitzen berühren den Boden, die Beine sind dabei gestreckt. Aus dieser Position unter Anspannung der Rumpfmuskulatur auf den Handflächen so weit wie möglich nach vorn laufen – d. h., die Hände sind so weit wie möglich vor den Schultern. Anschließend ziehen die gestreckten Beine in kleinen Schritten nach und laufen in Richtung der Hände, bis die Ausgangsposition wieder erreicht ist. Auch dabei bleiben die Beine gestreckt! Dann wiederholen.

Variation/Differenzierung:

+ Die Position, in der Hände und Füße am weitesten voneinander entfernt sind, einige Sekunden halten.
– Nach einem Durchgang aus der Rumpfvorbeuge sich kurz aufrichten und die Arme nach oben strecken.

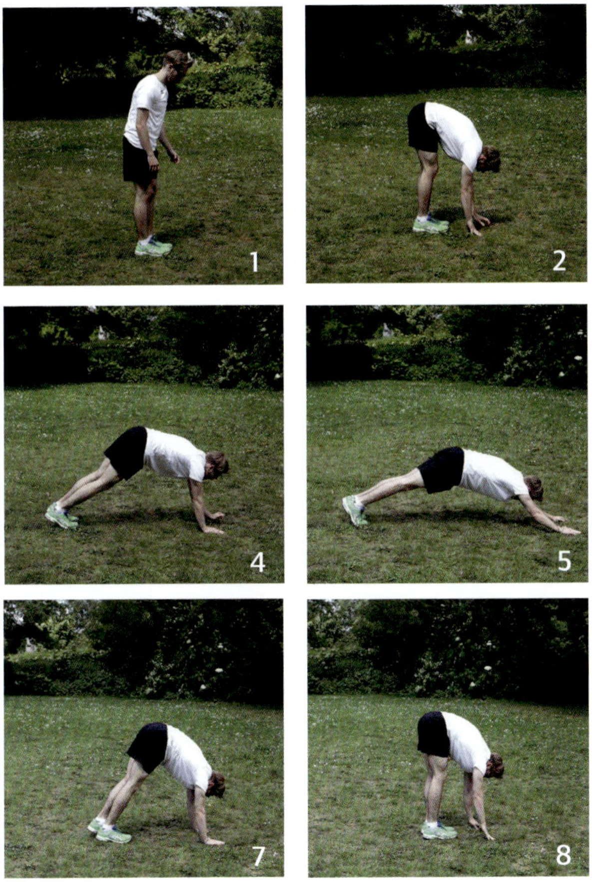

Handlauf (Handwalk)

KÜ 6 Den Rumpf aufrichten (Situp)

Material: keines, evtl. eine Gymnastikmatte

Ziel der Übung: Kräftigung der Bauchmuskulatur (gerade und schräge) und der Hüftbeugemuskulatur

Übungsausführung: Aus der Rückenlage mit aneinander gedrückten Fußsohlen und mit gestreckten, neben dem Kopf am Boden liegenden Armen wird der Oberkörper aufgerichtet; die Arme berühren in der Endposition den Boden vor den Füßen. Danach den Oberkörper wieder vollständig auf dem Boden ablegen, sodass die Handrücken den Boden berühren. Dabei ist der Bauch die ganze Zeit angespannt!

Variation/Differenzierung:

+ Das Tempo erhöhen.
– Geringeres Tempo/kürzere Pausen.

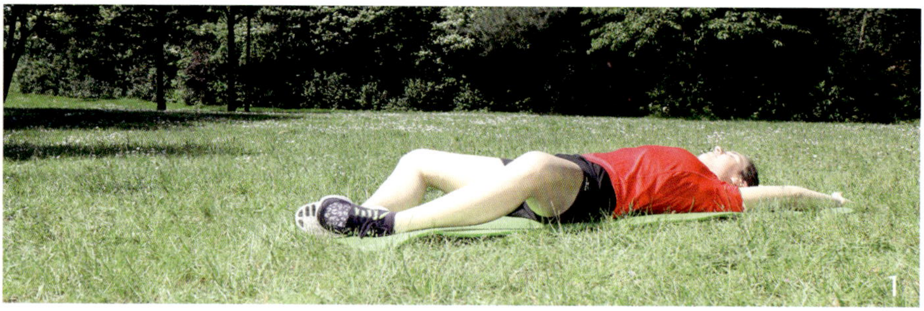

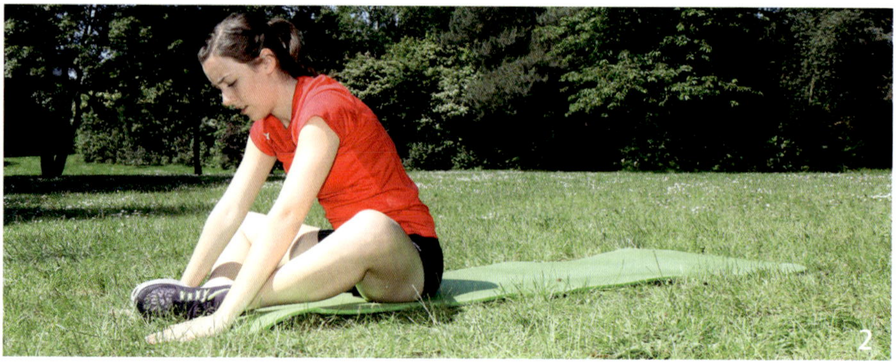

Den Rumpf aufrichten (Situp)

KÜ 7 Spinnensprung (Spiderman)

Material: keines, evtl. eine Gymnastikmatte

Ziel der Übung: Kräftigung der Brustmuskulatur, Rückenmuskulatur (Rückenstrecker, Kapuzenmuskel, Rautenmuskel), Armmuskulatur (Trizeps), Hüftstreckmuskulatur, Hüftbeugemuskulatur, Bauchmuskulatur (gerade und schräge) und der Kniestreckmuskulatur

Übungsausführung: Aus der Liegestützposition im Sprung einen Fuß außen neben die Hand der gleichen Seite setzen. In dieser Position ganz kurz verharren. Dann den Fuß im Sprung wieder zurücksetzen und in die Liegestützposition zurückkehren. Mit beiden Seiten im Wechsel wiederholen. Darauf achten, dass der Bauch angespannt ist und Rumpf und Beine eine gerade Linie bilden! 6

Variation/Differenzierung:

+ Ohne Verharren, direkt Sprung an Sprung ausführen.
– Längere Pause zwischen den Sprüngen.

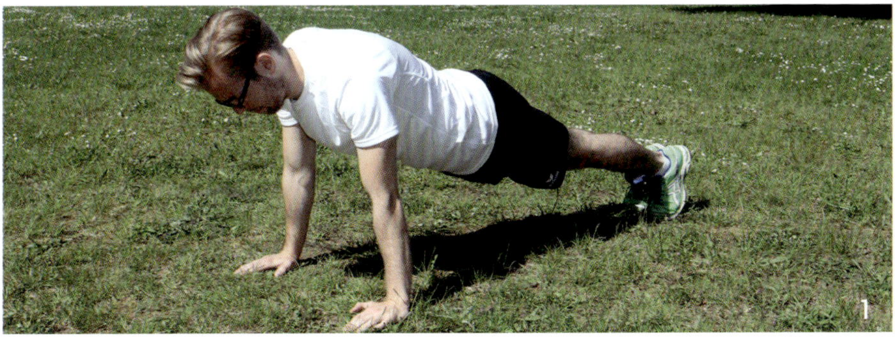

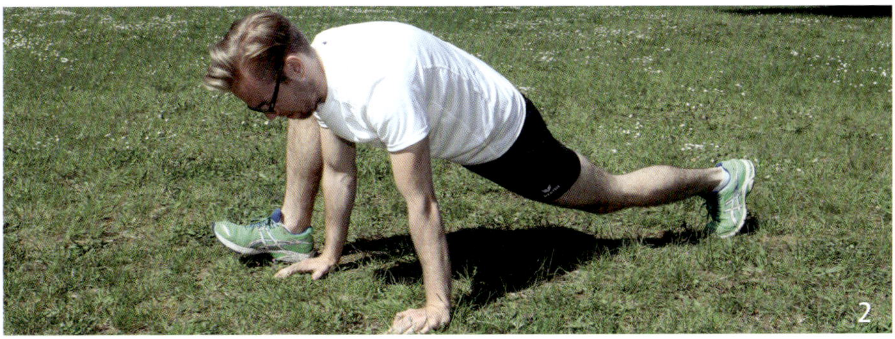

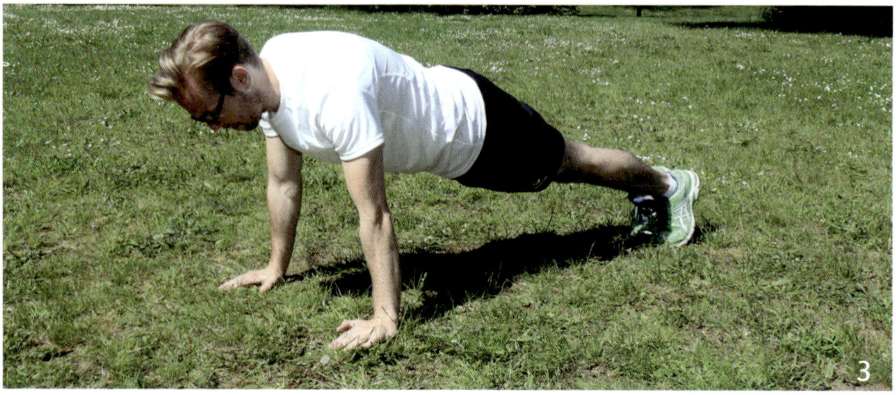

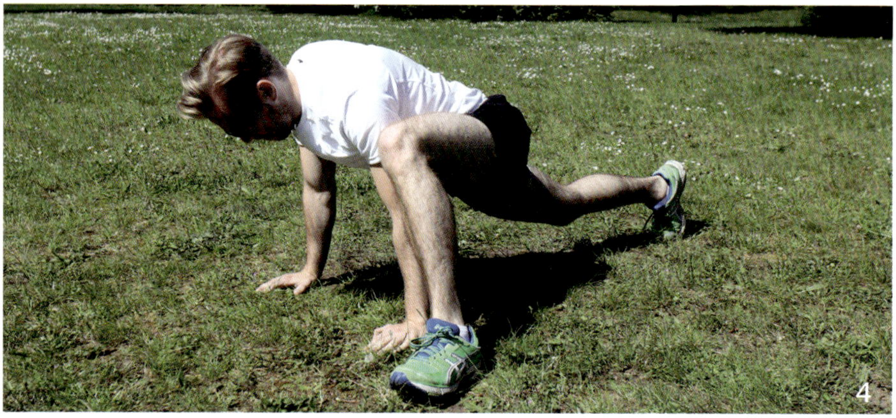

Spinnensprung (Spiderman)

KÜ 8 Beinheben mit/ohne Ball

Material: ein Medizinball, evtl. eine Gymnastikmatte

Ziel der Übung: Kräftigung der Bauchmuskulatur (gerade und schräge) und der Hüftbeugemuskulatur

Übungsausführung: Aus der Rückenlage, mit einem Medizinball zwischen den Füßen der ausgestreckten Beine geklemmt, die Beine anheben, bis sie senkrecht sind. Die Beine wieder absenken, bis der Medizinball fast wieder den Boden berührt, dann wieder anheben, bis in die Senkrechte. Die Bauchmuskeln bei der Übung immer anspannen und darauf achten, dass unter der Lendenwirbelsäule der Abstand zum Boden konstant klein gehalten wird (natürliche Lordose).

Variation/Differenzierung:

+ Einen schwereren Medizinball wählen.

– Einen leichteren Medizinball wählen bzw. die Übung ohne Medizinball ausführen.

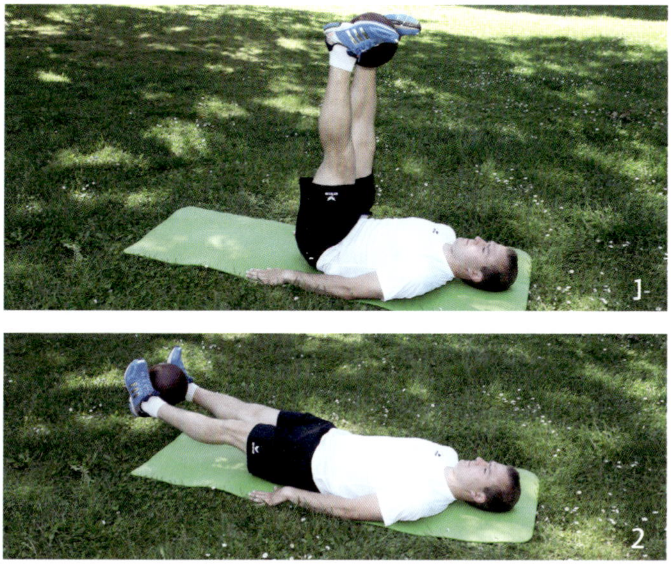

Beinheben mit Ball

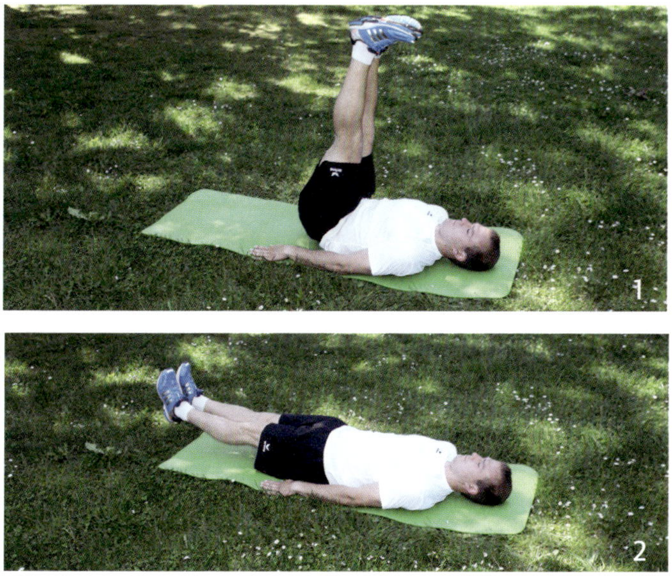

Beinheben ohne Ball

KÜ 9 Bergsteiger (Mountain Climber)

Material: keines, evtl. eine Gymnastikmatte

Ziel der Übung: Kräftigung der Brustmuskulatur, Rückenmuskulatur (Rückenstrecker, Kapuzenmuskel, Rautenmuskel), Armmuskulatur (Trizeps), Hüftstreck- und Hüftbeugemuskulatur, Bauchmuskulatur (gerade und schräge) und der Kniestreckmuskulatur

Übungsausführung: Aus der Liegestützposition in einer Lauf-/Sprintbewegung im Wechsel beide Knie zur Brust hin anziehen. Der Rumpf bleibt dabei stabil, der Rücken gerade und die Schultern sind über den Händen.

Variation/Differenzierung:

+ Mit beiden Beinen anhocken und wieder in den Liegestütz springen.
+ Das Bein seitlich mit dem Knie zum Ellbogen führen.
+ Die Übung auf einen Medizinball gestützt ausführen.
– Eine kurze Pause zwischen den Sprüngen einbauen.
– Das Bein anziehen, wieder zurücksetzen und dann erst den nächsten Schritt ausführen.

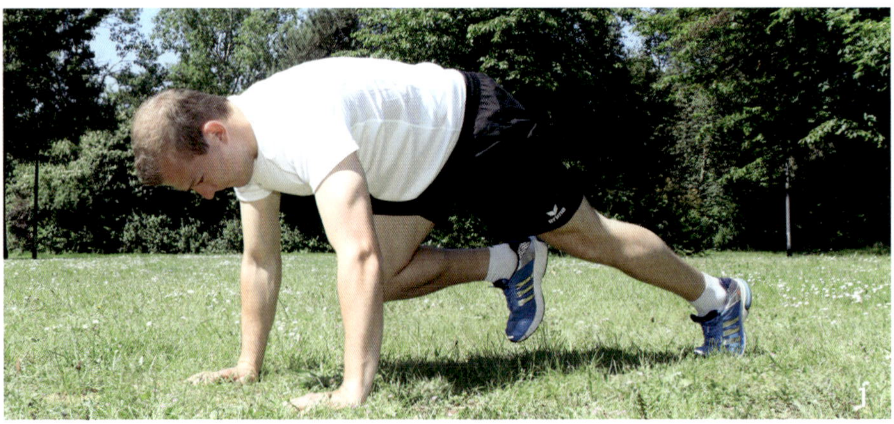

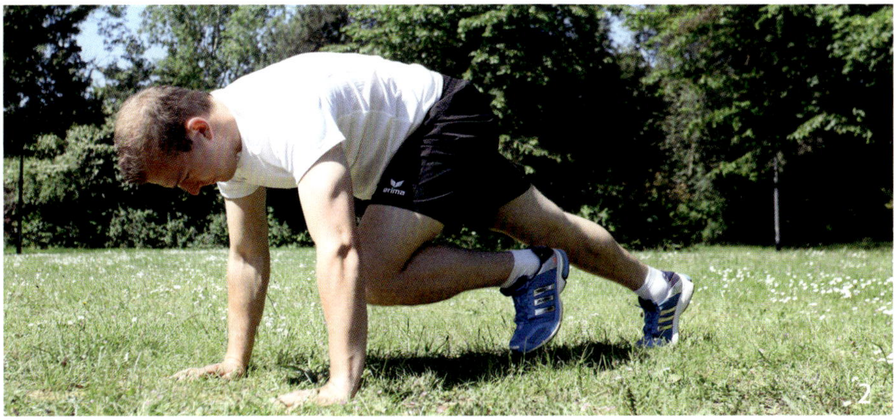

Bergsteiger (Mountain Climber)

KÜ 10 Liegestütz-Hock-Streck-Sprung (Burpee) 6

Material: keines, evtl. eine Gymnastikmatte

Ziel der Übung: Kräftigung der Brustmuskulatur, Rückenmuskulatur (Rückenstrecker, Kapuzenmuskel, Rautenmuskel), Armmuskulatur (Trizeps), Hüftstreckmuskulatur, Hüftbeugemuskulatur, Bauchmuskulatur (gerade und schräge), Kniestreckmuskulatur und der Wadenmuskulatur

Übungsausführung: Aus der Standposition in die Hocke gehen und mit beiden Händen neben den Füßen stützen. Mit beiden Beinen nach hinten in die Liegestützposition springen. Einen Liegestütz ausführen und den gestreckten Rumpf am Boden ablegen, die Hände kurz vom Boden anheben und wieder aufstützen. Sich dann mit den Armen den Körper wieder zurück in den Liegestütz drücken und mit den Füßen wieder zu den Händen heranspringen. Die Hände vom Boden lösen und durch ein dynamisches Mitführen der Arme einen Strecksprung nach oben ausführen.

Variation/Differenzierung:

+ Das Tempo erhöhen.
– Das Tempo verringern bzw. eine kurze Pause zwischen den Sprüngen einbauen.
– Den Liegestütz weniger tief ausführen.

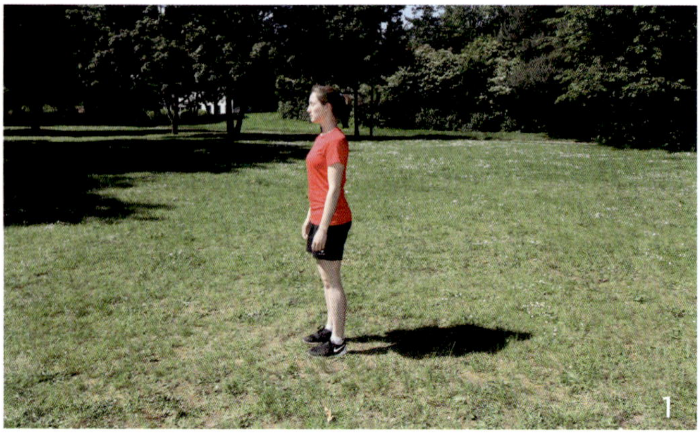
1

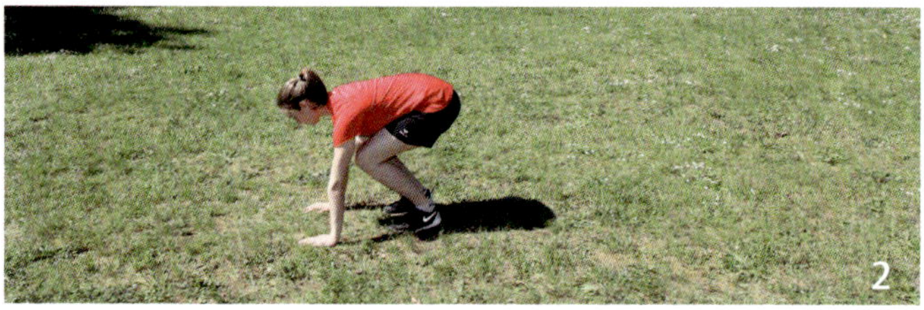
2

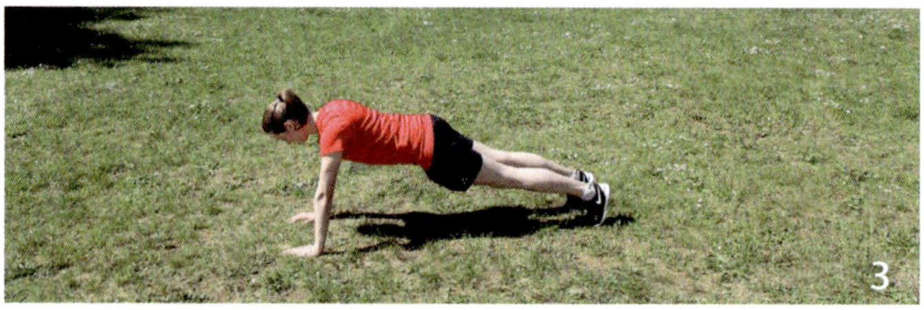
3

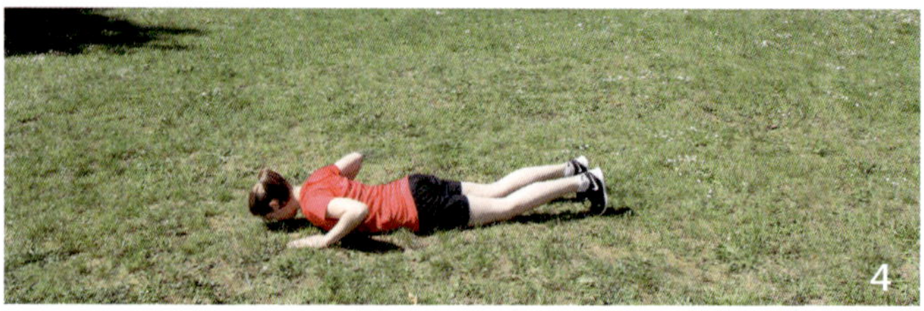
4

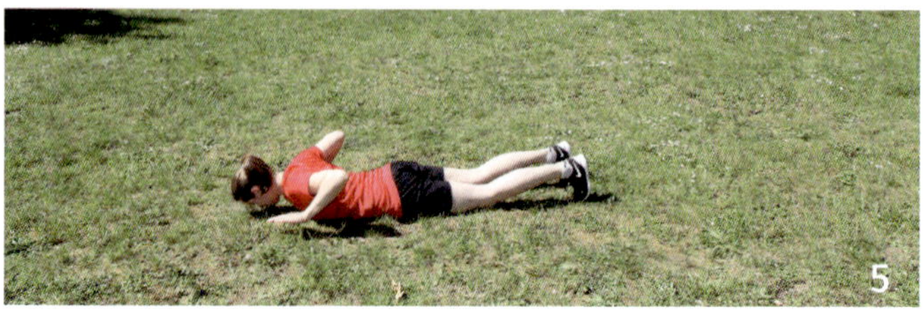
5

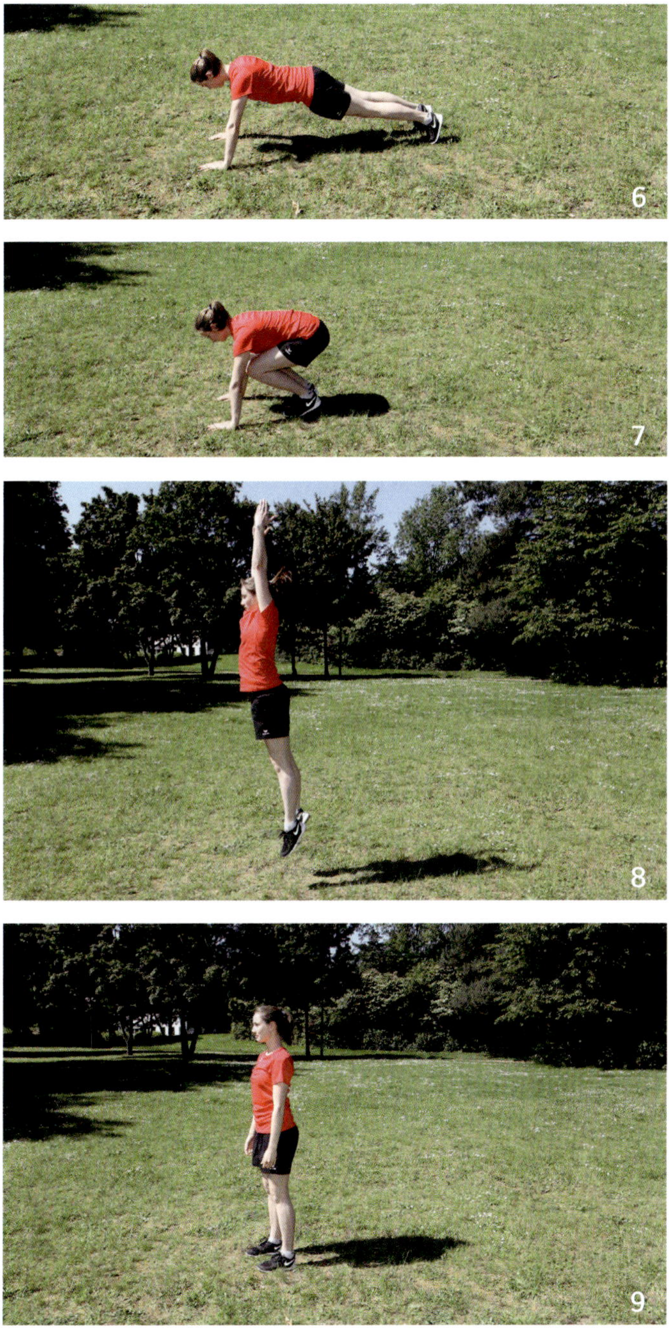

Liegestütz-Hoch-Streck-Sprung (Burpee)

KÜ 11 Schräger Crunch mit dem Schlingentrainer

Material: ein Schlingentrainer und eine Möglichkeit, diesen über Kopfhöhe zu befestigen (Laternenpfahl, Baum, Tor o. Ä.)

Ziel der Übung: Kräftigung der Brustmuskulatur, Armmuskulatur (Trizeps), Bauchmuskulatur (gerade und schräge) und der Hüftbeugemuskulatur; Ganzkörperstabilisation

Übungsausführung: Beide Füße in die Schlaufen des Schlingentrainers hängen, sie befinden sich etwa 30 cm über dem Boden. In die Liegestützposition kommen und mit den Händen etwas nach vorne wandern, sodass der Schlingentrainer in einer leichten Schräge gespannt ist. Rumpf und Beine bilden eine gerade Linie, der Bauch ist angespannt. Nun beide Beine beugen, das Becken nach oben heben und die Knie unter den Körper in Richtung Arme ziehen. Die Schultern bleiben dabei über den Händen. Dann beide Knie unter dem Körper zu einer Seite führen, das Becken dreht mit. Dann wieder zurückdrehen und die Beine in die Ausgangsposition strecken. Bei der nächsten Ausführung zur anderen Seite aufdrehen. Die ganze Zeit darauf achten, dass der Bauch angespannt, der Rücken gestreckt und die Schultern nach hinten unten gezogen werden!

Variation/Differenzierung:

+ Mit dem ganzen Körper weiter weg vom Aufhängungspunkt des Schlingentrainers arbeiten.
– Die Rotationsbewegung weglassen und nur die Knie heranziehen und wieder strecken.

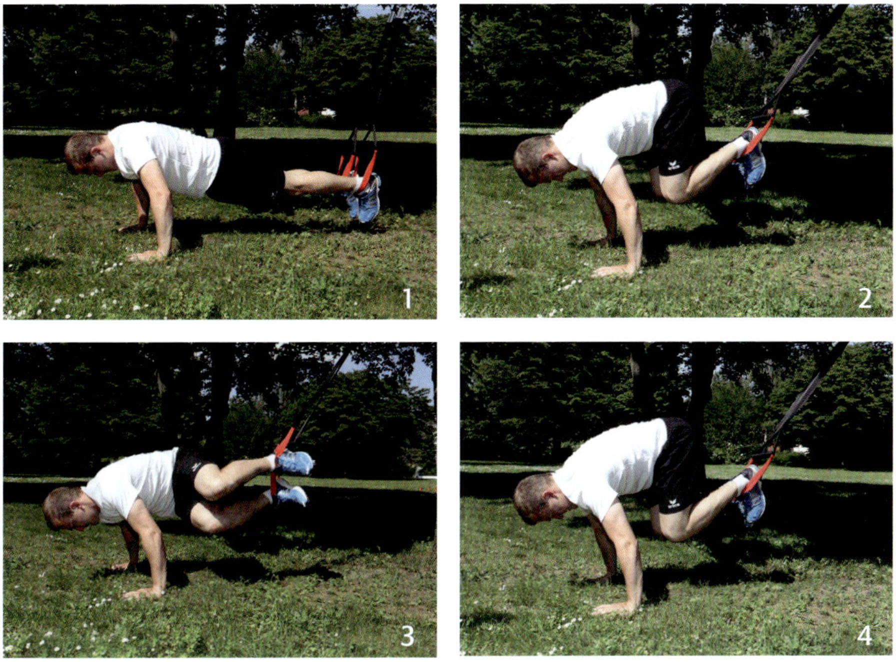

Schräger Crunch mit dem Schlingentrainer

KÜ 12 Aufstehen mit Kettlebell (Turkish Get-up)

Material: eine Kettlebell, evtl. eine Gymnastikmatte

Ziel der Übung: Kräftigung der Brustmuskulatur, Rückenmuskulatur (Rückenstrecker, breiter Rückenmuskel, Kapuzenmuskel, Rautenmuskel), Schultermuskulatur (Deltamuskel), Armmuskulatur (Trizeps), Hüftstreckmuskulatur und der Kniestreckmuskulatur

Übungsausführung: Rückenlage – der linke Arm mit der Kettlebell ist nach oben gestreckt. Das linke Bein anstellen. Der rechte Arm stemmt über den Ellbogen auf die Hand, der Oberkörper richtet sich auf, der erhobene Arm wird nach oben gestreckt und somit die Kettlebell ebenfalls angehoben. Dann wird das Gesäß angehoben und das rechte Bein unter dem Körper durchgeführt, um es anschließend mit dem Knie auf dem Boden aufzustellen. Dann verlässt die rechte Hand den Boden und der Oberkörper wird aufgerichtet. Sich nun aus dem Kniestand in den Stand aufrichten. Die Kettlebell wird während der gesamten Übung gerade nach oben gestreckt. Dann in umgekehrter Reihenfolge wieder bis in die Ausgangsposition ablegen.

Variation/Differenzierung:

+ Eine schwerere Kettlebell wählen.
+ Das Tempo erhöhen.
– Eine leichtere Kettlebell wählen.
– Das Tempo verringern.

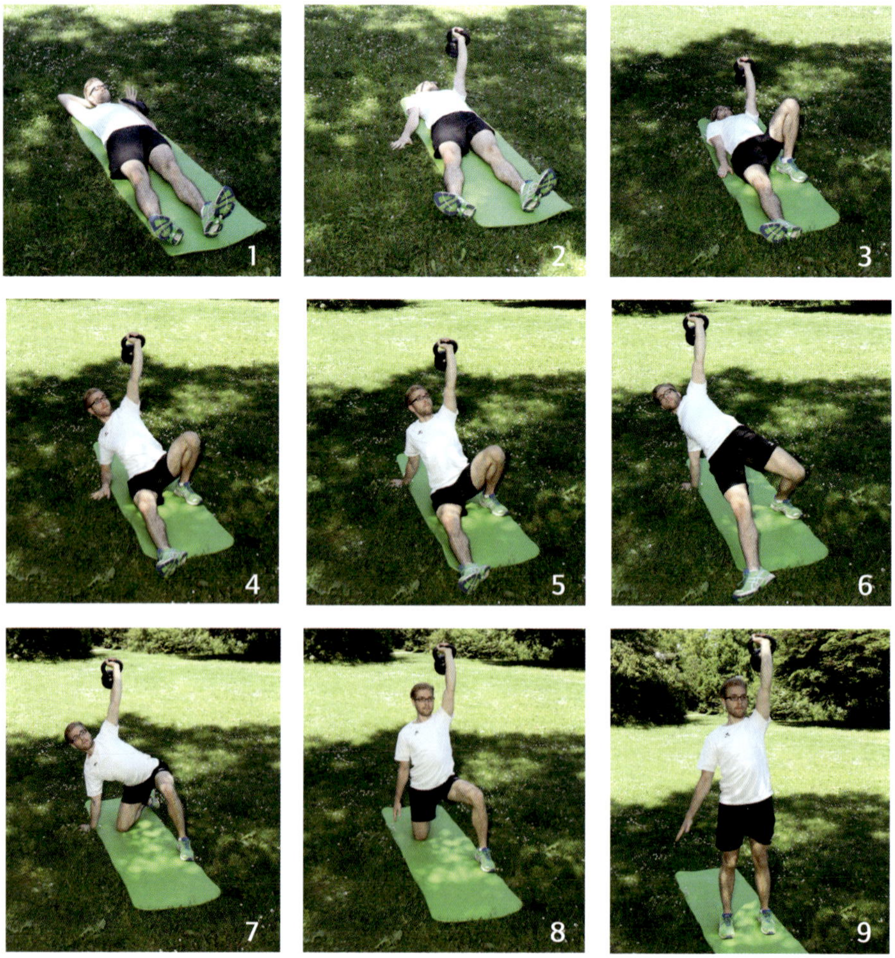

Aufstehen mit Kettlebell (Turkish Get-up)

6.4.5 RÜ – Rotatorische Übungen

Übersicht über die rotatorischen Übungen

RÜ 1	Oberkörperrotation mit Medizinball
RÜ 2	Lenkrad
RÜ 3	Ausfallschritt vorwärts mit Oberkörperrotation
RÜ 4	Ausfallschritt vorwärts mit Oberkörperrotation mit Medizinball
RÜ 5	Vierfüßlerstand mit Rotation
RÜ 6	Seitlicher Unterarmstütz mit Armrotation
RÜ 7	T-Liegestütz
RÜ 8	Oberkörperrotation mit Powerband oder Tube
RÜ 9	Skorpion
RÜ 10	Oberkörperrotation im Schwebesitz (Russian Twist)
RÜ 11	Scheibenwischer

RÜ 1 Oberkörperrotation mit Medizinball

Material: ein Medizinball

Ziel der Übung: Kräftigung der Schultermuskulatur (Deltamuskel), Bauchmuskulatur (schräge) und Rückenmuskulatur (Rückenstrecker)

Übungsausführung: Im hüftbreiten, stabilen Stand den Medizinball in beiden Händen vor dem Bauch halten und abwechselnd auf Schulterhöhe anheben und so weit wie möglich zu einer Seite führen. Danach zurück in die Ausgangsposition absenken und zur anderen Seite wiederholen. Den Bauch dabei stets angespannt und den Rücken gestreckt halten!

Variation/Differenzierung:

+ Einen schwereren Medizinball wählen.
– Einen leichteren Medizinball wählen.

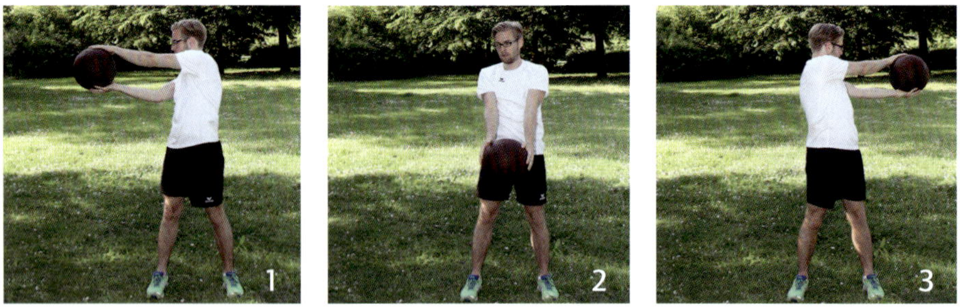

Oberkörperrotation mit Medizinball

RÜ 2 Lenkrad

Material: ein Medizinball

Ziel der Übung: Kräftigung der Schultermuskulatur (Deltamuskel) und der Rückenmuskulatur (Rückenstrecker)

Übungsausführung: Im hüftbreiten, stabilen Stand den Medizinball mit gestreckten Armen auf Schulterhöhe in Vorhalte in beiden Händen halten. Nun den Ball abwechselnd so weit wie möglich wie ein Lenkrad nach links und rechts drehen.

Variation/Differenzierung:

+ Einen schwereren Medizinball wählen. 6
− Einen leichteren Medizinball wählen.

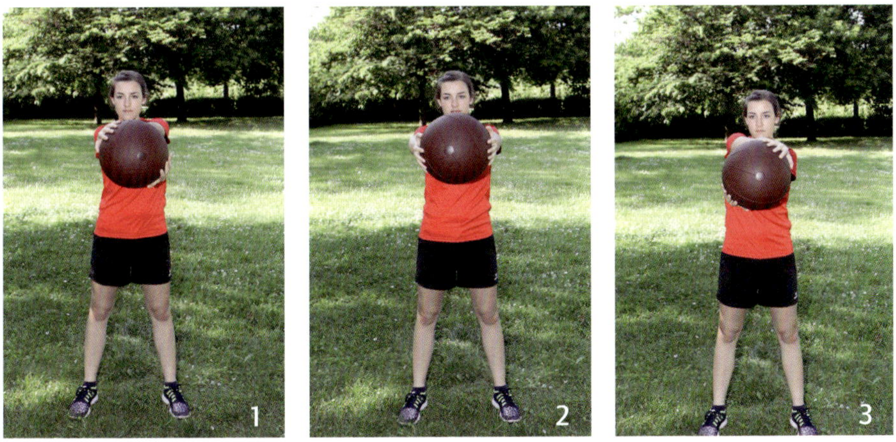

Lenkrad

RÜ 3 Ausfallschritt vorwärts mit Oberkörperrotation

Material: keines

Ziel der Übung: Kräftigung der Hüftstreckmuskulatur, Kniestreckmuskulatur, Bauchmuskulatur (schräge) und der Rückenmuskulatur (Rückenstrecker)

Übungsausführung: Im hüftbreiten Stand die Arme angewinkelt neben dem Körper halten (U-Halte). Dann ein Knie anheben und einen großen Schritt nach vorne machen. Das gebeugte hintere Knie wird bis knapp über den Boden tief geführt, das vordere Bein ist ebenfalls gebeugt. Dabei bleibt der Oberkörper aufrecht und der Rücken gestreckt. Nun wird der Oberkörper in Richtung des vorderen Beins rotiert. Sich dann mit dem vorderen Bein wieder nach hinten abdrücken, dabei die Rotation wieder auflösen und in die Ausgangsposition zurückkehren. Im Wechsel mit rechts und links ausführen.

Variation/Differenzierung:

+ Die Hände hinter dem Kopf verschränken.
– Die Rotation weniger weit ausführen oder weglassen.

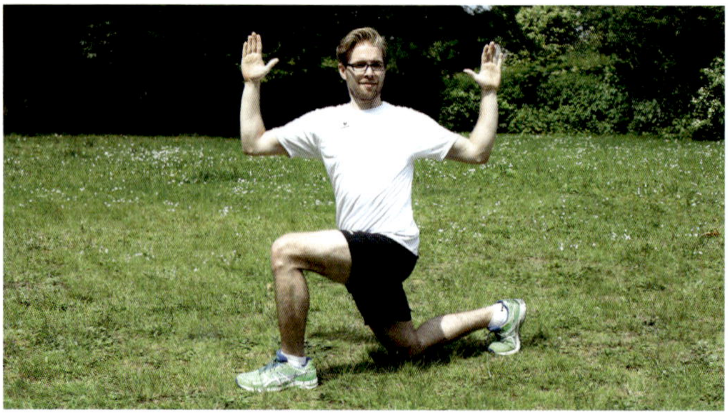

Ausfallschritt vorwärts mit Oberkörperrotation

RÜ 4 Ausfallschritt vorwärts mit Oberkörperrotation mit Medizinball

Material: ein Medizinball

Ziel der Übung: Kräftigung der Hüftstreckmuskulatur, der Kniestreckmuskulatur, der Schultermuskulatur (Deltamuskel), der Bauchmuskulatur (schräge) und Rückenmuskulatur (Rückenstrecker)

Übungsausführung: Im hüftbreiten Stand mit beiden Armen den Medizinball auf Schulterhöhe vor dem Körper halten, dann ein Knie anheben und einen großen Schritt nach vorne machen. Das gebeugte hintere Knie wird bis knapp über den Boden tief geführt, das vordere Bein ist ebenfalls gebeugt. Dabei bleibt der Oberkörper aufrecht und der Rücken gestreckt. Nun wird der Oberkörper in Richtung des vorderen Beins rotiert. Sich dann mit dem vorderen Bein wieder nach hinten abdrücken, dabei die Rotation wieder auflösen und in die Ausgangsposition zurückkehren. Im Wechsel mit rechts und links ausführen.

Variation/Differenzierung:

+ Die Rotation zur Seite des hinteren Beins ausführen.
– Die Rotation weniger weit ausführen oder weglassen.

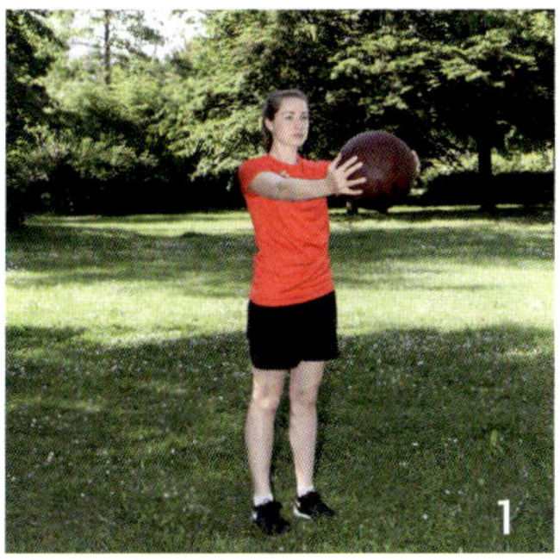
1

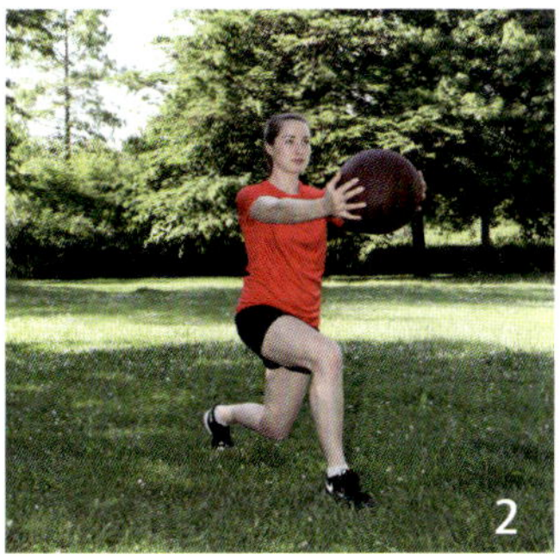
2

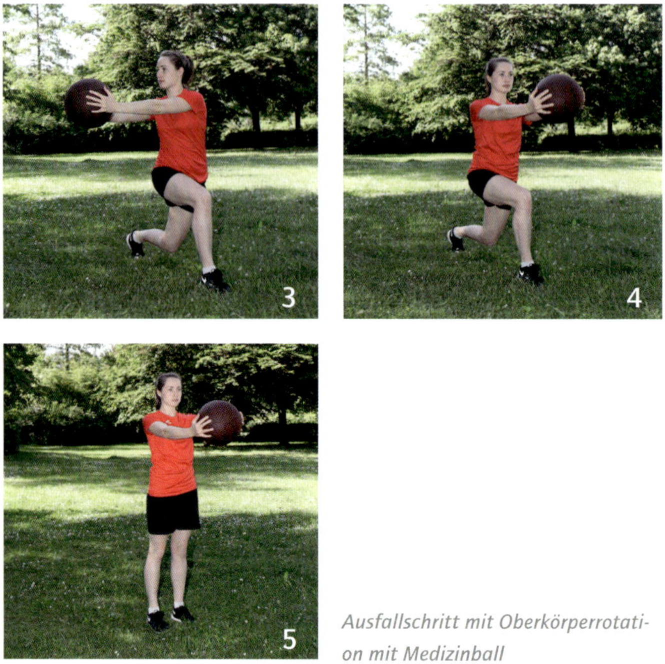

Ausfallschritt mit Oberkörperrotation mit Medizinball

RÜ 5 Vierfüßlerstand mit Rotation

Material: keines, evtl. eine Gymnastikmatte

Ziel der Übung: Kräftigung der Armmuskulatur (Trizeps), Schultermuskulatur (Deltamuskel), Bauchmuskulatur (gerade und schräge), Hüftstreckmuskulatur und der Rückenmuskulatur (Rückenstrecker)

Übungsausführung: Ausgangsstellung ist der Vierfüßlerstand. Der Bauchnabel zieht in Richtung Wirbelsäule, um den Rumpf zu stabilisieren. Aus dieser Position wird diagonal ein Arm und ein Bein vom Boden gelöst und ausgestreckt. Nun wird der angehobene Arm zur Seite und nach oben geführt, der Kopf und der Oberkörper rotieren mit. Anschließend wird der Arm wieder abgesenkt und unter der gegengleichen Schulter durchgeführt, Kopf und Oberkörper rotieren ebenfalls mit. Die Rotationen im Wechsel ausführen, dabei das hintere Bein gerade ausgestreckt und beide Beckenhälften auf gleicher Höhe halten. Nach der Hälfte der Zeit den Arm und das Bein wechseln (andere Diagonale).

Variation/Differenzierung:

- \+ Zusätzlich den Fuß des Standbeins vom Boden anheben.
- – Beide Knie auf dem Boden aufgestützt lassen.

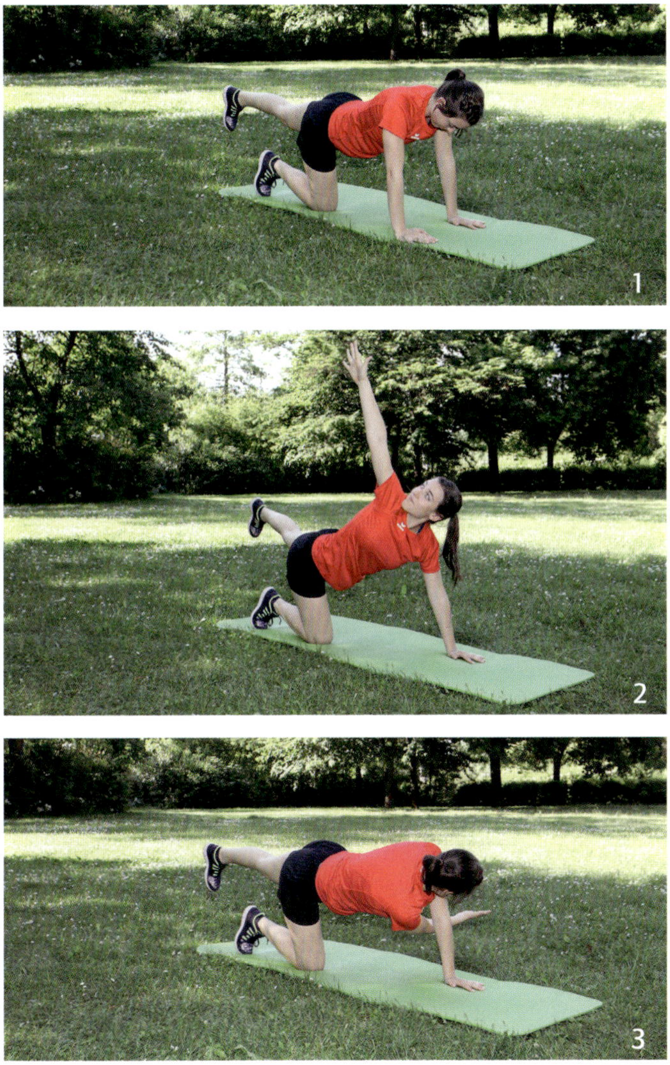

Vierfüßlerstand mit Rotation

6

RÜ 6 Seitlicher Unterarmstütz mit Armrotation

Material: keines, evtl. eine Gymnastikmatte

Ziel der Übung: Kräftigung der Armmuskulatur (Trizeps), Schultermuskulatur (Deltamuskel), Bauchmuskulatur (gerade und schräge) und der Rückenmuskulatur (Rückenstrecker); Stabilisation in der Wirbelsäule und im Schultergelenk (Rotatorenmanschette)

Übungsausführung: Ausgangsposition dieser Übung ist der seitliche Unterarmstütz. Der Körper ist gestreckt, nur ein Arm und ein Fuß liegen auf dem Boden auf. Aus dieser Position wird der obere Arm im Wechsel nach oben gestreckt und dann über vorne zum Boden und unter dem Körper durch nach hinten geführt. Der Kopf und der Oberkörper rotieren mit und folgen der Armbewegung. Dann den Arm wieder nach vorne oben bis in die Ausgangsposition führen.

Variation/Differenzierung:

+ Die Übung im Seitstütz ausführen.
+ Zusätzlich das obere Bein anheben.
– Die Beine anwinkeln und die Knie auf dem Boden aufstützen.

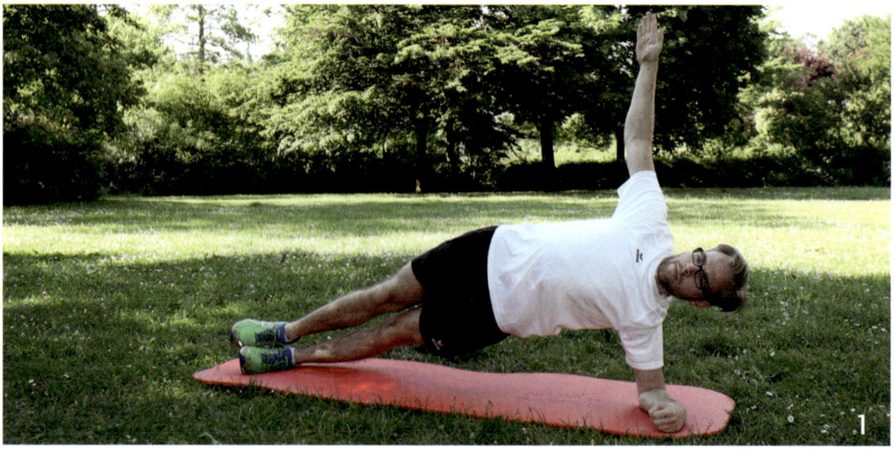

1

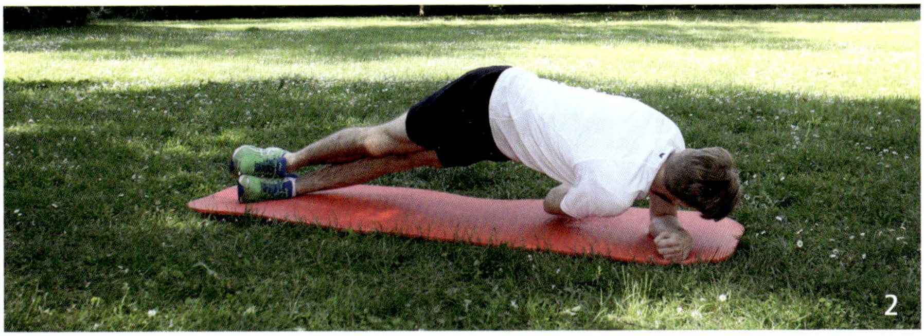

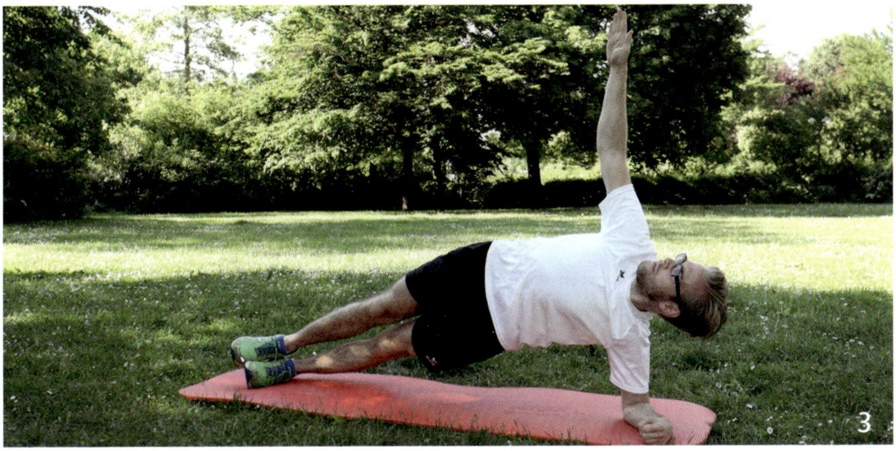

6

Seitlicher Unterarmstütz mit Armrotation

RÜ 7 T-Liegestütz

Material: keines, evtl. eine Gymnastikmatte

Ziel der Übung: Kräftigung der Armmuskulatur (Trizeps), Brustmuskulatur, Schultermuskulatur (Deltamuskel), Bauchmuskulatur (gerade und schräge) und der Rückenmuskulatur (Rückenstrecker)

Übungsausführung: Ausgangsposition dieser Übung ist der Liegestütz. Der Körper ist gestreckt, die Schultern befinden sich über den Händen. Aus dieser Position wird ein Arm angehoben und gestreckt über die Seite nach oben geführt, bis er senkrecht zum Boden ist, Kopf und Oberkörper rotieren mit und folgen dem Arm. Anschließend zurück in die Liegestützposition kommen und einen Liegestütz ausführen. Dann mit dem anderen Arm wiederholen.

Variation/Differenzierung:

- \+ Die Übung aus dem Unterarmstütz heraus ausführen.
- – Die Knie beim Liegestütz auf dem Boden aufstützen.

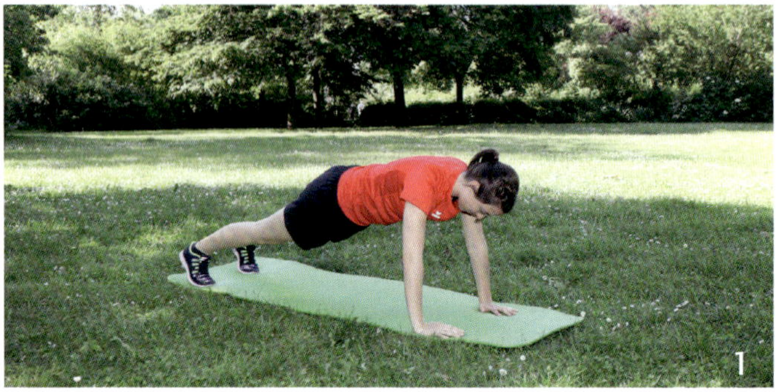

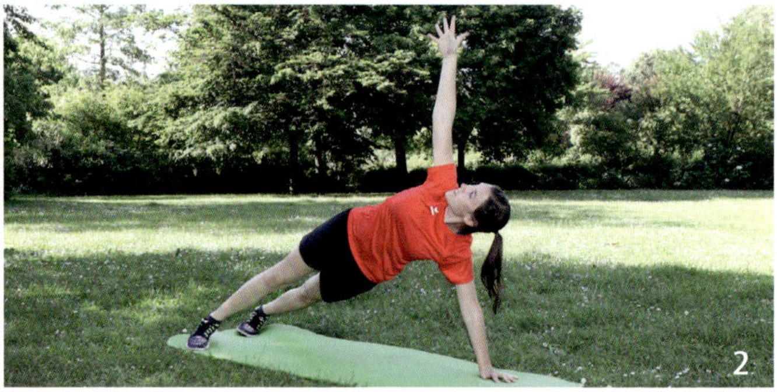

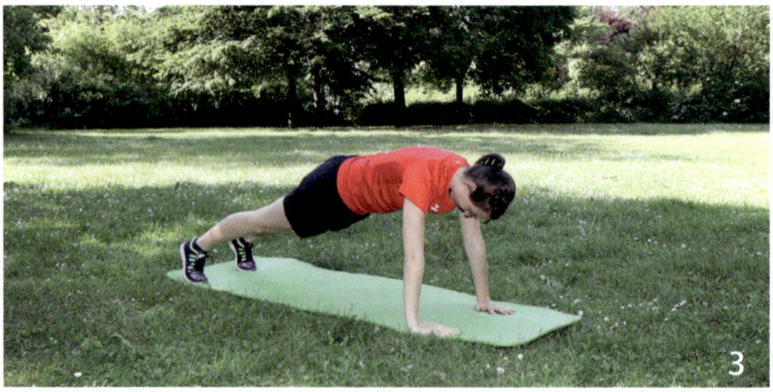

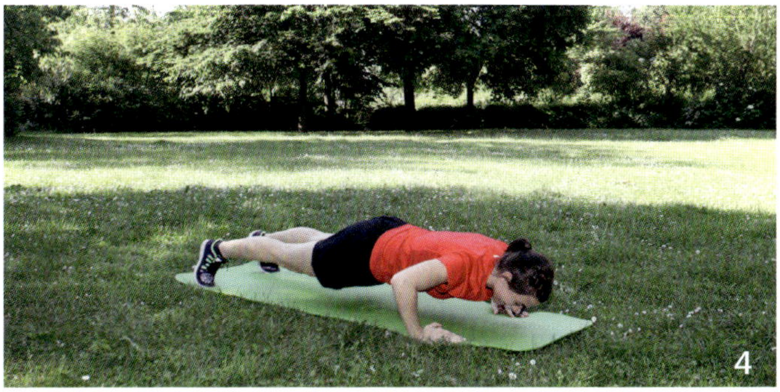
4

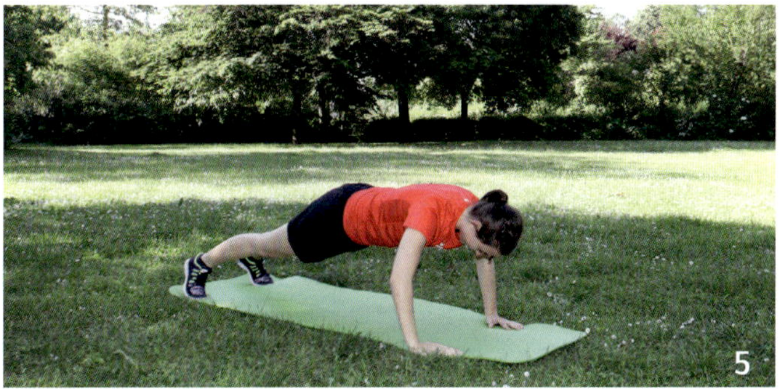
5

T-Liegestütz

RÜ 8 Oberkörperrotation mit Powerband oder Tube

Material: ein Powerband oder Tube und eine Möglichkeit, dieses auf Brusthöhe zu befestigen (Laternenpfahl, Baum o. Ä.)

Ziel der Übung: Kräftigung der Armmuskulatur (Bizeps + Trizeps), Brustmuskulatur, Schultermuskulatur (Deltamuskel), Bauchmuskulatur (schräge) und der Rückenmuskulatur (Rückenstrecker)

Übungsausführung: Das Powerband/Tube wird in Brusthöhe befestigt. Im Stand seitlich zur Befestigung den Oberkörper in deren Richtung rotieren und das Band mit beiden Händen greifen, wobei die Arme vollständig gestreckt sind und das Band schon unter Spannung steht. Nun mit einer Rotation des Oberkörpers in Gegenrichtung das Band lang ziehen und dann wieder zurück in die Ausgangsposition rotieren. Dabei bleiben die Arme gestreckt und werden immer vor dem Körper gehalten.

Variation/Differenzierung:

+ Ein stärkeres Powerband oder Tube wählen.
– Ein schwächeres Powerband oder Tube wählen.

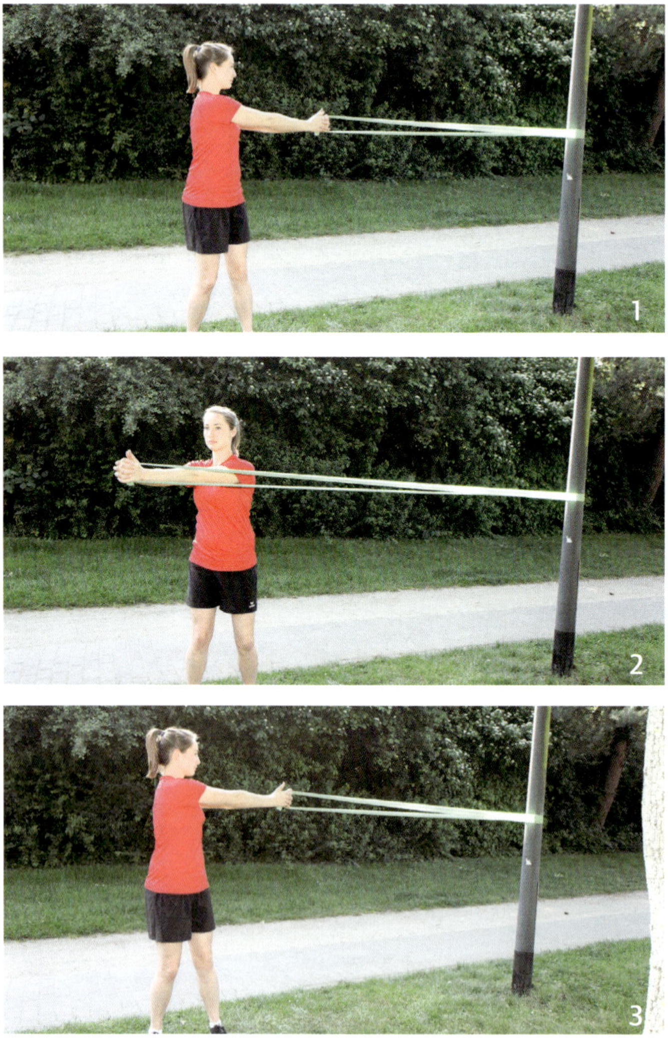

Oberkörperrotation mit Powerband oder Tube

RÜ 9 Skorpion

Material: keines, evtl. eine Gymnastikmatte

Ziel der Übung: Kräftigung der Brustmuskulatur, Rückenmuskulatur (Rückenstrecker, Kapuzenmuskel, Rautenmuskel), Armmuskulatur (Trizeps), Hüftbeugemuskulatur, Hüftstreckmuskulatur, Bauchmuskulatur (gerade und schräge), Kniestreckmuskulatur, Kniebeugemuskulatur und Adduktoren

Übungsausführung: Aus der Liegestützposition ein Bein gestreckt unter dem Körper durchführen und versuchen, mit dem Fuß so weit wie möglich auf die gegenüberliegende Seite zu kommen. Anschließend dasselbe Bein über dem Rumpf so weit wie möglich auf die gegenüberliegende Seite führen. Dabei kann das Knie leicht gebeugt werden. In den Liegestütz zurückkehren und die Seite wechseln.

6

Variation/Differenzierung:

- \+ Zwischendurch einen Liegestütz ausführen.
- – Das Bein nur über oder nur unter dem Rumpf zur anderen Seite führen.

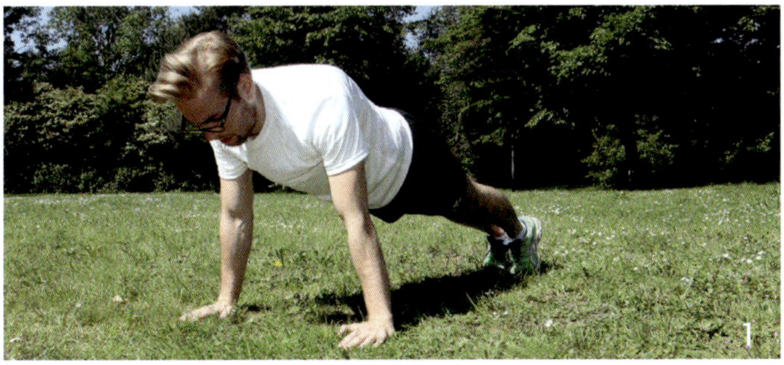

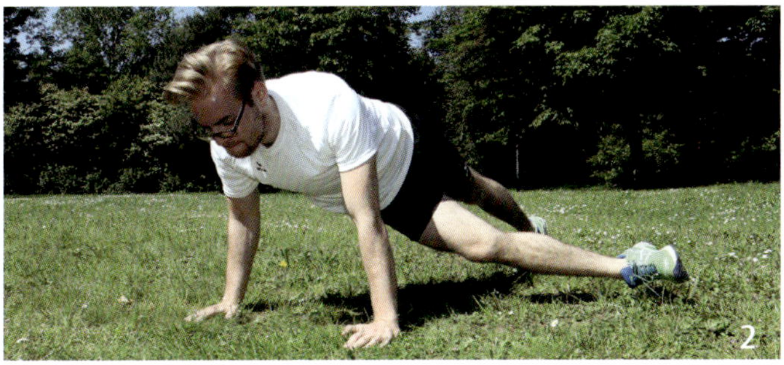

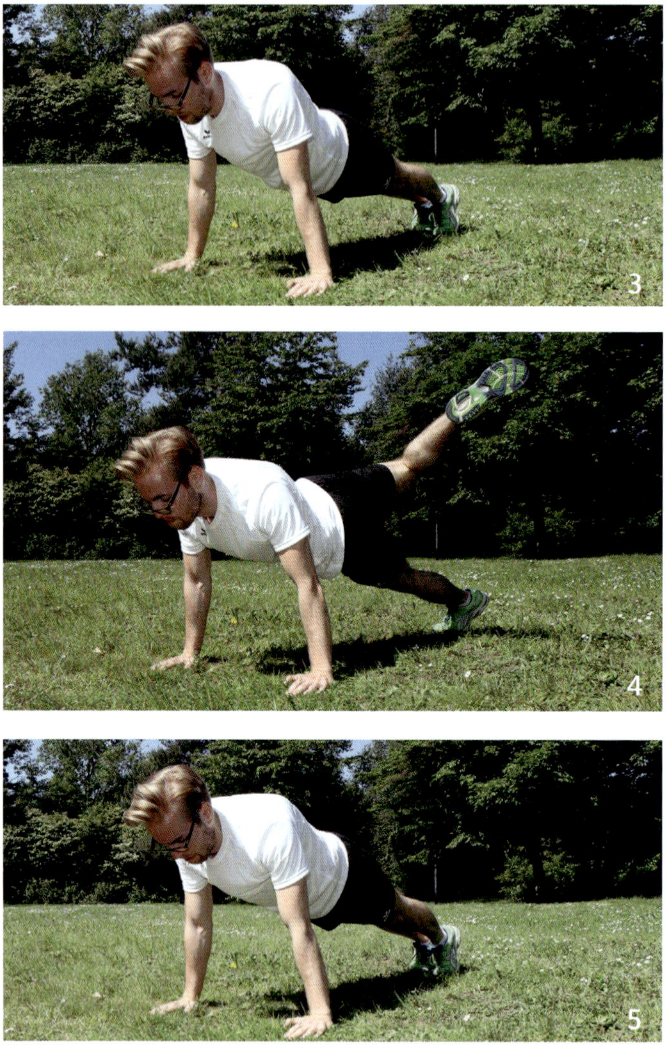

Skorpion

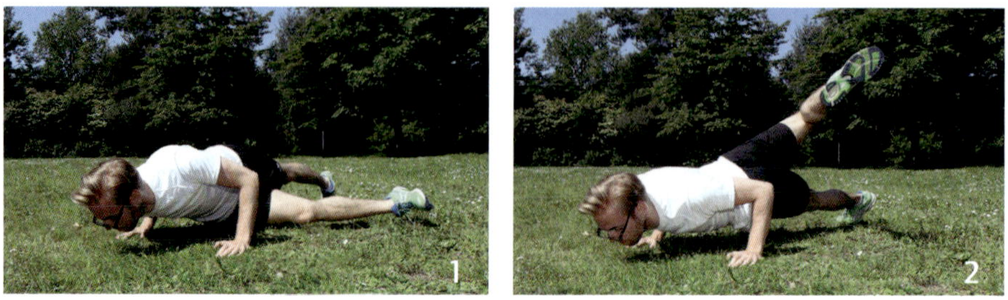

Skorpion im Liegestütz

RÜ 10 Oberkörperrotation im Schwebesitz (Russian Twist)

Material: ein Medizinball, evtl. eine Gymnastikmatte

Ziel der Übung: Kräftigung der Hüftbeugemuskulatur, Bauchmuskulatur (gerade und schräge) und der Rückenmuskulatur (Rückenstrecker)

Übungsausführung: Im Sitzen die Rumpfmuskulatur anspannen und den Rücken strecken. Sich dann mit dem Oberkörper etwas nach hinten lehnen und beide Füße vom Boden lösen (Schwebesitz). Die Beine dabei leicht gebeugt halten. Aus dieser Position heraus den Medizinball mit einer Oberkörperrotation abwechselnd nach rechts und links führen und jeweils kurz mit dem Medizinball seitlich auf Höhe der Hüfte den Boden berühren. Den Rücken die ganze Zeit über gestreckt und den Bauch angespannt halten! 6

Variation/Differenzierung:

+ Einen schwereren Medizinball wählen.
– Einen leichteren Medizinball wählen oder ohne Ball arbeiten.
– Einen oder beide Füße auf den Boden absetzen.

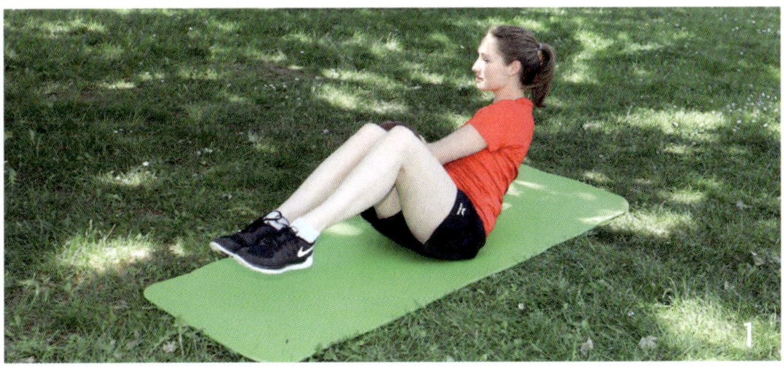

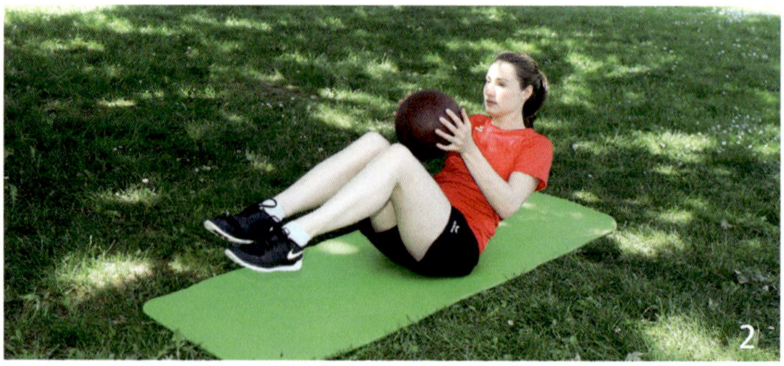

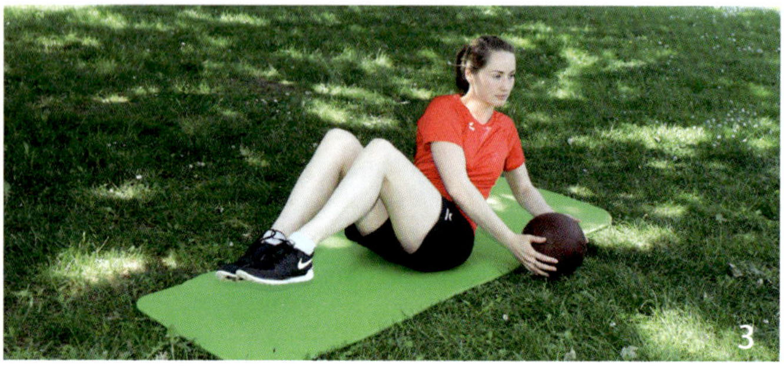

Oberkörperrotation im Schwebesitz (Russian Twist)

RÜ 11 Scheibenwischer

Material: keines, evtl. eine Gymnastikmatte

Ziel der Übung: Kräftigung der Hüftbeugemuskulatur, Abduktoren, Adduktoren, Bauchmuskulatur (gerade und schräge) und der Rückenmuskulatur (Rückenstrecker)

Übungsausführung: Ausgangsposition dieser Übung ist die Rückenlage. Die Arme liegen auf Schulterhöhe abgespreizt neben dem Körper und der Bauch ist angespannt. Aus dieser Position heraus werden mittels einer Hüftbeugung die geschlossenen und gestreckten Beine bis in die Senkrechte vom Boden abgehoben. Nun die gestreckten Beine im Wechsel rechts und links bis knapp über den Boden führen und wieder anheben. Darauf achten, dass dabei die Bauch- und Rückenmuskulatur stets unter Spannung steht, und die Schultern am Boden bleiben.

Variation/Differenzierung:

\+ Zusätzlich einen Gegenstand (z. B. Ball) zwischen den Füßen einklemmen.

– Die Knie bei der Übung 90° beugen.

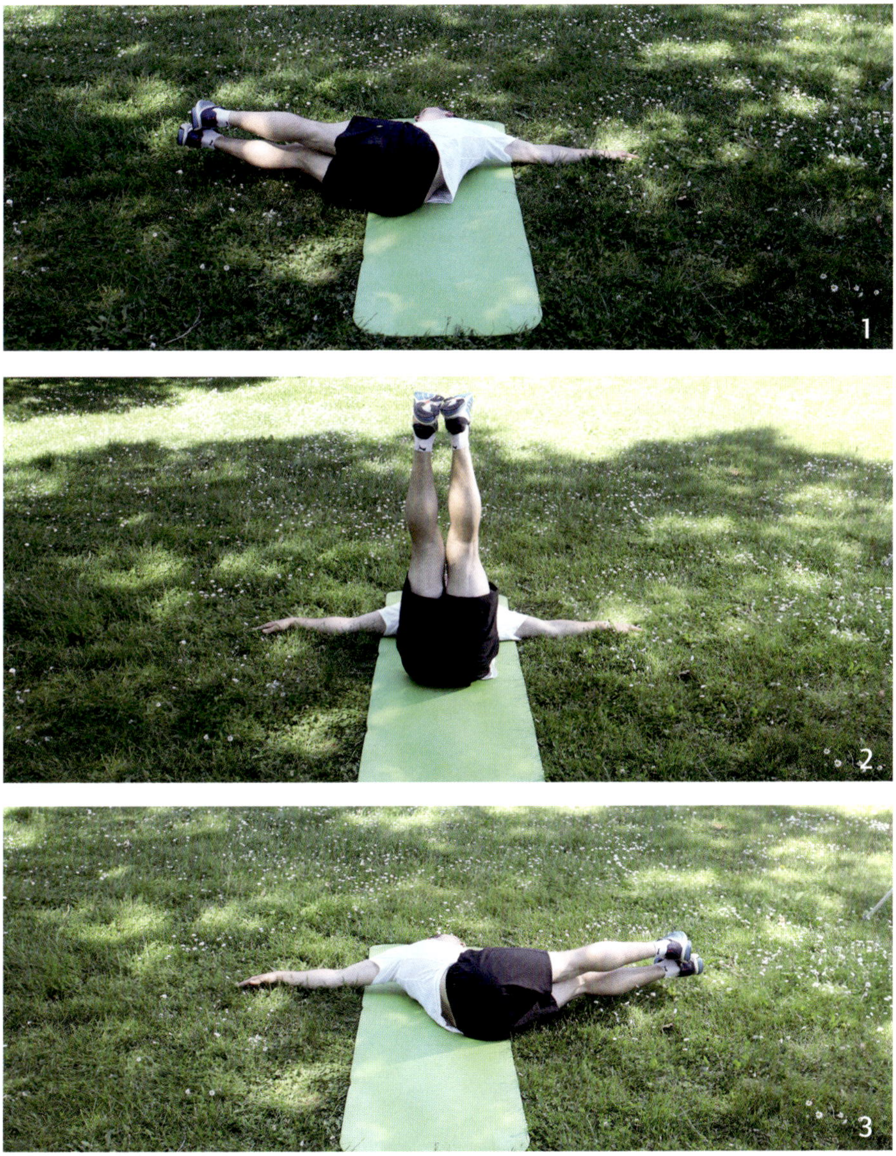

Scheibenwischer

6.4.6 LS – Läufe und Sprünge

Übersicht über die Läufe und Sprünge

LS 1	Koordinationslauf durch eine Leiter vorwärts/rückwärts
LS 2	Koordinationslauf durch eine Leiter seitwärts
LS 3	Koordinationslauf diagonal durch eine Leiter mit/ohne Tap
LS 4	Koordinationslauf diagonal durch eine Leiter vor und zurück
LS 5	Hütchenlauf im Quadrat
LS 6	Diagonaler Hütchenlauf vorwärts/seitwärts
LS 7	Hütchenlauf vorwärts und rückwärts nach Farben
LS 8	Hampelmann (Jumping Jack)
LS 9	Seitliche Schlusssprünge (Side to Side Jump)
LS 10	Seitliche Schrittsprünge (Side Jump – Lateral Bound)
LS 11	Sprünge aus der Kniebeuge (Squat Jumps)
LS 12	Hock-Streck-Sprung
LS 13	Sprünge aus dem Ausfallschritt (Split Jump)

LS 14 **Seilspringen (Rope Skipping): Einfacher Seilsprung vorwärts (Easy – Single under)**

LS 15 **Seilspringen (Rope Skipping): Einfacher Seilsprung vorwärts mit Doppeldurchschlag (Easy – Double under)**

LS 16 **Seilspringen (Rope Skipping): Überkreuzter Seilsprung vorwärts (Criss-Cross)**

LS 1 Koordinationslauf durch eine Leiter vorwärts/rückwärts

Material: eine Koordinationsleiter

Ziel der Übung: Verbesserung der Koordination und der Ausdauer

Übungsausführung: Die Koordinationsleiter wird mit schnellen Schritten vorwärts und rückwärts durchlaufen. Dabei wird jedes Feld mit beiden Füßen betreten (Zweierkontakt). Die Füße sollten dabei nur kurzen Bodenkontakt haben.

Variation/Differenzierung:

+ Jeweils zwei Felder vor und wieder eines zurück laufen.
+ Das Tempo erhöhen.
– Jedes Feld nur mit einem Fuß betreten (Einerkontakt).
– Das Tempo verringern.

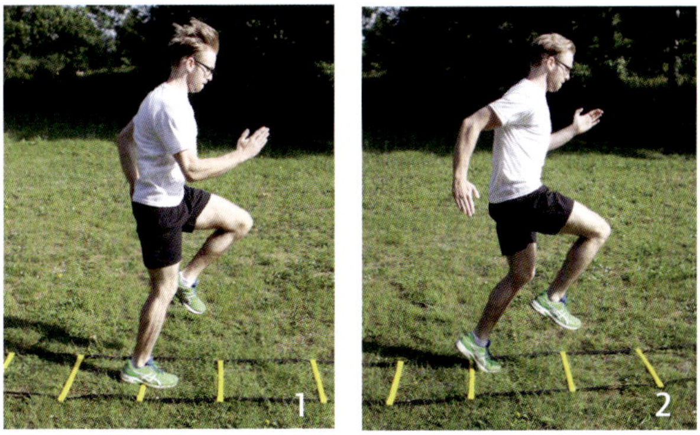

Koordinationslauf durch eine Leiter vorwärts/rückwärts

LS 2 Koordinationslauf durch eine Leiter seitwärts

Material: eine Koordinationsleiter

Ziel der Übung: Verbesserung der Koordination und der Ausdauer

Übungsausführung: Die Koordinationsleiter wird mit schnellen Schritten seitwärts nach rechts und links durchlaufen. Dabei wird jedes Feld mit beiden Füßen betreten (Zweierkontakt).

Variation/Differenzierung:

+ Jedes Feld nur mit einem Fuß betreten (Einerkontakt), dabei überkreuzen.
+ Das Tempo erhöhen.
– Das Tempo verringern.

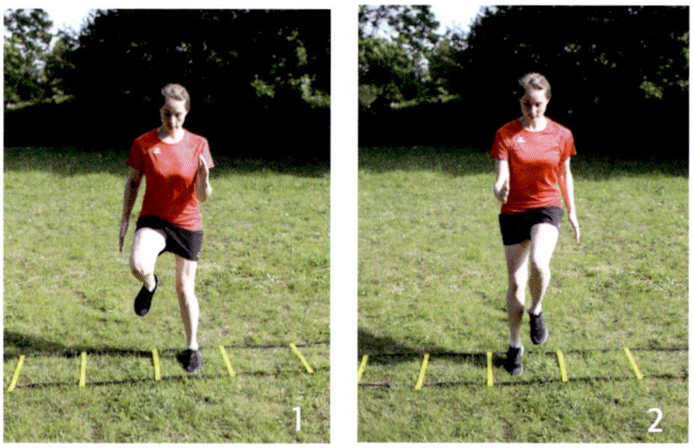

Koordinationslauf durch eine Leiter seitwärts

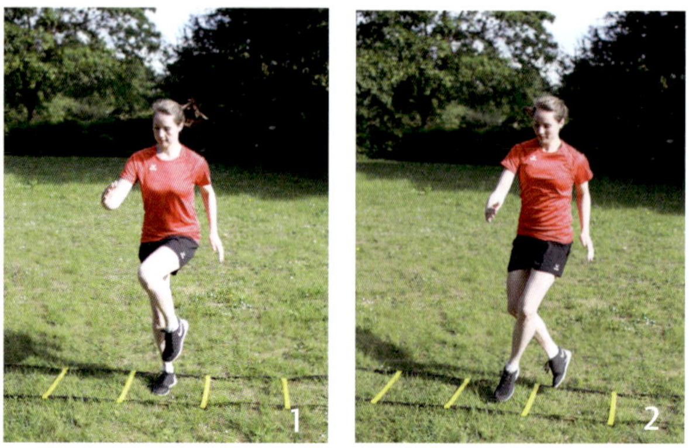

Koordinationslauf durch eine Leiter seitwärts mit Überkreuzen

LS 3 Koordinationslauf diagonal durch eine Leiter mit/ohne Tap

Material: eine Koordinationsleiter

Ziel der Übung: Verbesserung der Koordination und der Ausdauer

Übungsausführung: Die Koordinationsleiter wird mit schnellen Schritten, wie in der Abbildung dargestellt, durchlaufen. In der Leiter erfolgt ein Zweierkontakt, außen wird der zweite Schritt nur als Tap (Aufsetzen ohne Belastung des Fußes) ausgeführt. Rhythmus: kurz, kurz, kurz, Tap. Die Bewegung erfolgt sowohl vorwärts als auch rückwärts.

Als anspruchsvollere Variante kann die Koordinationsleiter ohne Tap durchlaufen werden (siehe Abbildung). Rhythmus: kurz, kurz, lang. Ebenfalls vorwärts und rückwärts ausführen.

Variation/Differenzierung:

+ Das Tempo erhöhen.
– Das Tempo verringern.

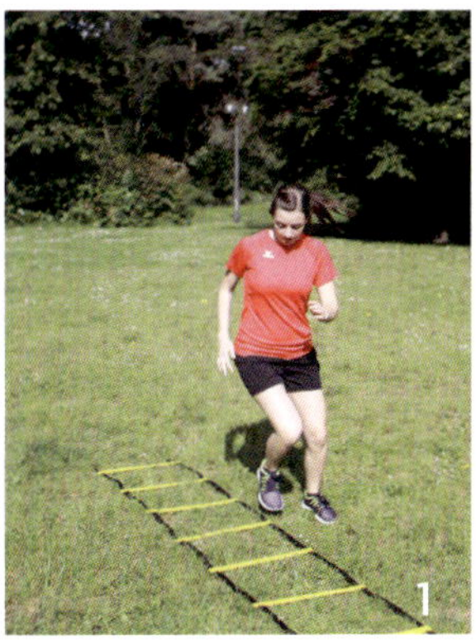

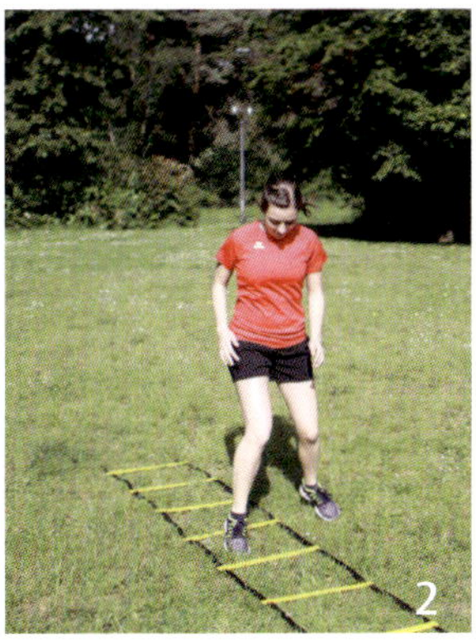

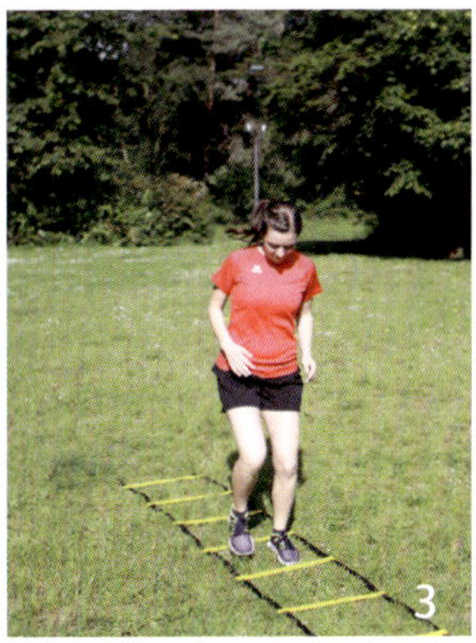

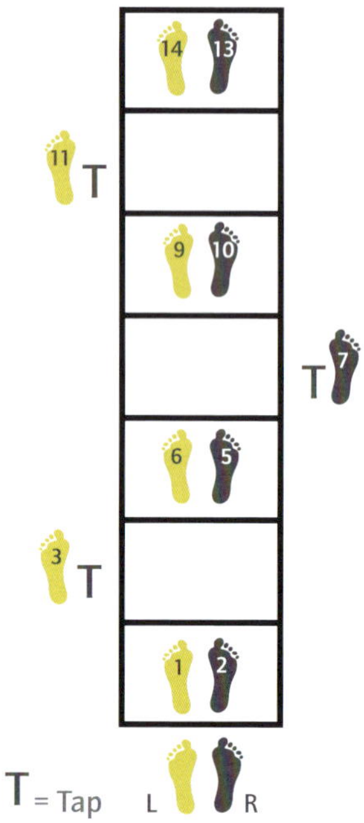

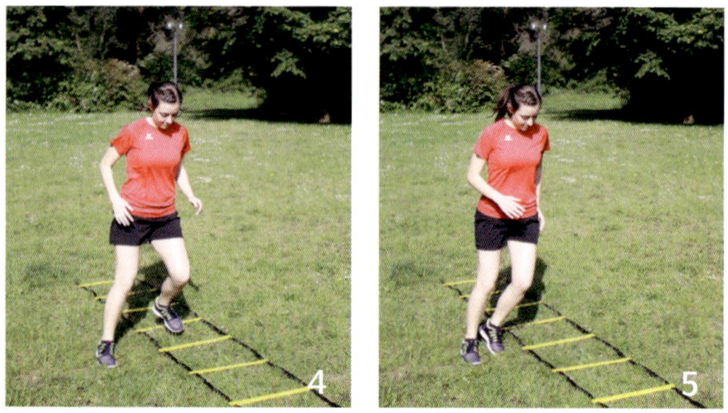

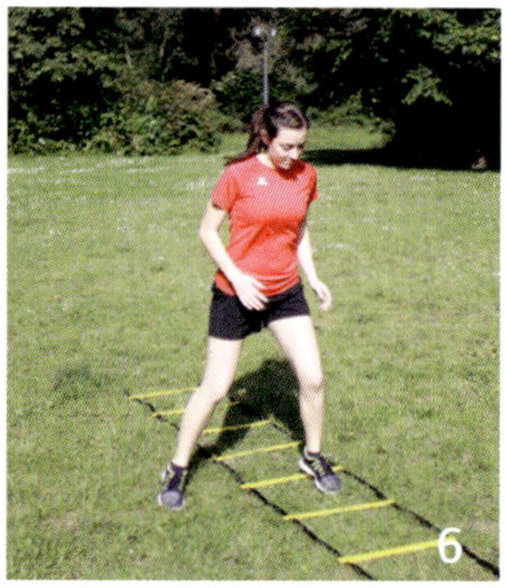

Koordinationslauf diagonal durch eine Leiter mit Tap

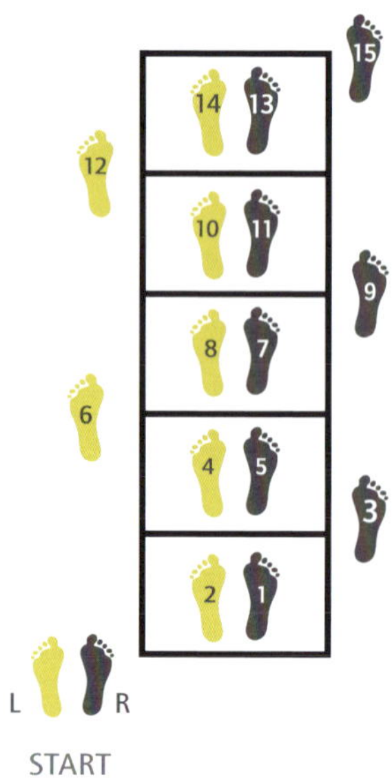

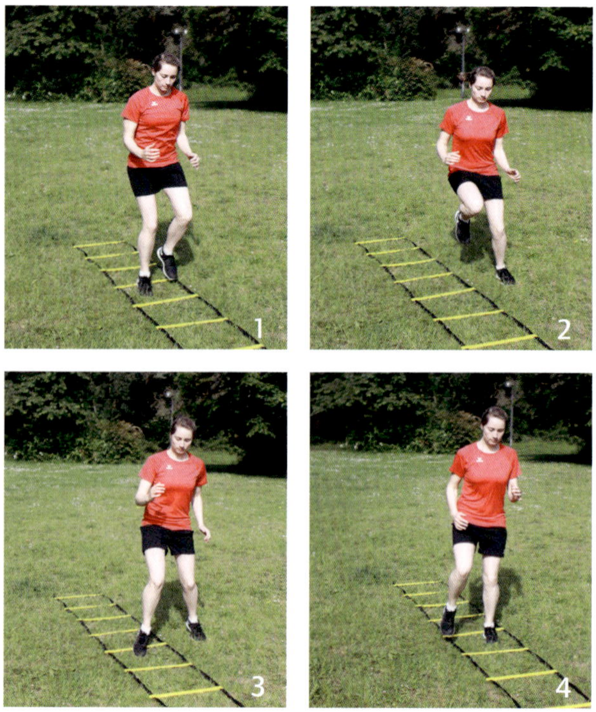

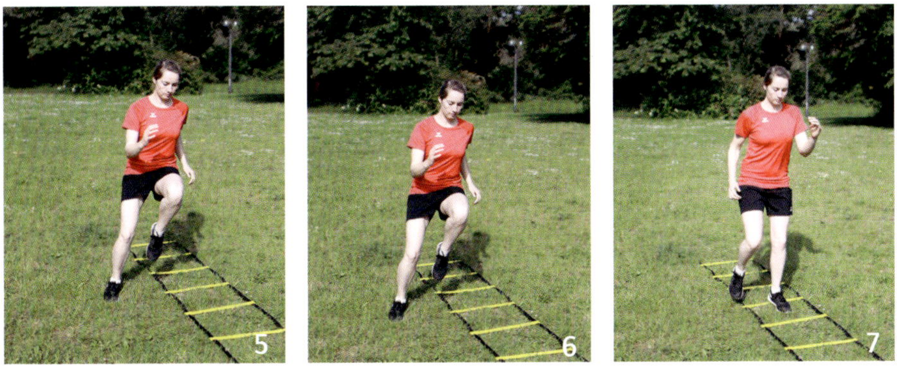

Koordinationslauf diagonal durch eine Leiter ohne Tap

LS 4 Koordinationslauf diagonal durch eine Leiter vor und zurück

Material: eine Koordinationsleiter

Ziel der Übung: Verbesserung der Koordination und der Ausdauer

Übungsausführung: Die Koordinationsleiter wird seitwärts durchlaufen. Zu Beginn steht man mit beiden Füßen in einem Feld am Anfang der Leiter. Der Fuß, der in Bewegungsrichtung vorne steht, wird vor das gleiche Feld gesetzt, dann wird in dem gleichen Feld mit dem anderen Fuß ein Schritt gemacht und der erste Fuß wird von vorne hinter das Feld gesetzt. Nun geht der zweite Fuß in Bewegungsrichtung in das nächste Feld. Die Bewegung erinnert an eine Mambobewegung. Am Ende der Leiter wird die Richtung gewechselt, sodass der andere Fuß führt.

Variation/Differenzierung:

+ Das Tempo erhöhen.
+ Diagonale Schlusssprünge durch die Koordinationsleiter ausführen.
– Das Tempo verringern.

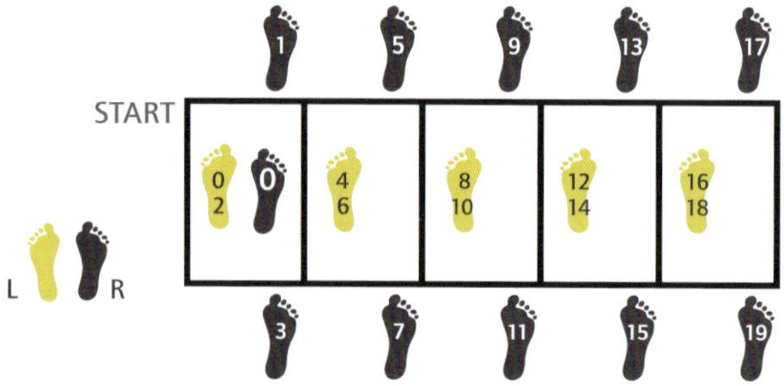

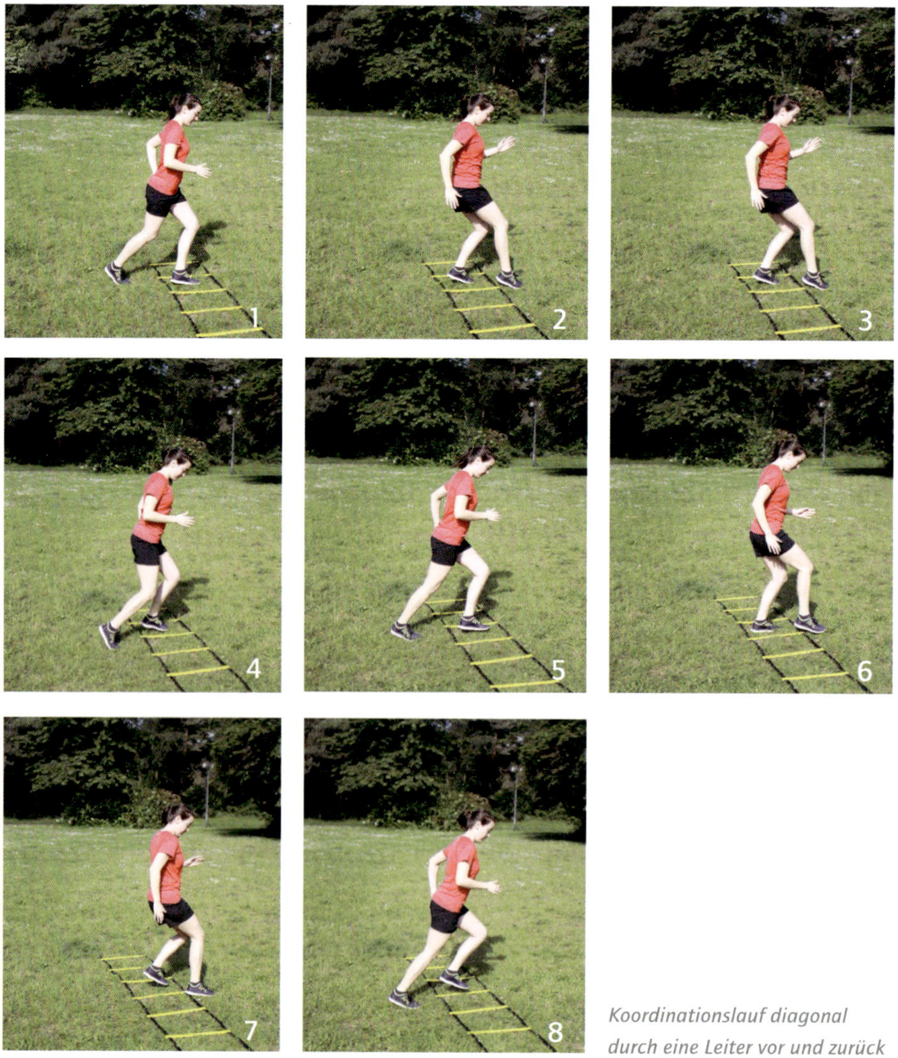

Koordinationslauf diagonal durch eine Leiter vor und zurück

LS 5 Hütchenlauf im Quadrat

Material: 4 Markierungshütchen

Ziel der Übung: Verbesserung der Koordination und der Ausdauer

Übungsausführung: Die Hütchen werden in einem Quadrat mit ca. 5 m Abstand zwischen den Hütchen aufgestellt. Nun werden die Hütchen vom Startpunkt aus so schnell wie möglich im Quadrat angelaufen, wobei der Sportler immer die ursprüngliche Körperausrichtung bzw. Blickrichtung beibehält. D. h., er bewegt sich im Seitgalopp links, im Rückwärtslauf, im Seitgalopp rechts, im Vorwärtslauf um das Quadrat. Nach der Hälfte der Zeit die Bewegungsrichtung wechseln.

Variation/Differenzierung:

+ Das Tempo erhöhen.
– Das Tempo verringern.

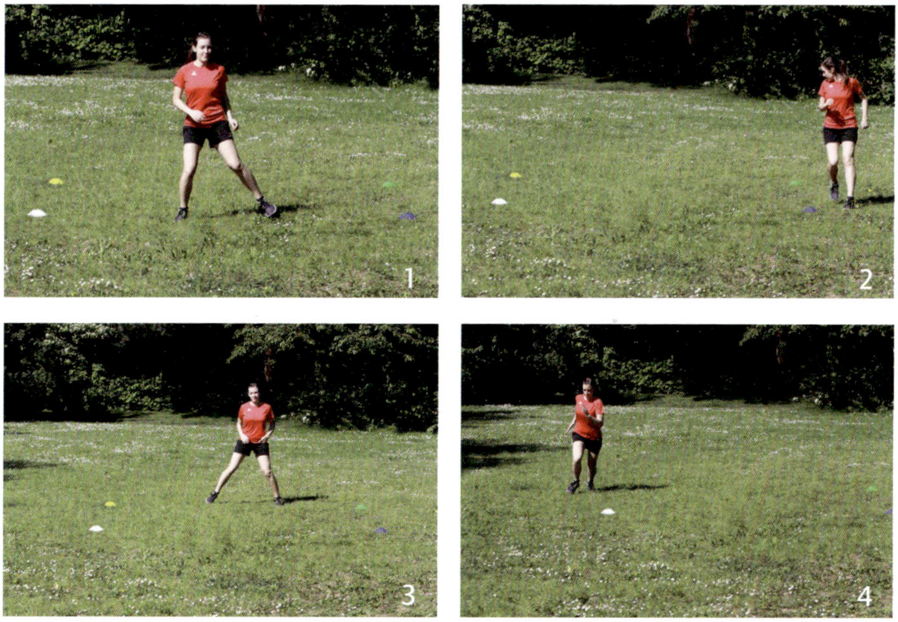

Hütchenlauf im Quadrat

LS 6 Diagonaler Hütchenlauf vorwärts/seitwärts

Material: 6-8 Markierungshütchen

Ziel der Übung: Verbesserung der Koordination, der Schnelligkeit und der Ausdauer

Übungsausführung: Die Hütchen werden als Zickzackparcours aufgestellt. Nun wird vom Startpunkt aus so schnell wie möglich jedes Hütchen angelaufen, mit der Hand berührt und zum nächsten Hütchen weitergelaufen. Vom letzten Hütchen aus läuft man außen wieder zum Start zurück.

Als Variante kann abwechselnd im Seitgaloppschritt gearbeitet werden.

Variation/Differenzierung:

+ Das Tempo erhöhen.
− Das Tempo verringern.

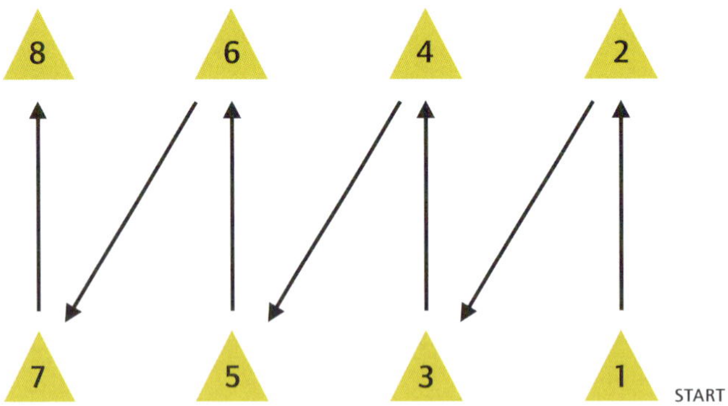

6

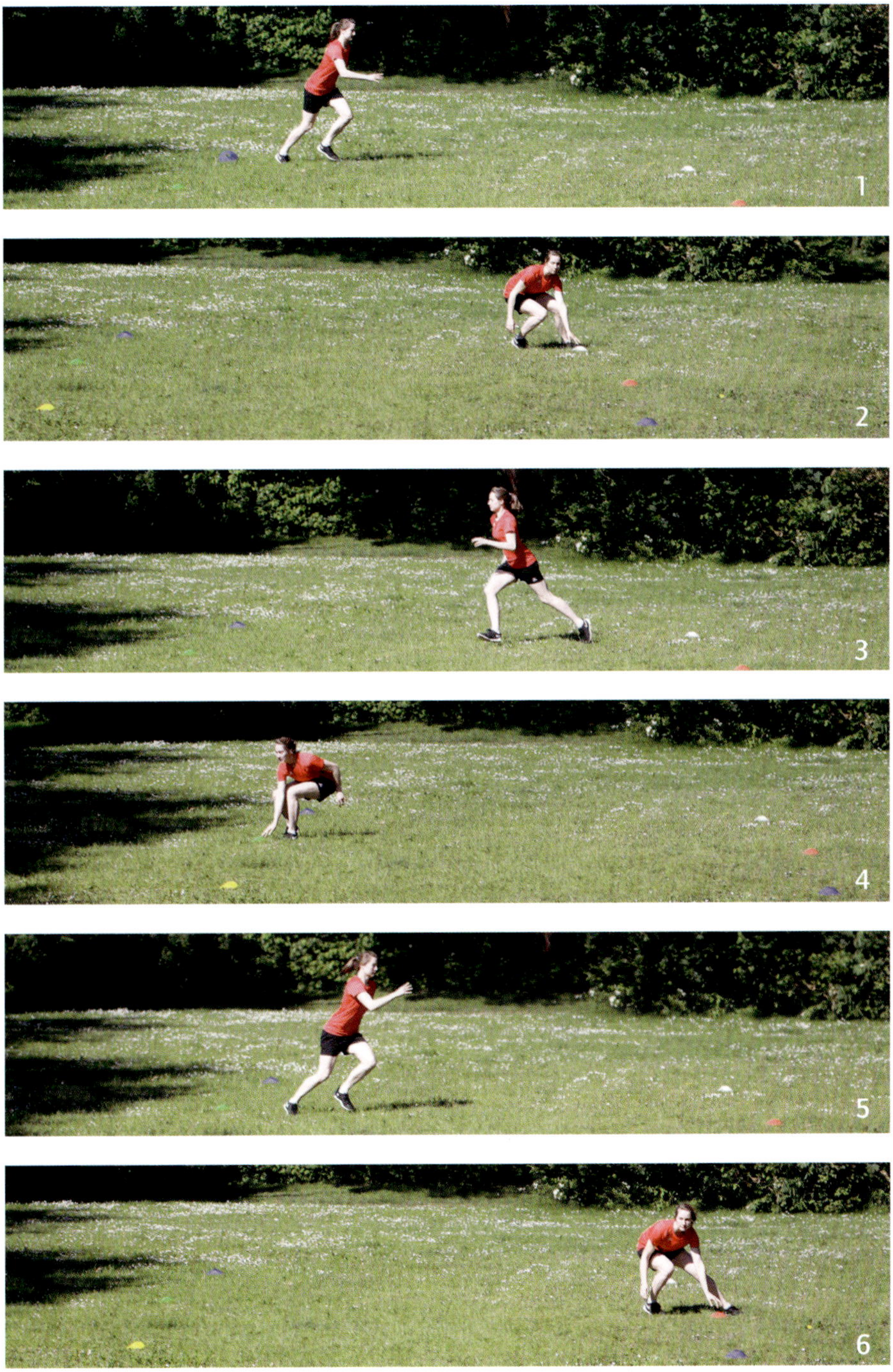

Diagonaler Hütchenlauf vorwärts

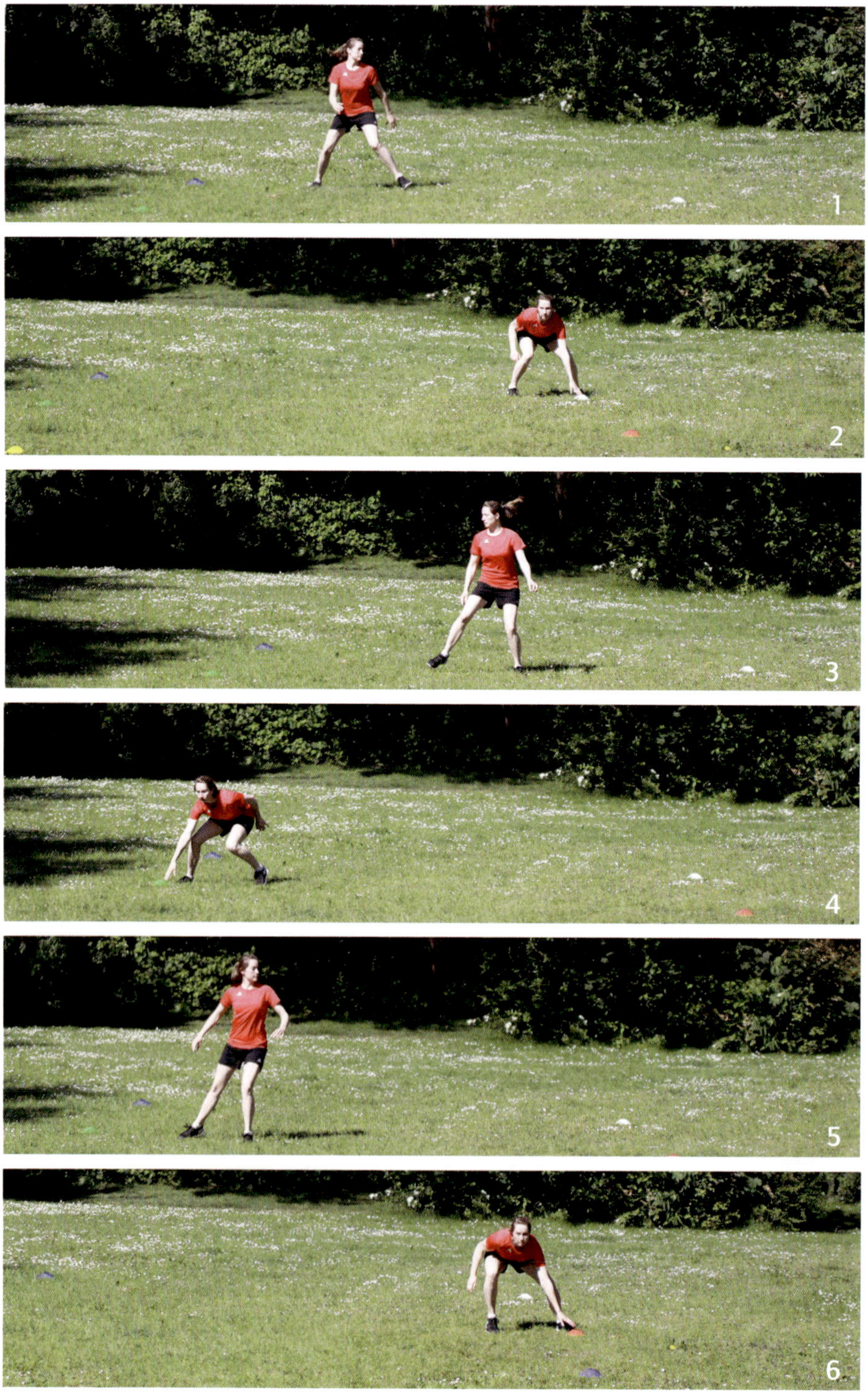

Diagonaler Hütchenlauf seitwärts

LS 7 Hütchenlauf vorwärts und rückwärts nach Farben

Material: 6 Markierungshütchen in unterschiedlichen Farben

Ziel der Übung: Verbesserung der Koordination, der Schnelligkeit und der Ausdauer

Übungsausführung: Die Hütchen werden in einer Linie mit 3-4 m Abstand aufgestellt. Nun werden die Hütchen vom Startpunkt aus so schnell wie möglich in einer bestimmten Reihenfolge angelaufen (z. B. lila, gelb, grün, weiß, rot). Dabei bleibt die Körperausrichtung gleich, es wird also vorwärts und rückwärts gelaufen. Vom letzten Hütchen aus läuft man außen wieder zum Start zurück.

Variation/Differenzierung:

+ Das Tempo erhöhen.
– Das Tempo verringern.

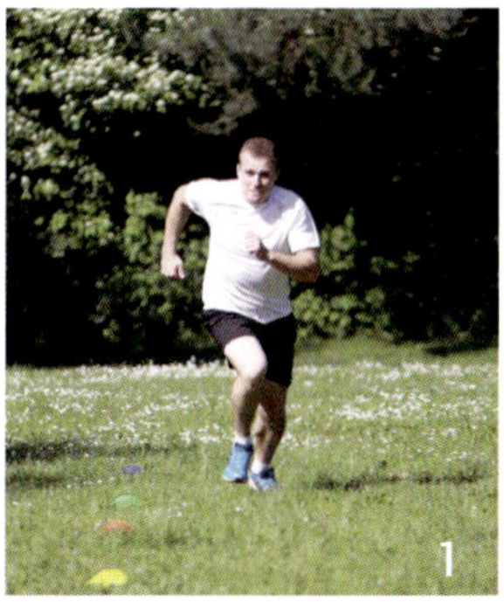

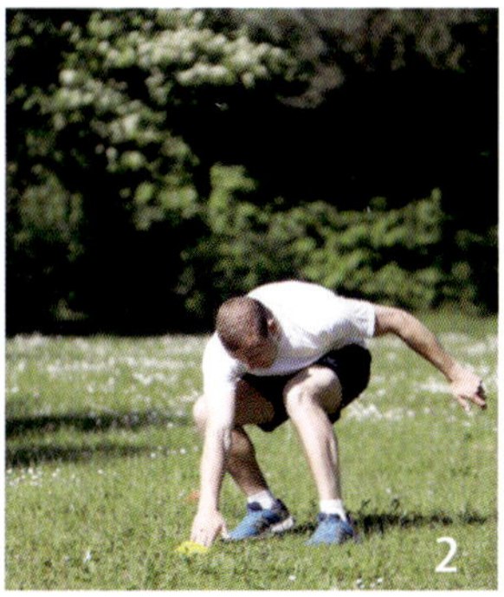

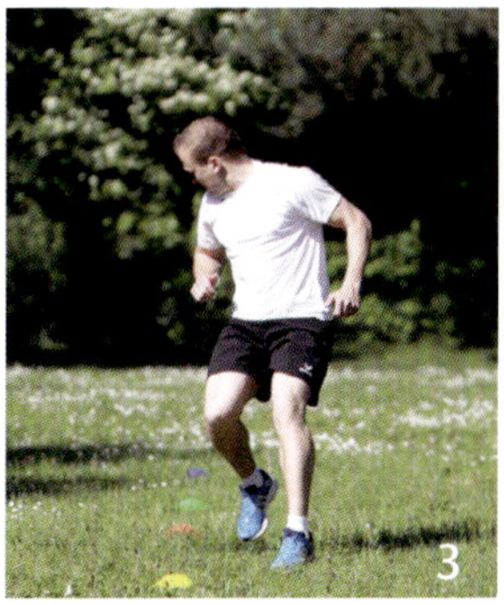

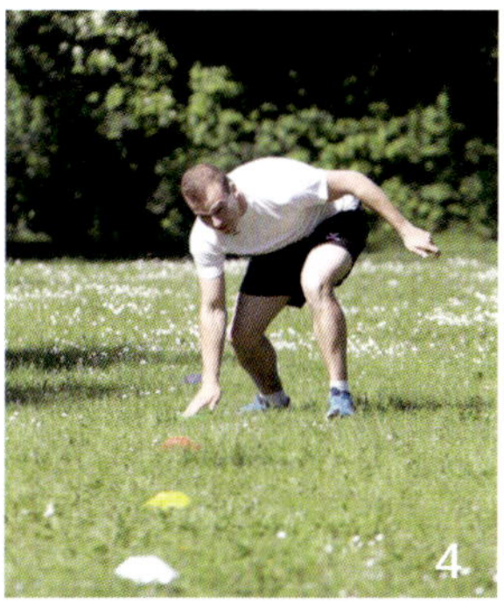

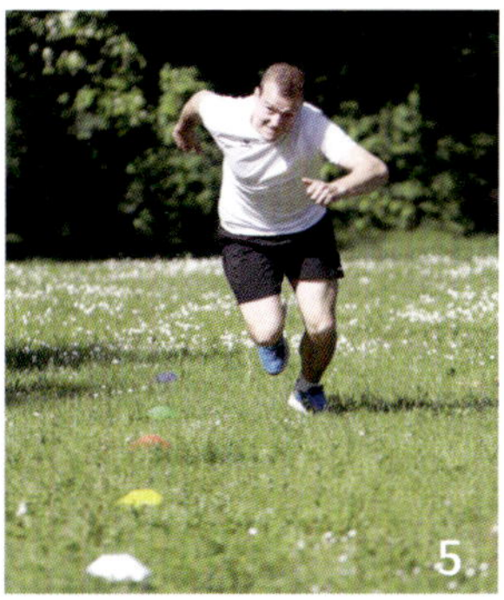

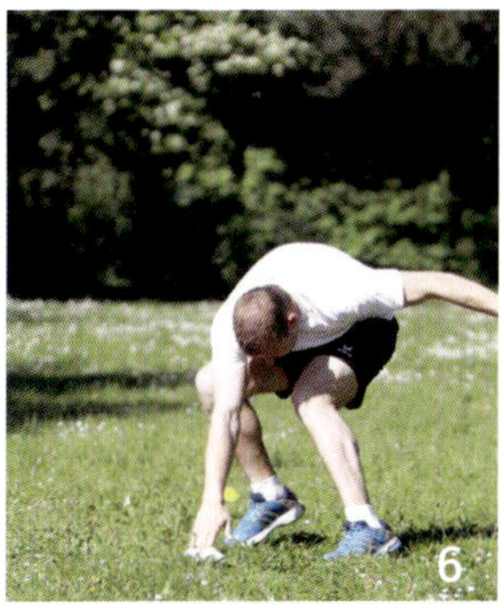

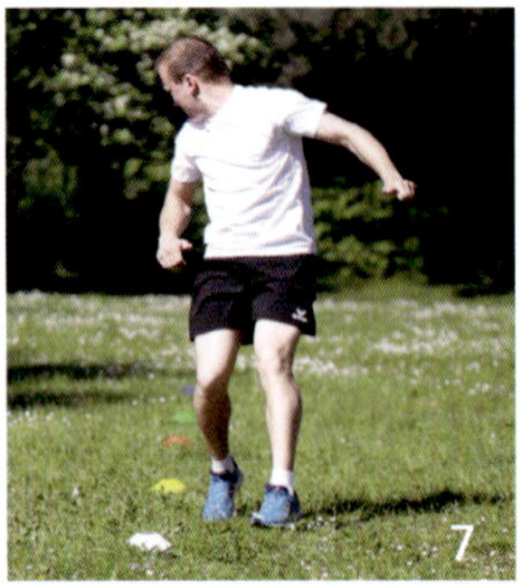

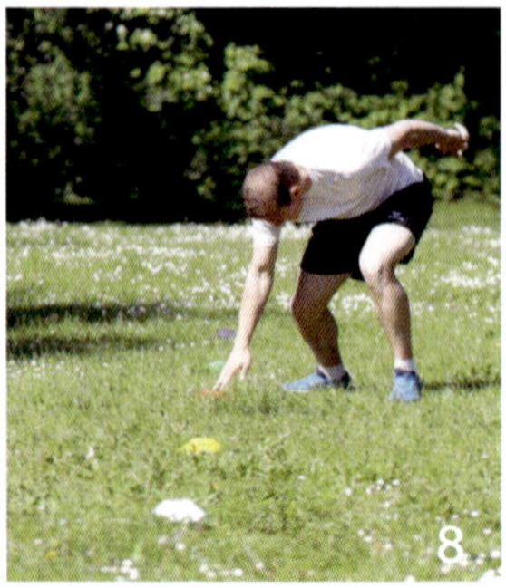

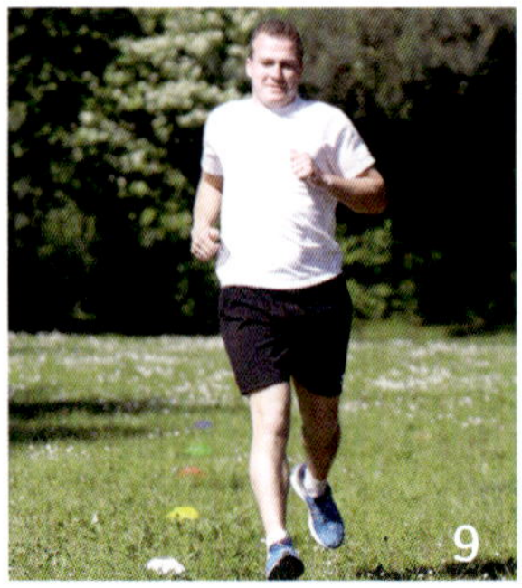

Hütchenlauf vorwärts und rückwärts nach Farben

LS 8 Hampelmann (Jumping Jack)

Material: keines

Ziel der Übung: Verbesserung der Koordination, der Sprungkraft und der Ausdauer

Übungsausführung: Aufrechter Stand mit geschlossenen Beinen. Die Arme hängen, mit den Handflächen zu den Oberschenkeln zeigend, seitlich am Körper nach unten. Aus dieser Position vom Boden abspringen und die Beine etwas weiter als schulterbreit spreizen. Dabei werden während des Springens die Arme in einem äußeren Bogen über dem Kopf zusammengeführt und so gedreht, dass die Handflächen zueinander zeigen. Anschließend mit den Füßen wieder in die Ausgangsposition zurückspringen und die Arme über außen nach unten führen.

Variation/Differenzierung:

+ Jumping Jacks durch eine Koordinationsleiter ausführen.

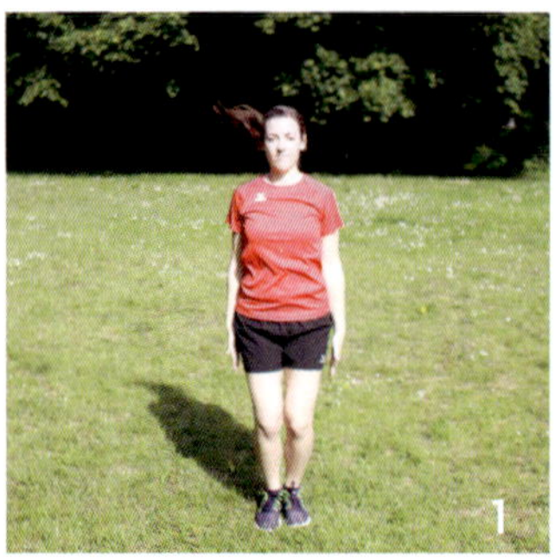

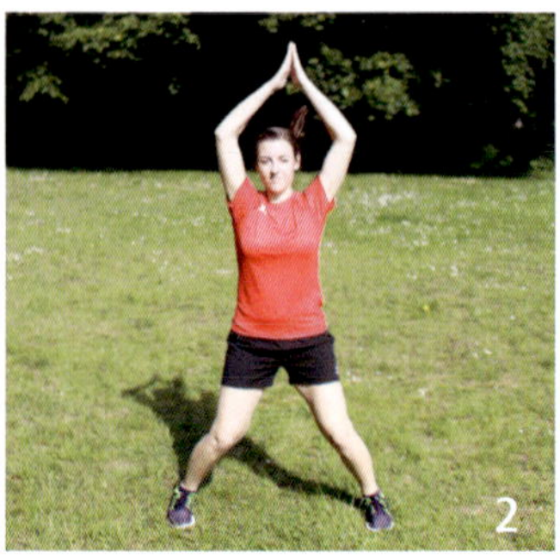

Hampelmann (Jumping Jack)

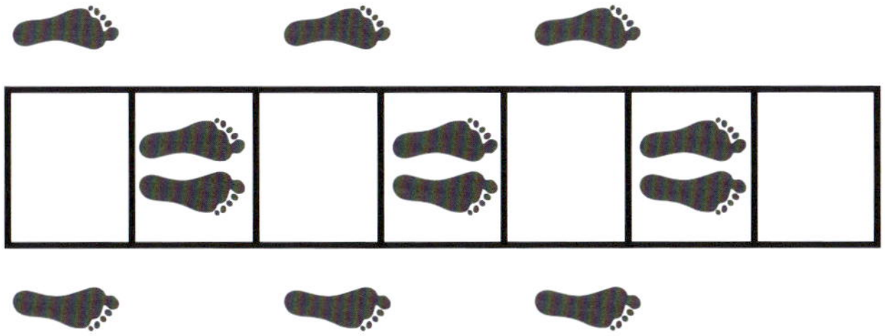

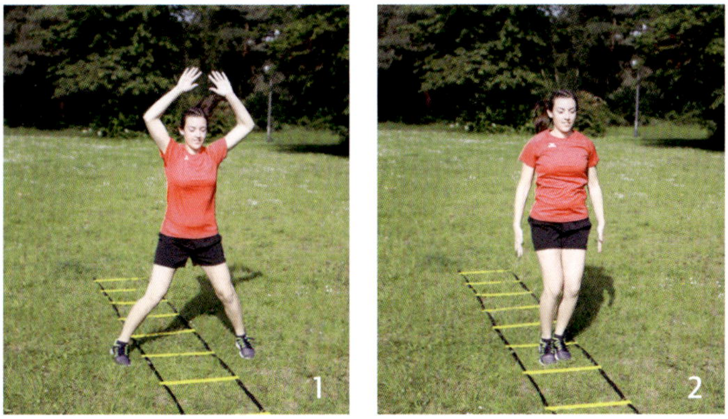

Hampelmann (Jumping Jack) durch die Koordinationsleiter

LS 9 Seitliche Schlusssprünge (Side to Side Jump)

Material: keines

Ziel der Übung: Verbesserung der Koordination, der Sprungkraft und der Ausdauer

Übungsausführung: Im hüftbreiten Stand die Hände auf den Beckenkamm stützen. Nun erfolgt ein beidbeiniges seitliches Springen nach rechts und links. Der Oberkörper wird hierbei möglichst ruhig und an einer Stelle gehalten. Die Beine schwingen also unter dem Körper.

Variation/Differenzierung:

- Die Sprünge mit einer gleichzeitigen Gegenbewegung der Arme ausführen.
- Diagonale Schlusssprünge durch eine Koordinationsleiter ausführen.
- Die Sprünge über eine Minihürde ausführen.

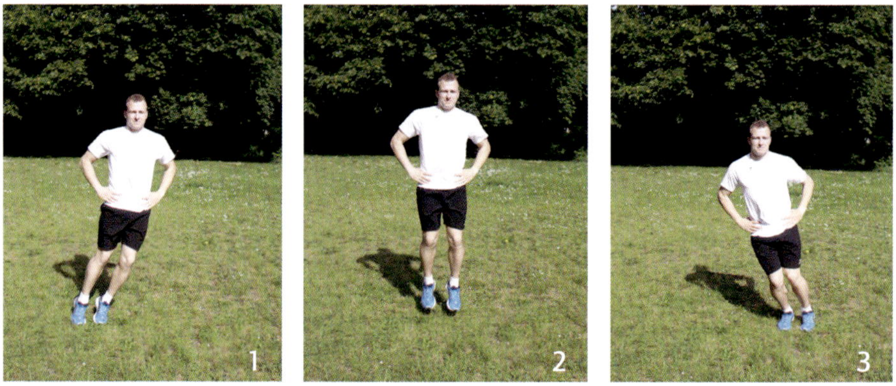

Seitliche Schlusssprünge (Side to Side Jump)

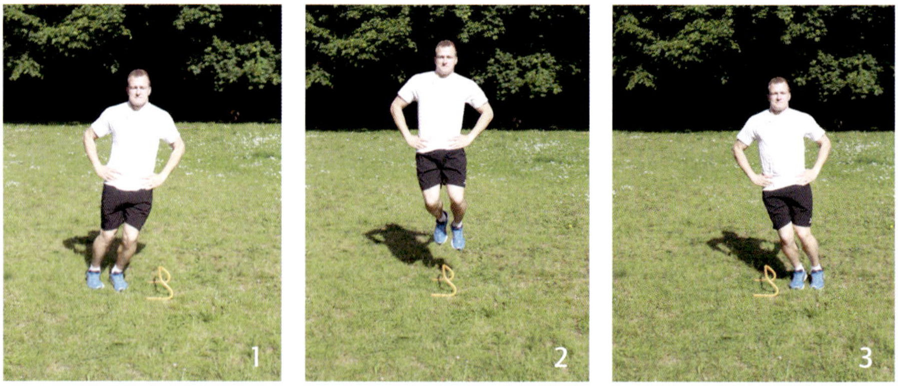

Seitliche Schlusssprünge (Side to Side Jump) über Minihürden

LS 10 Seitliche Schrittsprünge (Side Jump – Lateral Bound)

Material: keines

Ziel der Übung: Verbesserung der Koordination, der Sprungkraft und der Ausdauer

Übungsausführung: Aus dem Einbeinstand mit gebeugtem Standbein und gebeugter Hüfte erfolgt jeweils ein weiter seitlicher Sprung auf das andere Bein. Nach einem kurzen Verharren und Ausbalancieren auf dem Landebein mit gebeugtem Knie- und Hüftgelenk wird dieses Bein zum Sprungbein und es erfolgt wieder ein weiter seitlicher Sprung zurück in die Ausgangsposition.

Variation/Differenzierung:

+ Die Sprünge ohne Unterstützung der Arme ausführen.
+ Die Sprünge ohne Pause ausführen.
+ Die Sprünge über eine Minihürde ausführen.

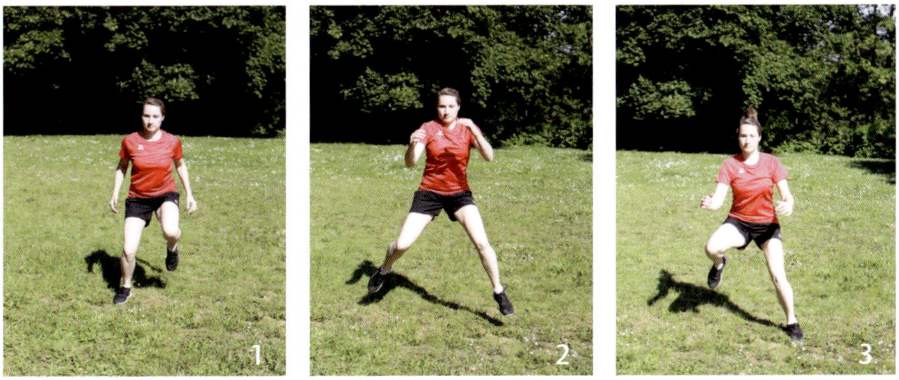

Seitliche Schrittsprünge (Side Jump – Lateral Bound)

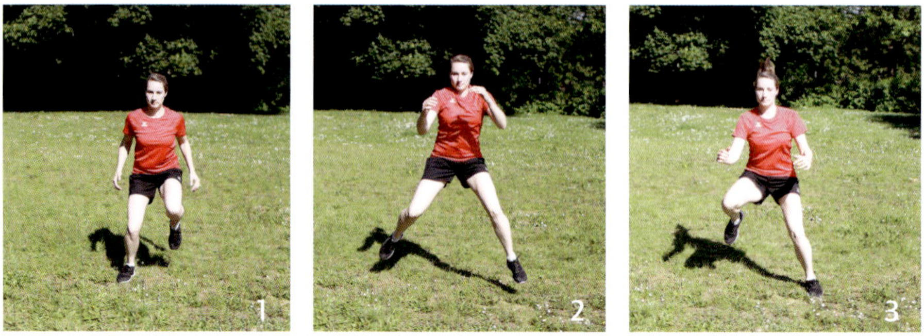

Seitliche Schrittsprünge (Side Jump – Lateral Bound) über Minihürden

LS 11 Sprünge aus der Kniebeuge (Squat Jumps)

Material: keines

Ziel der Übung: Verbesserung der Sprungkraft und der Ausdauer

Übungsausführung: Aus einem etwas mehr als schulterbreiten Stand langsam in eine tiefe Kniebeuge gehen und anschließend dynamisch nach oben in eine Körperstreckung springen. Beim Landen sofort wieder die Knie- und Hüftgelenke beugen und in die Kniebeuge kommen. Dann den nächsten Sprung ausführen.

Variation/Differenzierung:

\+ Die Pause zwischen den Sprüngen kürzer gestalten bzw. ohne Pause springen und die Sprünge verschmelzen.

– Die Pause zwischen den Sprüngen länger gestalten.

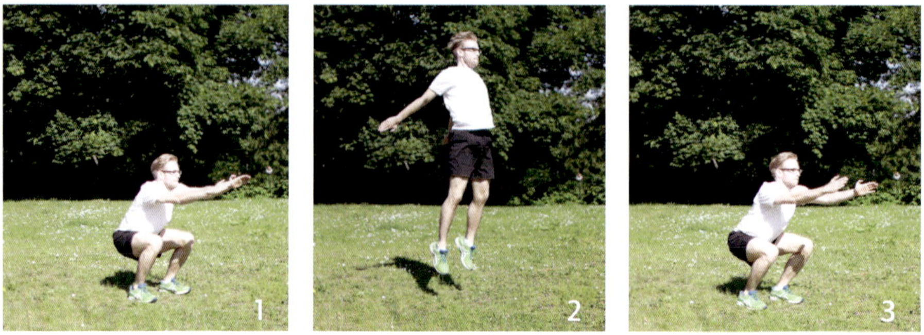

Sprünge aus der Kniebeuge (Squat Jumps)

LS 12 Hock-Streck-Sprung

Material: keines

Ziel der Übung: Verbesserung der Sprungkraft und der Ausdauer

Übungsausführung: Aus der Standposition in die Hocke gehen und beide Hände neben den Füßen aufsetzen. Aus dieser Position wird durch ein dynamisches Mitführen der Arme ein Strecksprung nach oben durchgeführt. Nach der Landung im Stand wieder zum nächsten Sprung in die Hockposition gehen.

Variation/Differenzierung:

+ Die Pause zwischen den Sprüngen kürzer gestalten bzw. ohne Pause springen und die Sprünge verschmelzen. 6
– Die Pause zwischen den Sprüngen länger gestalten.

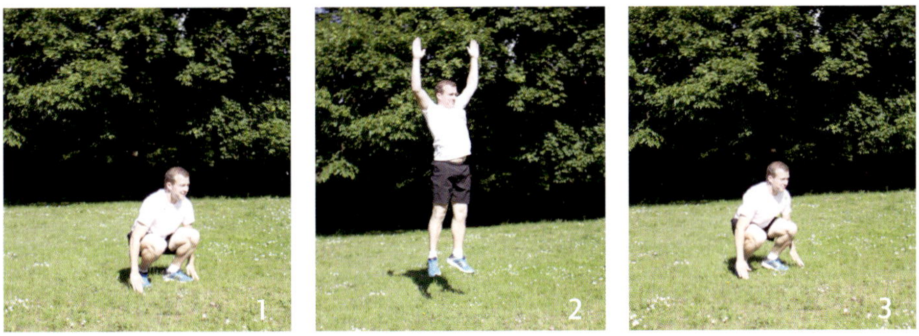

Hock-Streck-Sprung

LS 13 Sprünge aus dem Ausfallschritt (Split Jump)

Material: keines

Ziel der Übung: Verbesserung der Koordination, der Sprungkraft und der Ausdauer

Übungsausführung: Mit einem großen Ausfallschritt nach vorne beginnen und das hintere Knie gebeugt in Richtung Boden absenken. Der Rücken ist gestreckt, die Schultern nach hinten unten gezogen, die Hände neben dem Becken gehalten. Dann sich dynamisch vor allem mit dem vorderen Bein nach oben abdrücken. Dabei gleichzeitig die Arme nach vorne oben schwingen und vom Boden abspringen. Bei der Landung mit schon leicht gebeugten Knien und mit den Ballen zuerst aufsetzen (das gleiche Bein steht vorne) und in einer fließenden Bewegung (ohne Pause) zurück in die tiefe Ausgangsposition kommen. Dabei die Arme wieder nach unten ziehen. Kurz stabil halten und dann erneut abspringen. Darauf achten, dass das vordere Knie stabil und über dem Fuß bleibt!

Variation/Differenzierung:

+ Die Hände hinter dem Kopf verschränken.
+ Die Knie stärker beugen/höher springen.
+ Die Zeit am Boden verkürzen.
- Die Knie weniger stark beugen/weniger hoch springen.
- Das vordere Bein bei jedem Sprung wechseln.

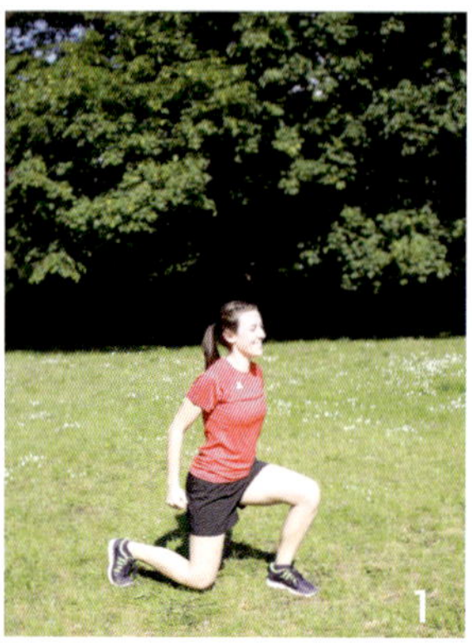

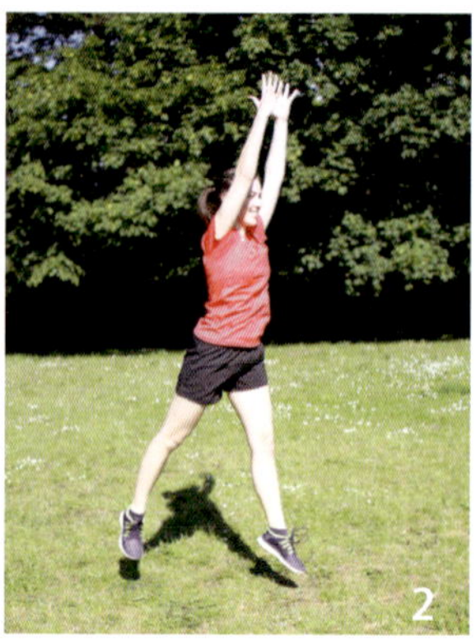

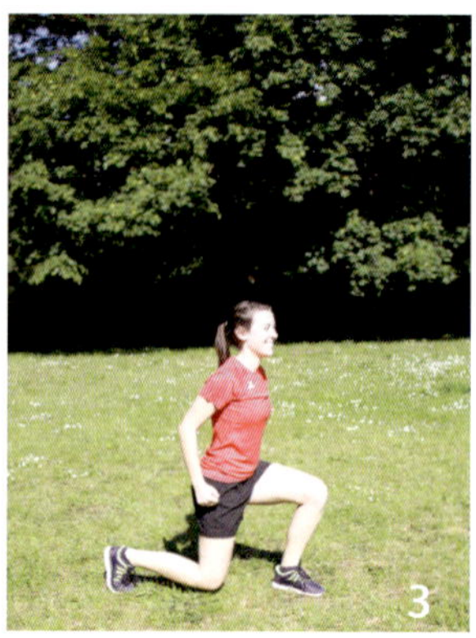

Sprung aus dem Ausfallschritt (Split Jump)

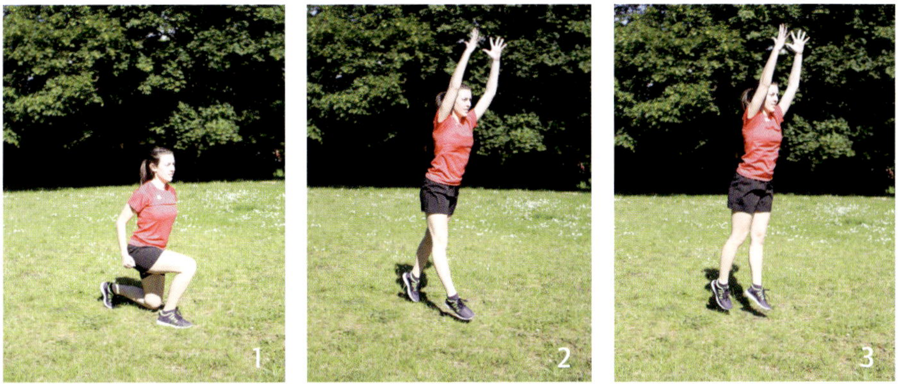

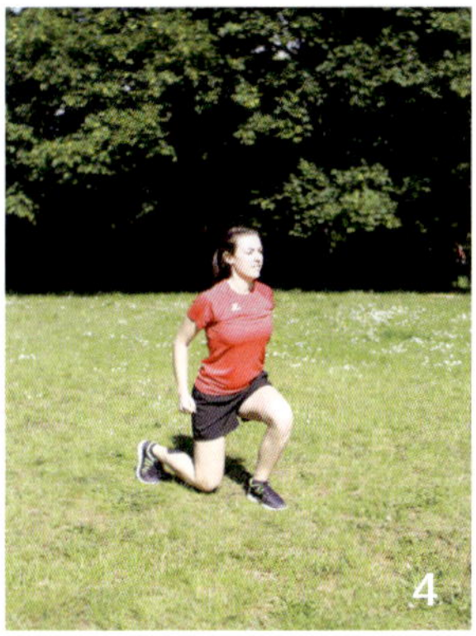

Sprung aus dem Ausfallschritt (Split Jump) und Wechsel der Ausfallschritte

LS 14 Seilspringen (Rope Skipping): Einfacher Seilsprung vorwärts (Easy – Single under)

Material: ein Sprungseil (Speed Rope)

Ziel der Übung: Verbesserung der Ausdauer, der Sprungkraft und der Koordination

Übungsausführung: Im aufrechten Stand fassen die Hände die Griffe des Sprungseils (Speed Rope). Zu Beginn befindet sich das Seil hinter den Füßen. Durch geringe Impulse aus dem Handgelenk und dem Unterarm wird das Seil nun vorwärts geschlagen. Beide Beine springen gleichzeitig, ohne Zwischensprung, über das Seil. Dabei vor allem aus dem Sprunggelenk arbeiten.

Variation/Differenzierung:

+ Das Tempo erhöhen.
– Das Tempo verringern.
– Einen Zwischensprung ausführen.
– Das Seil überlaufen.

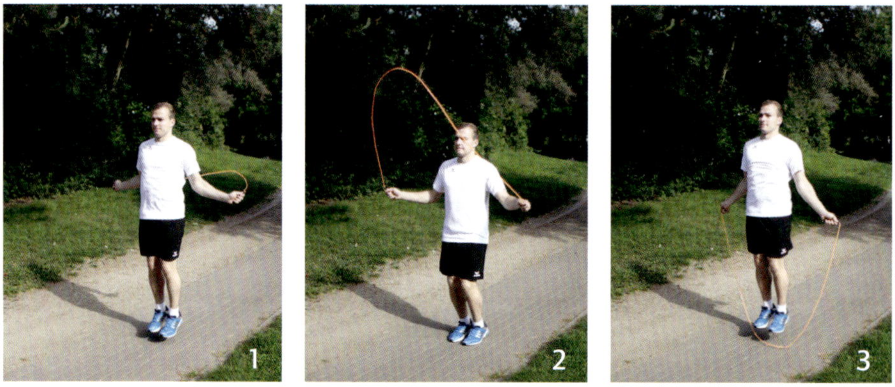

Seilspringen (Rope Skipping): Einfacher Seilsprung vorwärts (Easy – Single under)

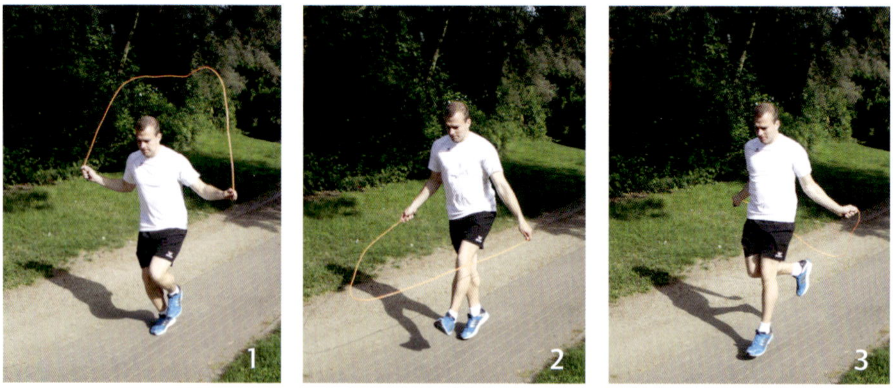

Seilspringen (Rope Skipping): Einfacher Seilsprung vorwärts (Easy – Single under) mit Überschlagen des Seils

LS 15 Seilspringen (Rope Skipping): Einfacher Seilsprung vorwärts mit Doppeldurchschlag (Easy – Double under)

Material: ein Sprungseil (Speed Rope)

Ziel der Übung: Verbesserung der Ausdauer, der Sprungkraft und der Koordination

Übungsausführung: Der Bewegungsablauf ist derselbe wie beim Easy - Single under, jedoch wird das Seil schneller geschlagen und schwingt während eines Sprungs 2 x unter dem Körper durch. Dabei die Füße durch Anhocken der Beine weiter vom Boden entfernen.

6

Variation/Differenzierung:

+ Das Tempo erhöhen.
– Das Tempo verringern.
– Nur nach jedem dritten oder fünften Sprung einen Doppeldurchschlag ausführen.

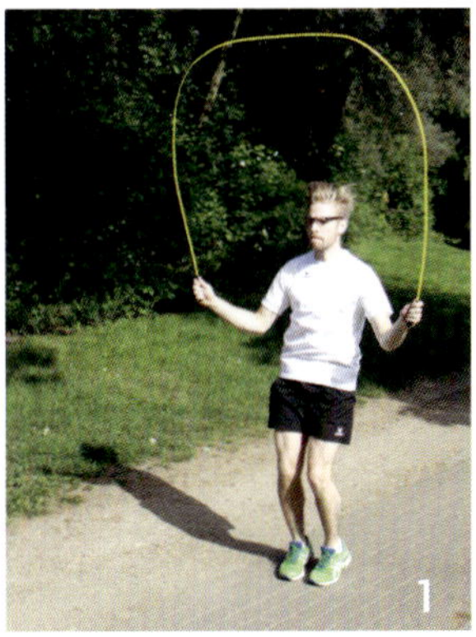

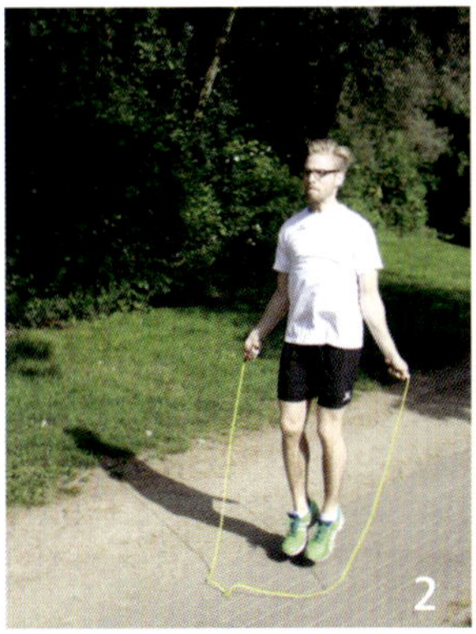

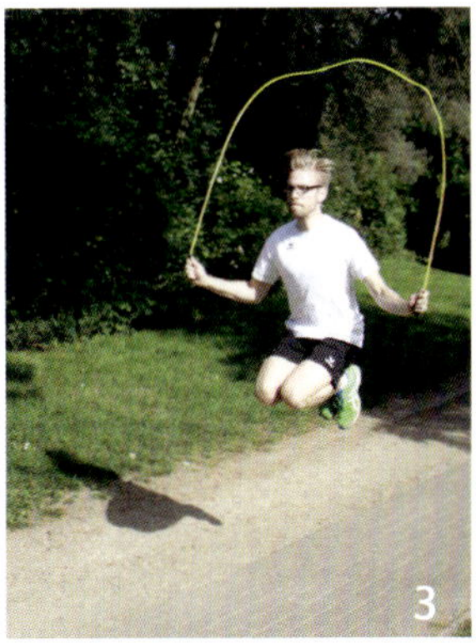

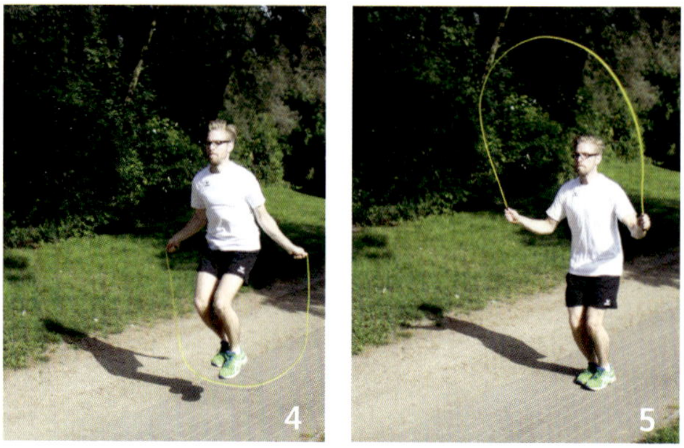

Seilspringen (Rope Skipping): Einfacher Seilsprung vorwärts mit Doppeldurchschlag (Easy – Double under)

LS 16 Seilspringen (Rope Skipping): Überkreuzter Seilsprung vorwärts (Criss-Cross)

Material: ein Sprungseil (Speed Rope)

Ziel der Übung: Verbesserung der Ausdauer, der Sprungkraft und der Koordination

Übungsausführung: Der Bewegungsablauf ist derselbe wie beim Easy – Single under, jedoch wird das Seil vor dem Überspringen im Wechsel vor dem Körper gekreuzt bzw. entkreuzt.

Variation/Differenzierung:

+ Das Tempo erhöhen.
– Das Tempo verringern.
– Nur nach jedem dritten oder fünften Sprung kreuzen.

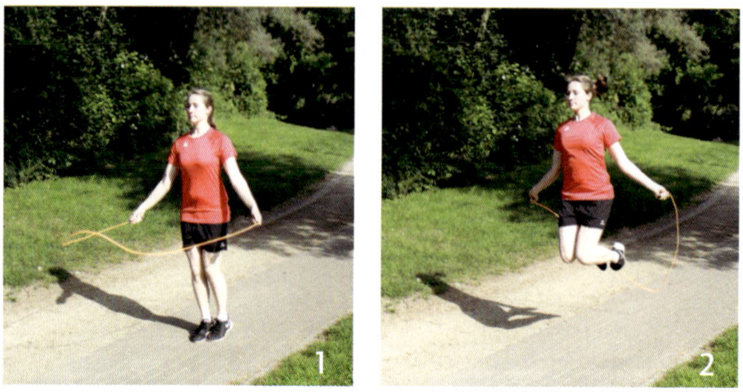

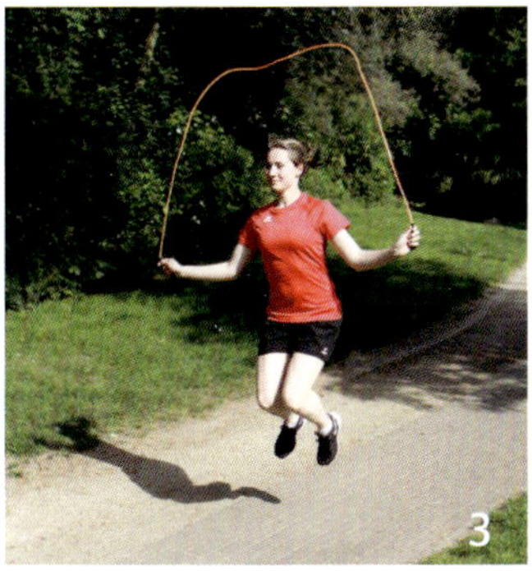

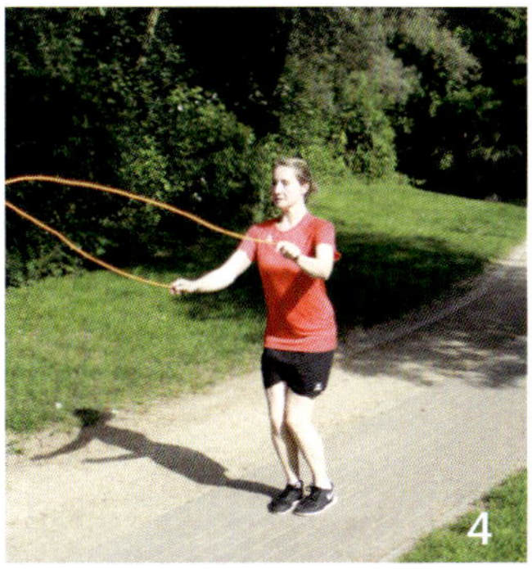

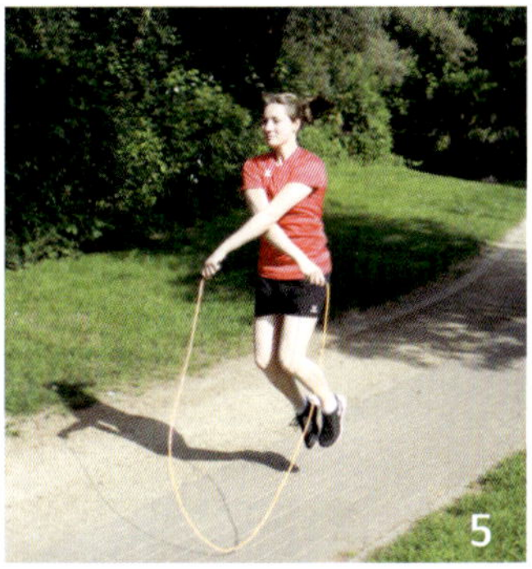

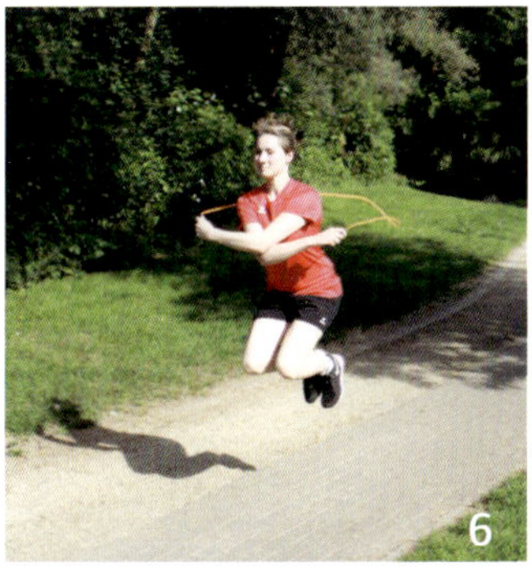

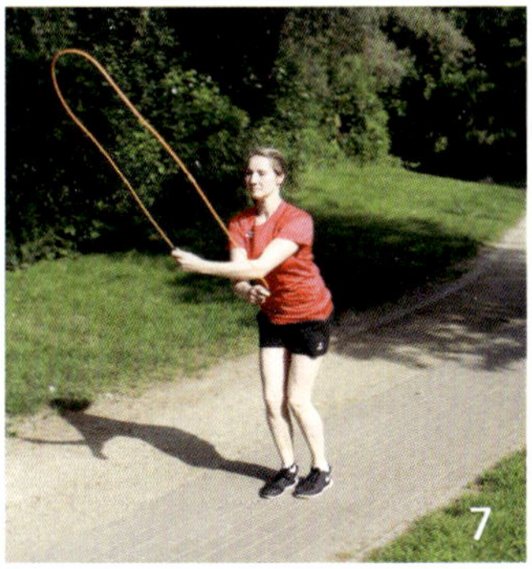

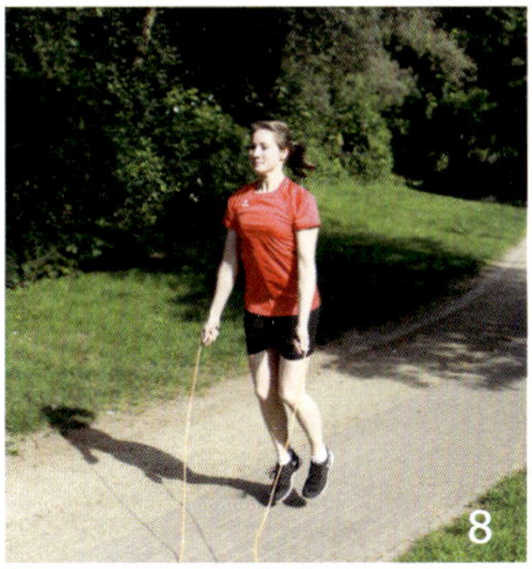

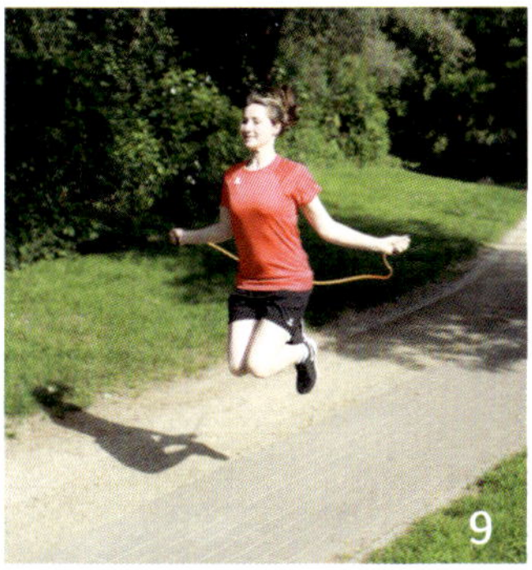

*Seilspringen (Rope Skipping):
Überkreuzter Seilsprung vorwärts
(Criss-Cross)*

6.4.7 SÜ – Rumpfstabilisationsübungen (statisch)

Übersicht über die Rumpfstabilisationsübungen (statisch)

SÜ 1 Schulterbrücke (Shoulder Bridge)

SÜ 2 Unterarmstütz (Plank)

SÜ 3 Säge im Unterarmstütz (Plank Saw)

SÜ 4 Liegestützposition mit Heranziehen der Beine

SÜ 5 Liegestützgang

SÜ 6 Liegestützgang in der Koordinationsleiter

SÜ 7 Seitunterarmstütz/Seitstütz

SÜ 8 Schwebesitz

SÜ 9 Umgekehrter Unterarmstütz/Liegestütz

SÜ 10 Umgekehrter Tisch (Reverse Table)

SÜ 11 Ganzkörperbrücke (Bridge)

SÜ 1 Schulterbrücke (Shoulder Bridge)

Material: keines, evtl. eine Gymnastikmatte

Ziel der Übung: Ganzkörperstabilisation; Kräftigung der Hüftstreckmuskulatur, Rückenmuskulatur (Rückenstrecker) und Bauchmuskulatur (schräge)

Übungsausführung: In der Rückenlage die Beine anwinkeln und die Füße nahe am Gesäß aufstellen. Die Arme liegen seitlich neben dem Körper, die Handflächen zeigen nach oben. Der Bauch wird nach innen gezogen und das Gesäß so weit angehoben, bis Rumpf und Oberschenkel eine gerade Linie bilden. Diese Position wird gehalten und im Wechsel wird ein Fuß vom Boden gelöst und wieder abgestellt. 6
Den Rücken immer gestreckt halten und das Absinken des Beckens auf der Seite des angehobenen Beins vermeiden!

Variation/Differenzierung:

+ Ein Bein anheben, auf Höhe des anderen Oberschenkels strecken und halten.
+ Ein Bein anheben und das Knie in Richtung Brustkorb ziehen.
− Beide Füße am Boden lassen.

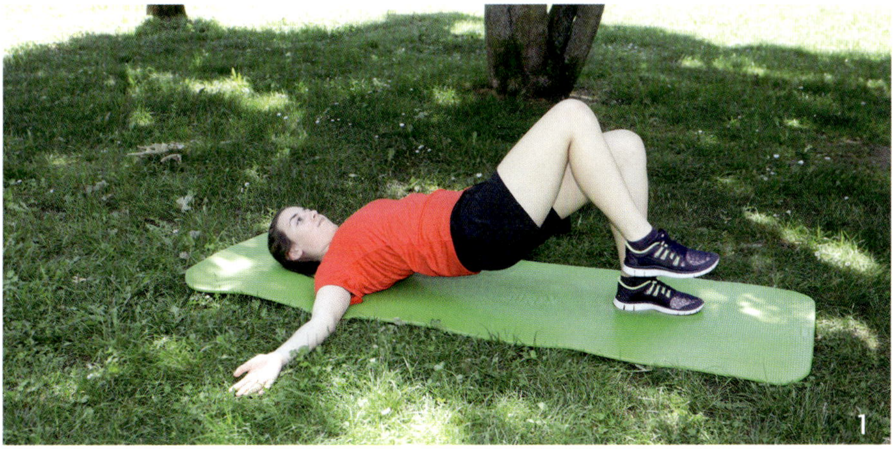
1

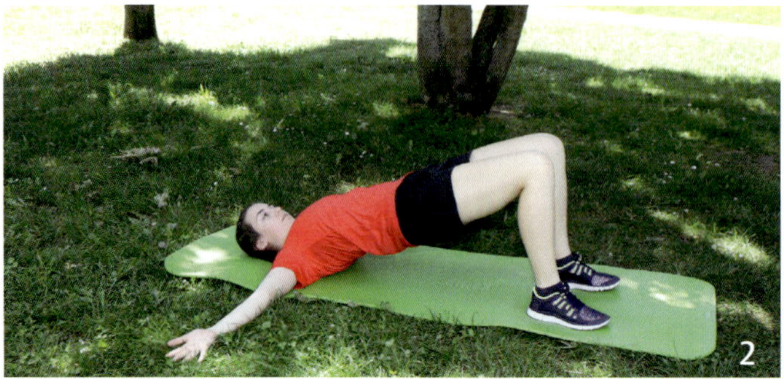

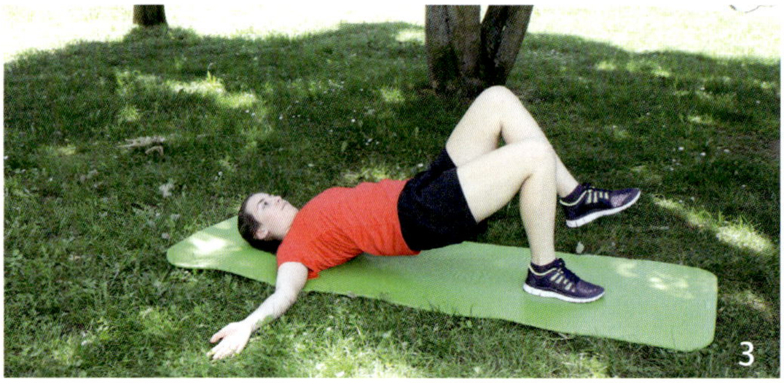

Schulterbrücke (Shoulder Bridge)

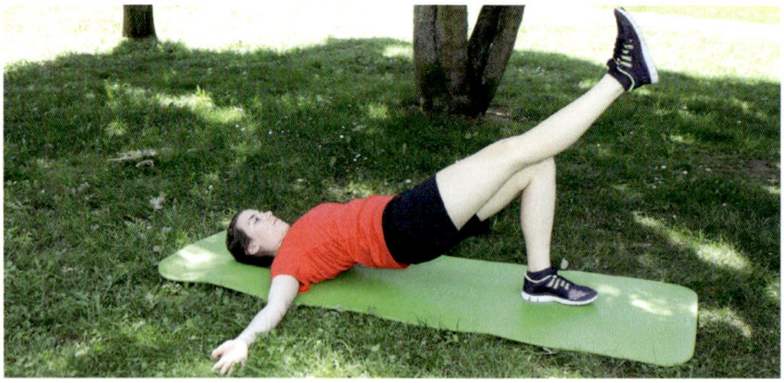

Schulterbrücke (Shoulder Bridge) mit ausgestrecktem Bein

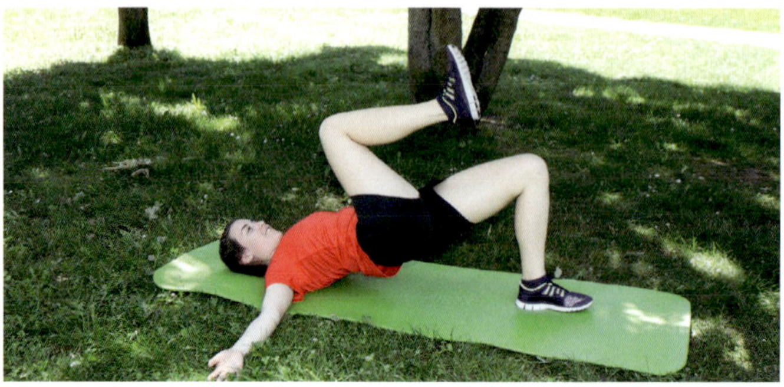

Schulterbrücke (Shoulder Bridge) mit herangezogenem Bein

SÜ 2 Unterarmstütz (Plank)

Material: keines, evtl. eine Gymnastikmatte

Ziel der Übung: Ganzkörperstabilisation; Kräftigung der gesamten Rumpfmuskulatur

Übungsausführung: Aus dem Vierfüßlerstand auf die Unterarme stützen, dabei befinden sich die Ellbogen unter den Schultergelenken. Die Beine lang nach hinten ausstrecken, die Füße stehen auf den Zehen. Nun das Becken so weit angehoben halten, dass Rumpf und Beine eine gerade Linie bilden, das Durchhängen des Rückens vermeiden. Der Bauch bleibt angespannt und die Schultern werden nach hinten unten gezogen. Nun werden langsam die Beine im Wechsel angehoben und wieder abgesetzt, dabei das Becken stabil halten!

Variation/Differenzierung:

+ Einen Arm statt einem Bein vom Boden lösen.
+ Diagonal einen Arm und ein Bein gleichzeitig vom Boden lösen.
– Beide Beine am Boden lassen. Position nur halten.
– Auf den Knien stützen.

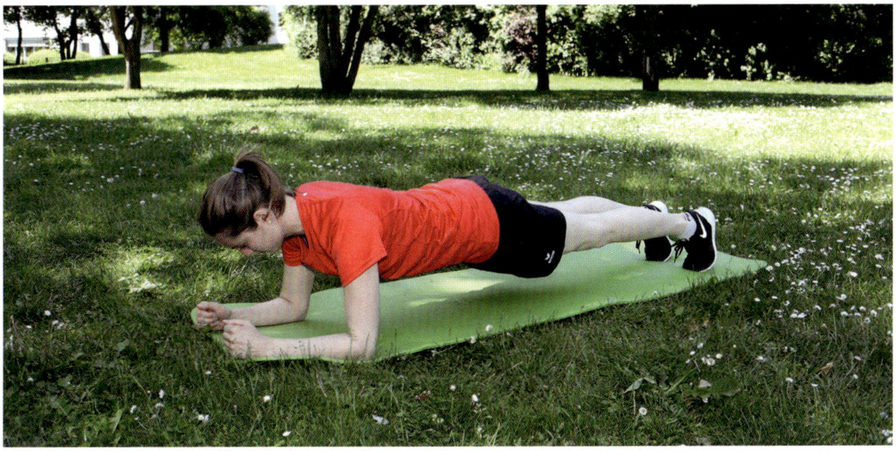

Unterarmstütz (Plank)

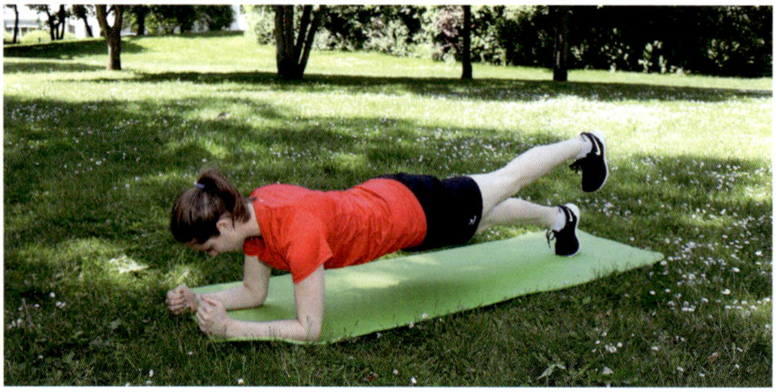

Unterarmstütz (Plank) mit angehobenem Bein

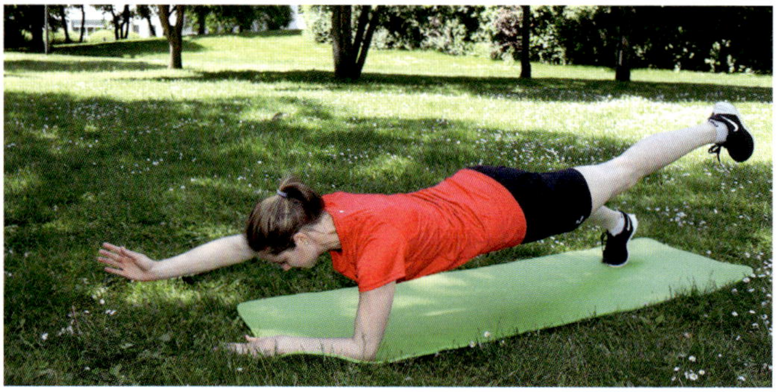

Unterarmstütz (Plank) mit Arm und Bein diagonal angehoben

SÜ 3 Säge im Unterarmstütz (Plank Saw)

Material: keines, evtl. eine Gymnastikmatte

Ziel der Übung: Ganzkörperstabilisation; Kräftigung der gesamten Rumpfmuskulatur; Stabilisation in Schulter- und Sprunggelenk

Übungsausführung: Aus dem Vierfüßlerstand auf die Unterarme stützen, dabei befinden sich die Ellbogen unter den Schultergelenken. Die Beine lang nach hinten ausstrecken, die Füße stehen auf den Zehen. Nun das Becken so weit angehoben halten, dass Rumpf und Beine eine gerade Linie bilden, das Durchhängen des Rückens vermeiden. Nun wird der gesamte Körper langsam im Wechsel so weit wie möglich nach vorne und dann nach hinten geschoben. Die Sprunggelenke werden dabei gestreckt und gebeugt. Der Bauch bleibt immer angespannt und die Schultern werden nach hinten unten gezogen.

Variation/Differenzierung:

+ Einen Fuß vom Boden lösen.
– Im Unterarmstütz ohne Vor- und Rückbewegung halten.

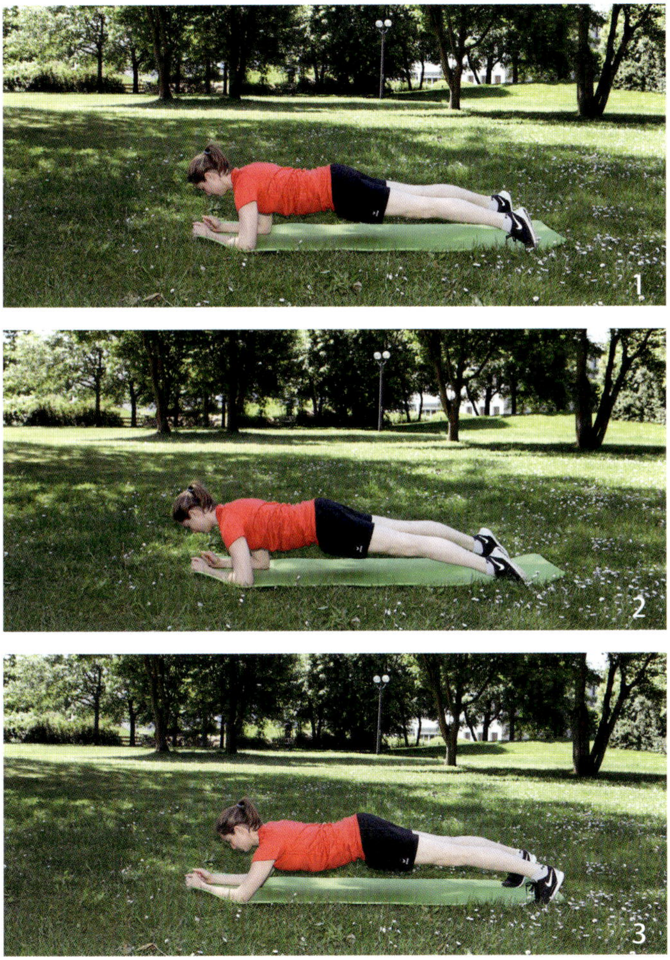

Säge im Unterarmstütz (Plank Saw)

SÜ 4 Liegestützposition mit Heranziehen der Beine

Material: keines, evtl. eine Gymnastikmatte

Ziel der Übung: Ganzkörperstabilisation; Kräftigung der gesamten Rumpfmuskulatur, Hüftbeugemuskulatur, Hüftstreckmuskulatur und Armmuskulatur (Trizeps)

Übungsausführung: In der Liegestützposition eine Längsspannung aufbauen und die Bauchmuskulatur anspannen. Nun wird im Wechsel langsam und kontrolliert ein Fuß vom Boden gelöst, das Bein mit gebeugtem Knie unter dem Körper so weit wie möglich herangezogen und wieder ausgestreckt. Im Wechsel mit rechts und links ausführen. Beim Heranziehen darauf achten, dass der Rücken gestreckt bleibt!

Variation/Differenzierung:

+ Mit dem herangezogenen Bein unter dem Körper zusätzlich eine Rotation zur gegenüberliegenden Seite ausführen.
– Die Liegestützposition mit beiden Füßen am Boden halten.

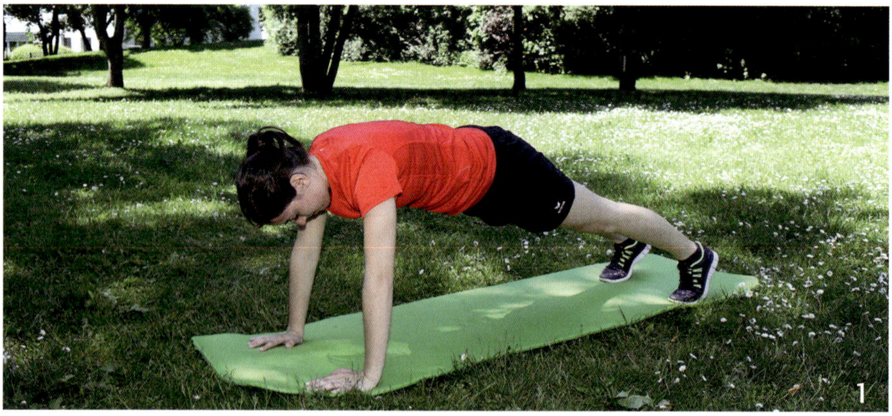

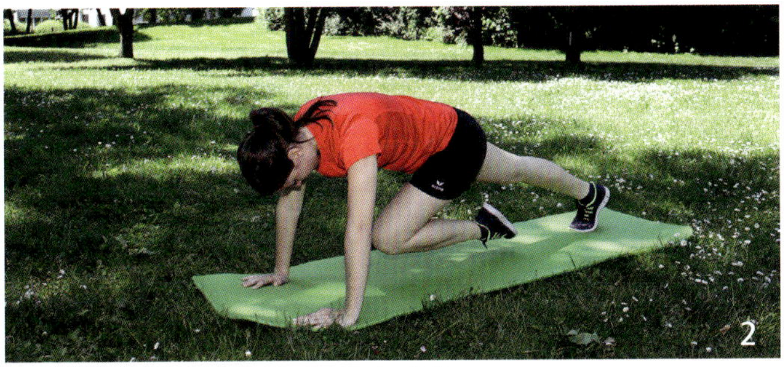

Liegestützposition mit Heranziehen der Beine

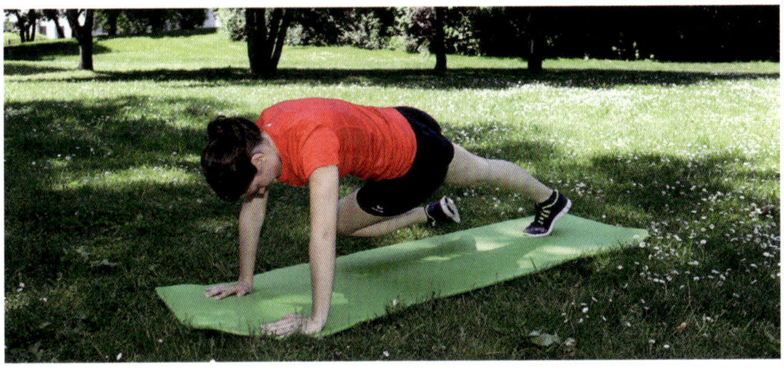

Liegestützposition mit Rotation

SÜ 5 Liegestützgang

Material: vier Markierungshütchen

Ziel der Übung: Ganzkörperstabilisation; Kräftigung der gesamten Rumpfmuskulatur, Armmuskulatur und der Beinmuskulatur

Übungsausführung: Vier Markierungshütchen werden mit etwa 2 m Abstand zueinander als Quadrat am Boden angeordnet. In der Liegestützposition wird bei einer Markierung begonnen und dann werden im Quadrat alle Markierungen in der Liegestützposition abgelaufen. Dabei bleibt die Ausrichtung des Körpers gleich – es wird also seitlich, vorwärts, seitlich, rückwärts gegangen. Das Becken darf etwas höher als der Rumpf gehalten werden, aber nicht tiefer. Der Bauch bleibt immer angespannt!

Variation/Differenzierung:

+ Das Tempo erhöhen.
– Das Tempo verringern.

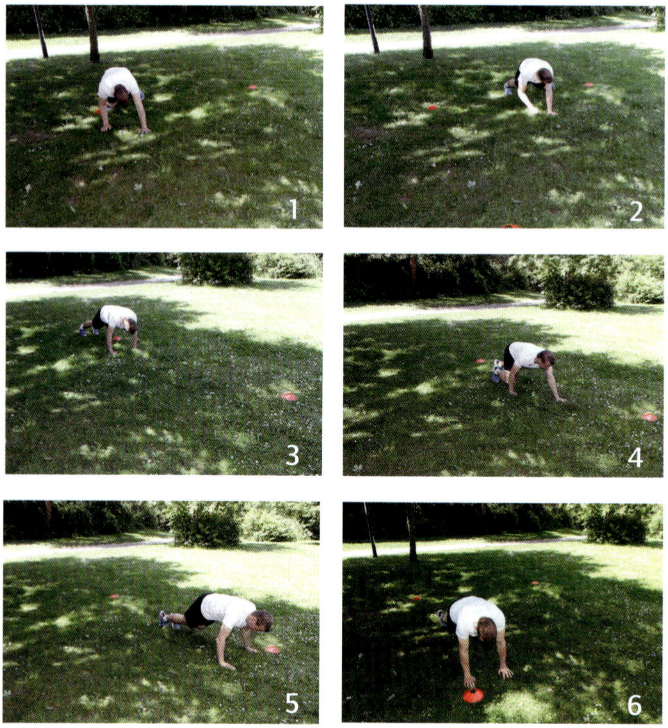

Liegestützgang

SÜ 6 Liegestützgang in der Koordinationsleiter

Material: eine Koordinationsleiter

Ziel der Übung: Ganzkörperstabilisation; Kräftigung der gesamten Rumpfmuskulatur, Armmuskulatur und Beinmuskulatur

Übungsausführung: Eine Koordinationsleiter wird ausgelegt. Beide Hände stützen im ersten Feld, der Körper befindet sich im rechten Winkel zur Leiter. Dann gehen beide Hände nacheinander vor die Leiter, zurück in das nächste Feld der Leiter, hinter die Leiter und wieder ins nächste Feld usw.; es entsteht ein Zickzackgang. Die Füße bewegen sich jeweils synchron mit den Händen vor und zurück, sodass die Liegestützposition gehalten wird. Am Ende der Leiter wird die Richtung gewechselt und wieder zurückgegangen. Das Becken darf etwas höher als der Rumpf gehalten werden, aber nicht tiefer. Der Bauch bleibt immer angespannt!

Variation/Differenzierung:

+ Das Tempo erhöhen.
– Das Tempo verringern.

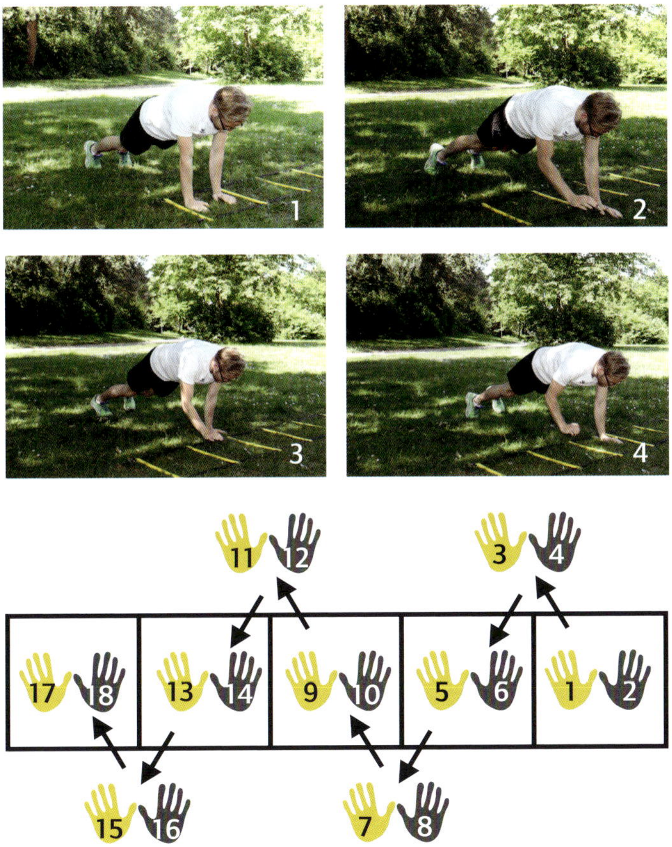

Liegestützgang (Walking Plank) in der Koordinationsleiter

SÜ 7 Seitunterarmstütz/Seitstütz

Material: keines, evtl. eine Gymnastikmatte

Ziel der Übung: Ganzkörperstabilisation; Kräftigung der Bauchmuskulatur (schräge), Abduktoren und der Rückenmuskulatur (Kapuzenmuskel, Rautenmuskel)

Übungsausführung: In der Seitlage den unteren Arm mit dem Ellbogen direkt unter der Schulter auf dem Boden abstützen. Die Füße liegen übereinander und der obere Arm stützt am Beckenkamm. Den Körper strecken, das Becken vom Boden anheben und nach vorne schieben, bis der Rumpf und die Beine eine gerade Linie ergeben. Diese Stellung halten und dabei die Schultern weg von den Ohren nach hinten unten ziehen, den Bauch angespannt halten!

Die Übung kann alternativ auch auf dem gestreckten Arm ausgeführt werden, sie wird dadurch anspruchsvoller!

Variation/Differenzierung:

- \+ Zusätzlich das obere Bein anheben.
- \+ Zusätzlich den oberen Arm nach oben strecken.
- – Das Becken langsam zum Boden absenken und wieder anheben.
- – Auf den gebeugten Knien stützen.

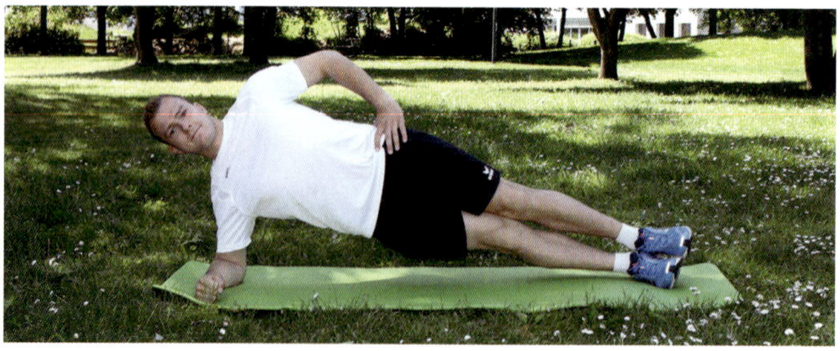

Seitunterarmstütz (Side Plank)

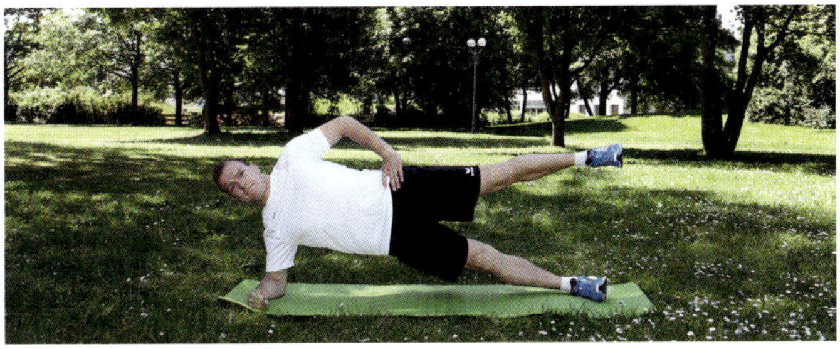

Seitunterarmstütz (Side Plank) mit angehobenem Bein

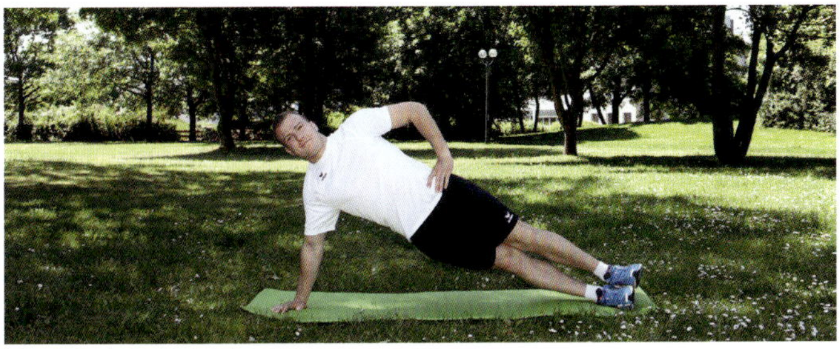

Seitstütz (Side Plank)

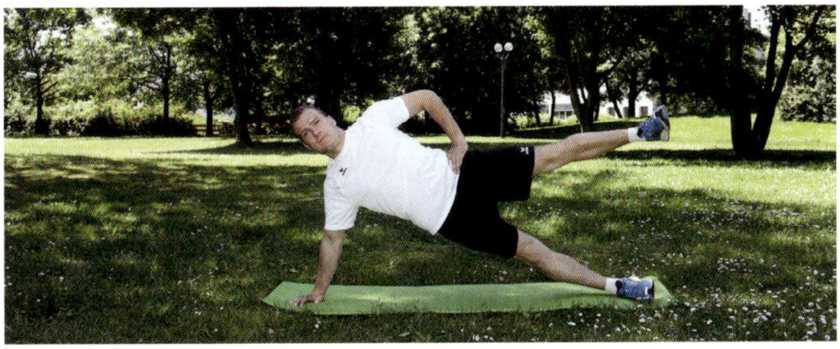

Seitstütz (Side Plank) mit angehobenem Bein

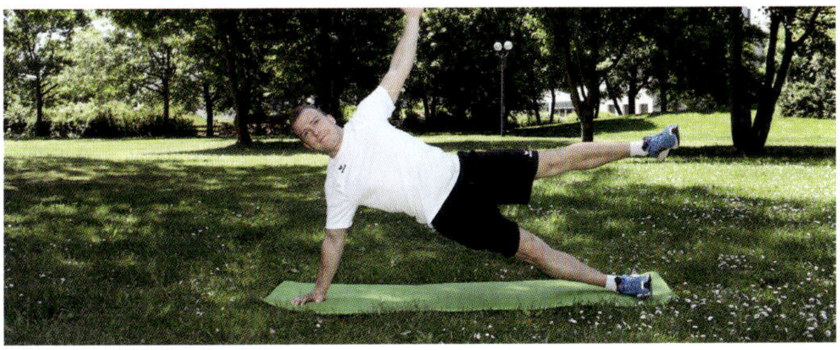

Seitstütz (Side Plank) mit angehobenem Bein und Arm

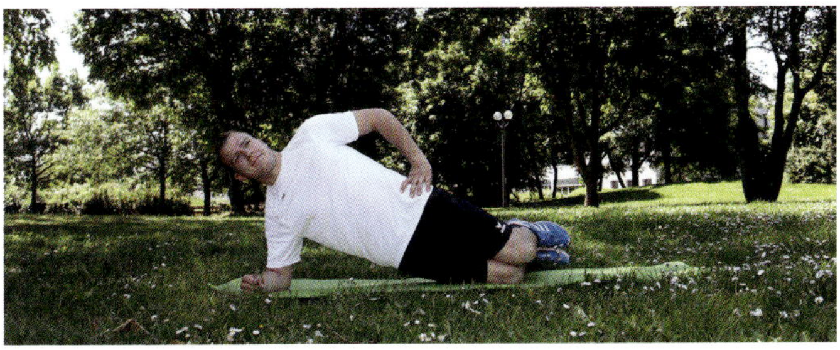

Seitstütz (Side Plank) auf den gebeugten Knien

SÜ 8 Schwebesitz

Material: keines, evtl. eine Gymnastikmatte

Ziel der Übung: Rumpfstabilisation; Gleichgewicht; Kräftigung der Rückenmuskulatur (Rückenstrecker), Bauchmuskulatur (gerade und schräge) und der Hüftbeugemuskulatur

Übungsausführung: Im Sitzen wird das Brustbein nach vorne oben gehoben und die Wirbelsäule aufgerichtet, der Bauch nach innen gezogen. Die Beine sind gebeugt, die Füße stehen auf dem Boden. Nun den Oberkörper nach hinten lehnen, dabei die Aufrichtung und die Lordose im Lendenwirbelbereich beibehalten. Die Arme sind nach vorne gestreckt. Nacheinander beide Füße vom Boden anheben und die Position halten. Der Bauch bleibt immer angespannt!

Variation/Differenzierung:

+ Die Hände an den Kopf halten.
+ Die Hände vor dem Körper zusammenhalten und den Oberkörper langsam von einer Seite zur anderen rotieren.

– Einen oder beide Füße wieder auf dem Boden absetzen.

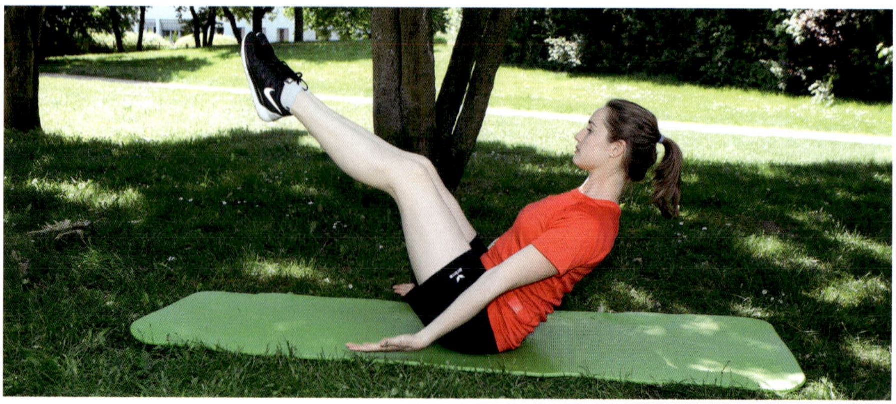

Schwebesitz

SÜ 9 Umgekehrter Unterarmstütz/Liegestütz

Material: keines, evtl. eine Gymnastikmatte

Ziel der Übung: Ganzkörperstabilisation; Kräftigung der Rückenmuskulatur (Rückenstrecker, Kapuzenmuskel, Rautenmuskel), Bauchmuskulatur (schräge) und der Hüftstreckmuskulatur

Übungsausführung: In Rückenlage auf die Unterarme stützen, dabei befinden sich die Ellbogen direkt unter den Schultergelenken und die Unterarme liegen parallel zum Körper, die Füße stehen auf den Fersen. Nun das Becken vom Boden anheben und den Rumpf und die Beine in eine gerade Linie bringen. Der Bauch bleibt angespannt und die Schultern werden nach hinten unten gezogen. Nun wird im Wechsel ein Bein angehoben und wieder abgesetzt. Den Rücken immer gestreckt halten und das Absinken des Beckens auf der Seite des angehobenen Beins vermeiden!

Die Übung kann alternativ auch auf den gestreckten Armen ausgeführt werden (umgekehrter Liegestütz), sie wird dadurch deutlich anspruchsvoller!

Variation/Differenzierung:

+ Das angehobene Bein oben halten.
– Beide Füße am Boden lassen.

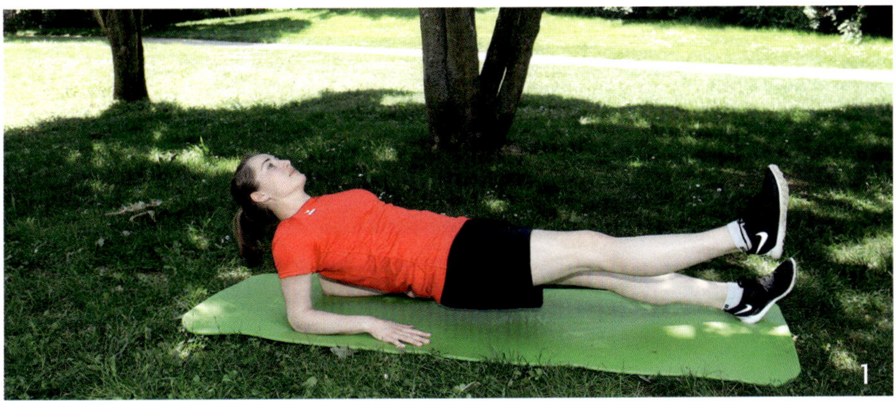

1

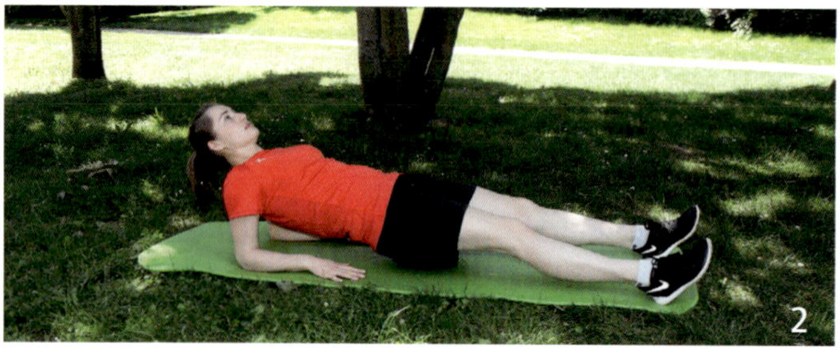

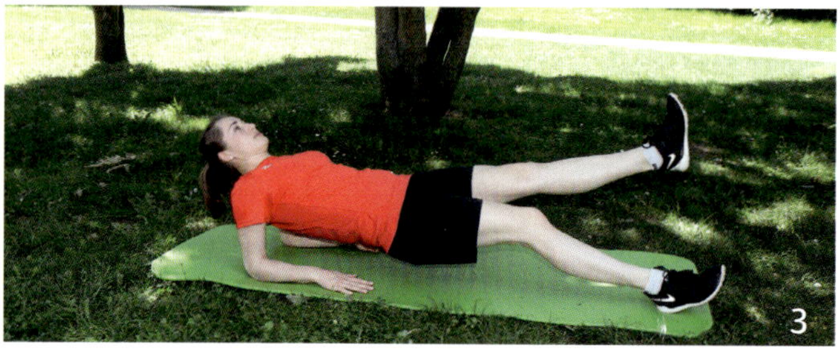

Umgekehrter Liegestütz (Reverse Plank)

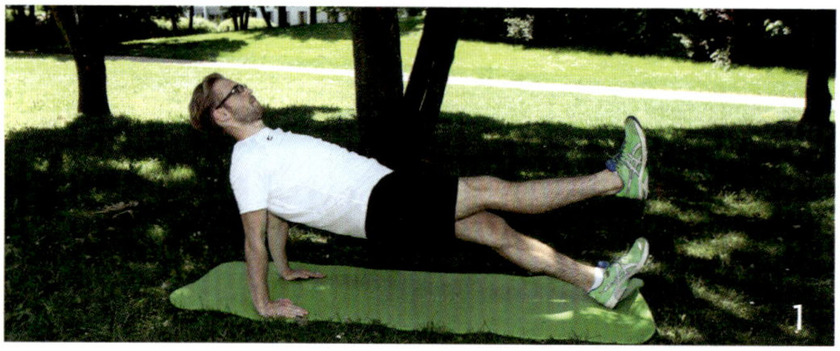

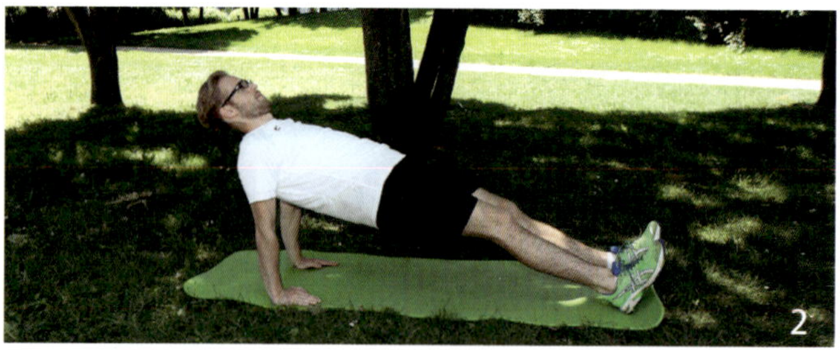

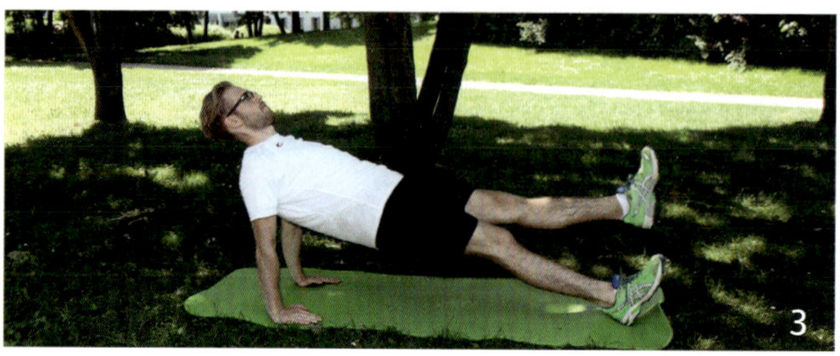

Umgekehrter Liegestütz (Reverse Plank) mit gestreckten Armen

SÜ 10 Umgekehrter Tisch (Reverse Table)

Material: keines, evtl. eine Gymnastikmatte

Ziel der Übung: Ganzkörperstabilisation; Kräftigung der Hüftstreckmuskulatur, Rückenmuskulatur (Rückenstrecker, Kapuzenmuskel, Rautenmuskel) und der Armmuskulatur (Trizeps)

Übungsausführung: In einem umgekehrten Vierfüßlerstand werden die Hände direkt unter den Schultern und die Füße direkt unter den Knien platziert. Das Becken wird bei angespanntem Bauch so weit wie möglich angehoben, ohne dass die Wirbelsäule überstreckt wird. Diese Position wird gehalten. Den Rücken immer gestreckt halten und das Brustbein anheben!

Variation/Differenzierung:

+ Ein Bein im Wechsel vom Boden anheben und wieder absetzen.
− Das Becken aus der hohen Position in Richtung Boden führen und wieder in die Ausgangsposition anheben.

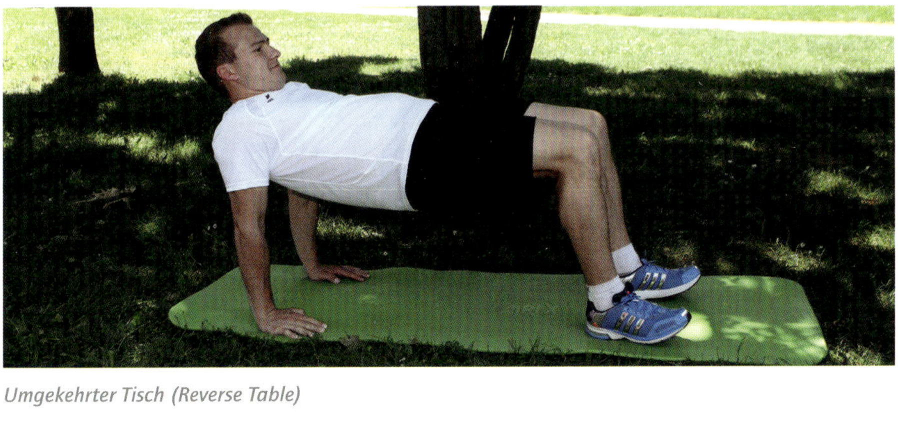

Umgekehrter Tisch (Reverse Table)

SÜ 11 Ganzkörperbrücke (Bridge)

Material: keines, evtl. eine Gymnastikmatte

Ziel der Übung: Ganzkörperstabilisation, Kräftigung der Hüftstreckmuskulatur und der Rückenmuskulatur (Rückenstrecker, Kapuzenmuskel, Rautenmuskel)

Übungsausführung: In Rückenlage die Arme im rechten Winkel zur Seite legen und die Beine ausstrecken. Die Schultern in den Boden drücken, um die Halswirbelsäule zu entlasten, und dann das Becken vom Boden so weit wie möglich anheben, ohne die Beine zu beugen. Diese Position wird gehalten, dabei den Rücken immer gestreckt halten!

Variation/Differenzierung:

\+ Beide Arme vom Boden lösen und nach oben ausstrecken.

– Beide Arme parallel neben den Körper legen und beim Hochdrücken helfen.

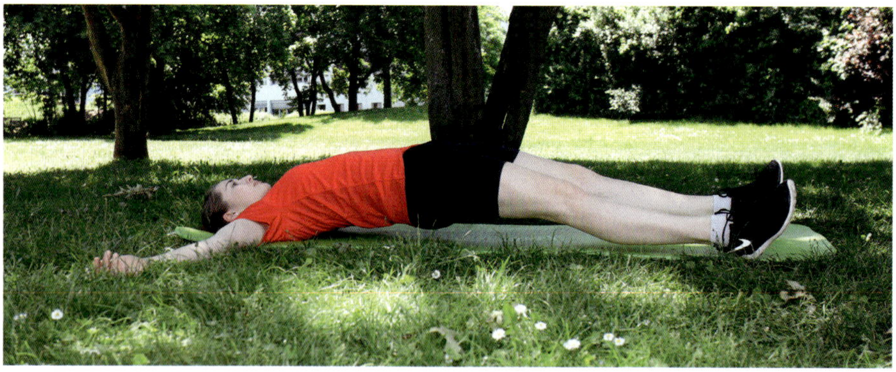

Ganzkörperbrücke (Bridge)

6.5 Übungspool Dehnübungen

Übersicht über die Dehnübungen

Dehnen 1 Dehnung der Oberschenkelvorderseite

Dehnen 2 Dehnung der Hüftbeuger

Dehnen 3 Dehnung der Oberschenkelrückseite

Dehnen 4 Dehnung der Oberschenkelinnenseite

Dehnen 5 Dehnung der Wadenmuskulatur

Dehnen 6 Dehnung der Gesäßmuskulatur im Liegen

Dehnen 7 Dehnung der Gesäßmuskulatur im Stand

Dehnen 8 Dehnung der Oberarmrückseite

Dehnen 9 Dehnung der Nackenmuskulatur

Dehnen 10 Dehnung der Brustmuskulatur

Dehnen 11 Dehnung der seitlichen Rumpfmuskulatur

Dehnen 12 Dehnung des oberen Rückens

Dehnen 1 Dehnung der Oberschenkelvorderseite

Übungsausführung: Im Einbeinstand wird das andere Bein am Fußgelenk gefasst und in Richtung Gesäß gezogen. Das Standbein ist leicht gebeugt und die Knie bleiben nebeneinander. Das Becken wird aktiv nach vorn geschoben, bis eine Dehnung auf der Oberschenkelvorderseite spürbar wird. Bei dieser Übung bietet es sich an, sich an einem Partner oder Baum abzustützen, um besser das Gleichgewicht zu halten.

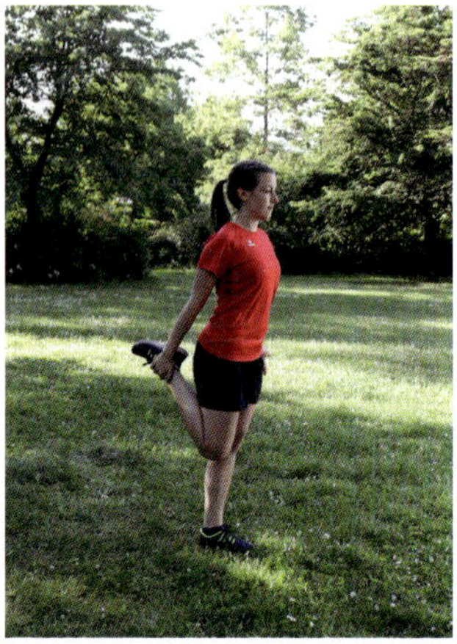

Dehnung der Oberschenkelvorderseite

Dehnen 2 Dehnung der Hüftbeuger

Übungsausführung: Im Kniestand wird ein Bein nach hinten auf dem Unterschenkel abgelegt, der vordere Fuß steht deutlich vor dem vorderen Knie. Nun wird der Oberkörper nach vorne in Richtung Oberschenkel abgelegt und das Becken nach vorne unten geschoben, bis eine Dehnung am Hüftgelenk des hinteren Beins spürbar wird. Die Hände stützen am Boden. Zusätzlich kann der Oberkörper dann aufgerichtet und mit angespanntem Bauch in eine leichte Rückbeuge geführt werden, die Arme ziehen nach oben.

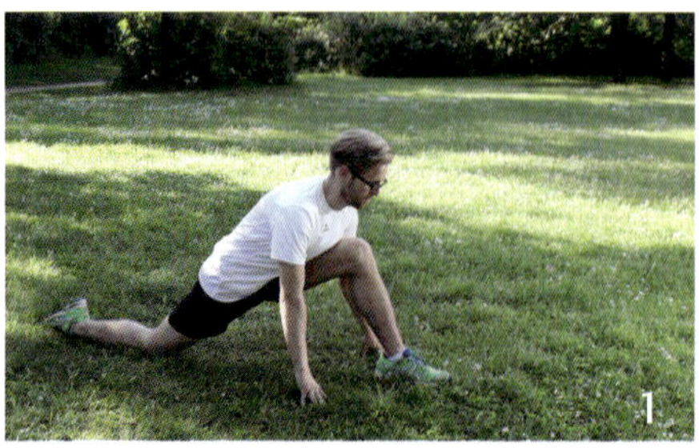

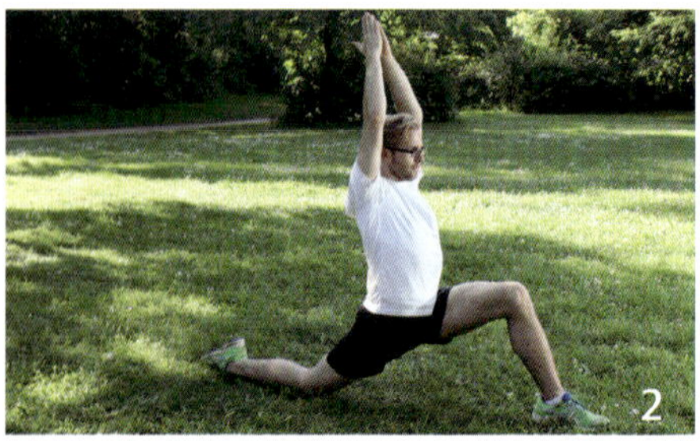

Dehnung des Hüftbeugers

Dehnen 3 Dehnung der Oberschenkelrückseite

Übungsausführung: Das Standbein wird leicht gebeugt, der Fuß des Spielbeins wird nach vorne aufgesetzt und das Bein gestreckt. Die Knie sind nebeneinander. Das Gesäß leicht nach hinten schieben, das Becken aktiv kippen und den Oberkörper mit gestrecktem Rücken nach vorne unten neigen, bis eine Dehnung auf der Oberschenkelrückseite des Spielbeins zu spüren ist. Das Gewicht ruht hauptsächlich auf dem Standbein. Die Fußspitze des Spielbeins kann zusätzlich noch herangezogen werden.

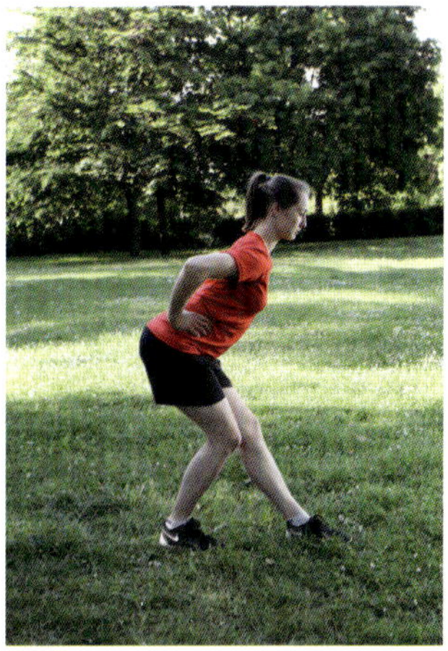

Dehnung der Oberschenkelrückseite

Dehnen 4 Dehnung der Oberschenkelinnenseite

Übungsausführung: In eine weite Grätschstellung gehen, die Fußspitzen sind leicht nach außen rotiert. Ein Knie wird gebeugt, das Gewicht auf diese Seite verlagert und das Becken nach hinten unten geschoben. Das Becken aktiv kippen und den Oberkörper mit gestrecktem Rücken etwas nach vorne neigen, bis auf der Oberschenkelinnenseite des gestreckten Beins eine Dehnung zu spüren ist. Die Hände können zur Stabilisierung auf dem Oberschenkel des gebeugten Beins abgestützt werden.

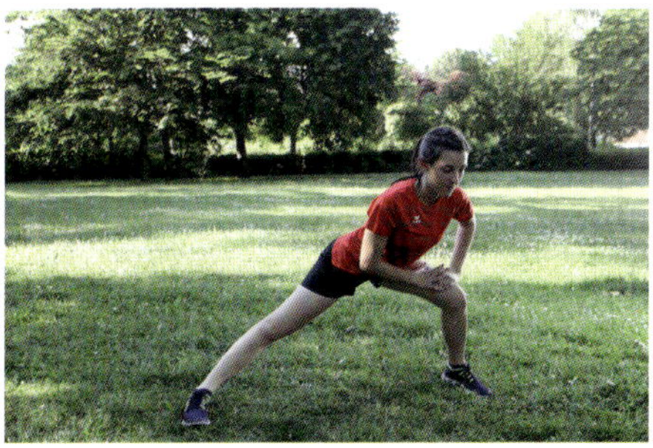

Dehnung der Oberschenkelinnenseite

Dehnen 5 Dehnung der Wadenmuskulatur

Übungsausführung: In einer Schrittstellung wird das vordere Bein leicht gebeugt und das hintere Bein so weit zurückgestellt, dass die Ferse am Boden bleiben kann. Die Füße stehen dabei parallel, aber leicht seitlich versetzt zueinander. Das Knie des hinteren Beins wird gestreckt, die Ferse aktiv in den Boden gedrückt, die Hüfte nach vorne geschoben und das Gewicht mehr auf das vordere Bein verlagert, bis eine Dehnung in der Wadenmuskulatur des hinteren Beins zu spüren ist.

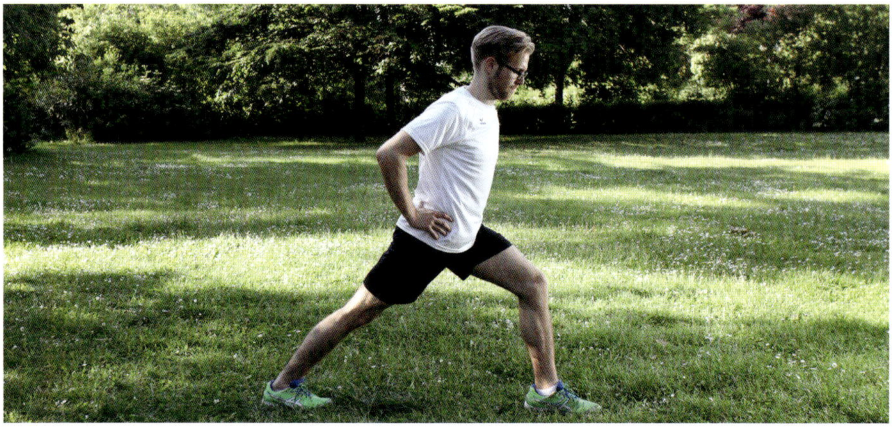

Dehnung der Wadenmuskulatur

Dehnen 6 Dehnung der Gesäßmuskulatur im Liegen

Übungsausführung: In der Rückenlage werden die Beine angestellt und das Fußgelenk des einen Fußes auf dem Oberschenkel des anderen Beins abgelegt. Mit beiden Händen wird nun das Bein, auf dem der Fuß liegt, unterhalb des Knies gefasst und näher zum Oberkörper herangezogen, bis seitlich im Gesäß auf der Seite des abgelegten Beins eine Dehnung zu spüren ist. Dabei die natürliche Wirbelsäulenposition beibehalten.

Sollte die Möglichkeit zum Liegen nicht bestehen, kann alternativ die Übung „Dehnen 7" im Stehen ausgeführt werden.

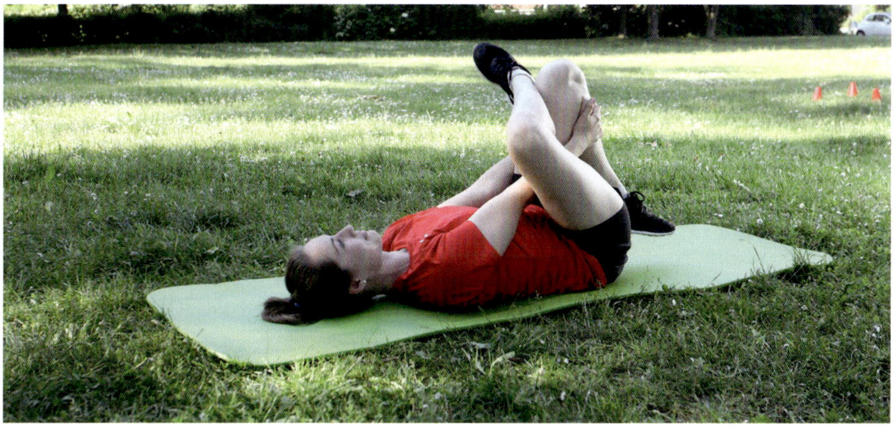

Dehnung der Gesäßmuskulatur im Liegen

Dehnen 7 Dehnung der Gesäßmuskulatur im Stand

Übungsausführung: In Stand wird das Fußgelenk des einen Fußes auf dem Oberschenkel des anderen Beins abgelegt. Der Oberkörper wird nach vorne geneigt, bis eine Dehnung seitlich im Gesäß auf der Seite des abgelegten Beins spürbar wird. Diese wird durch eine Kippung des Beckens verstärkt. Bei dieser Übung kann ein Partner oder ein Baum zum Abstützen genutzt werden, um besser das Gleichgewicht halten zu können. Alternativ kann die Übung auch im Liegen ausgeführt werden (Übung „Dehnen 6").

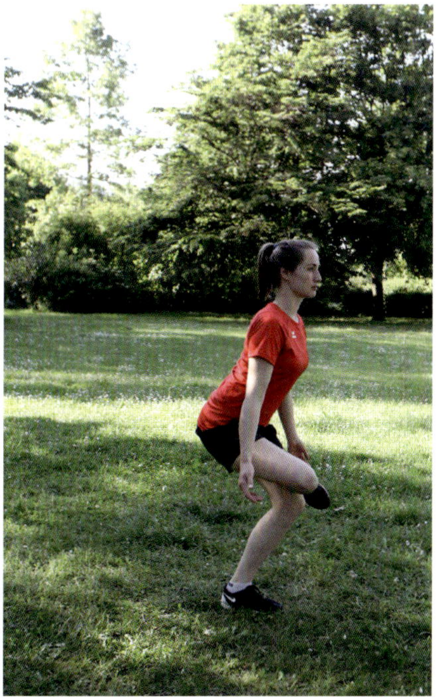

Dehnung der Gesäßmuskulatur im Stand

Dehnen 8 Dehnung der Oberarmrückseite

Übungsausführung: Im Stand wird ein Arm neben dem Kopf hochgehalten, der Ellbogen gebeugt und die Hand hinter dem Kopf zwischen die Schulterblätter gelegt. Die andere Hand fasst den Arm am Ellbogen, zieht diesen nur leicht nach innen unten, sodass die Hand an der Wirbelsäule etwas weiter nach unten wandert. Dann wird der Oberkörper etwas zur gegenüberliegenden Seite geneigt, bis eine Dehnung auf der Oberarmrückseite zu spüren ist.

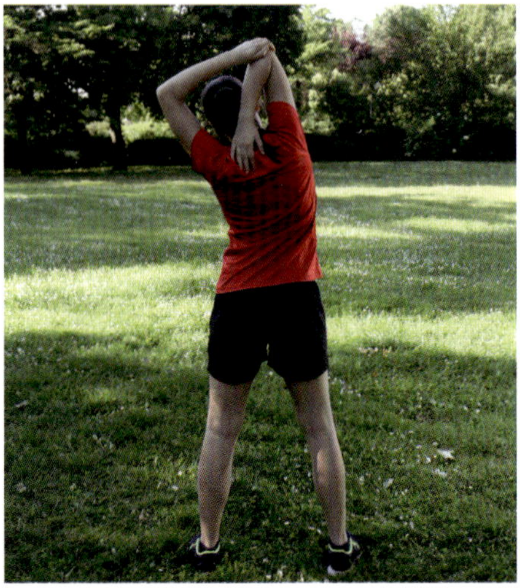

Dehnung der Oberarmrückseite

Dehnen 9 Dehnung der Nackenmuskulatur

Übungsausführung: Im Stand werden die Arme seitlich neben dem Körper in Außenrotation gehalten. Der Hinterkopf wird nach oben gehoben, die Schultern nach unten gezogen. Nun wird der Kopf zu einer Seite in Richtung Schulter geneigt und die gegenüberliegende Schulter in Richtung Boden gezogen, bis eine Dehnung in einer Nackenseite zu spüren ist.

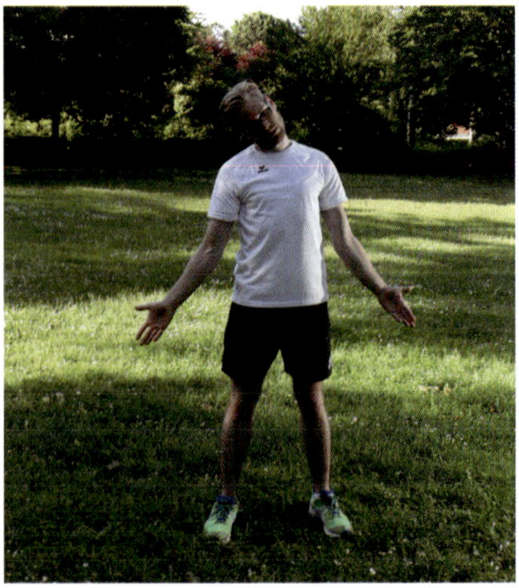

Dehnung der Nackenmuskulatur

Dehnen 10 Dehnung der Brustmuskulatur

Übungsausführung: Im Stand wird das Brustbein nach vorne oben angehoben, der gerade Oberkörper etwas aus dem Hüftgelenk nach vorne geneigt, und die leicht gebeugten Arme werden auf Höhe der Schultern nach hinten gezogen, bis in der Brustmuskulatur eine Dehnung zu spüren ist. Dabei hilft das Zusammenziehen der Schulterblätter und das Schieben des Brustbeins nach vorne. Die Arme mit verschiedenen Winkeln im Schultergelenk nach hinten ziehen, um die unterschiedlichen Anteile der Brustmuskulatur zu dehnen.

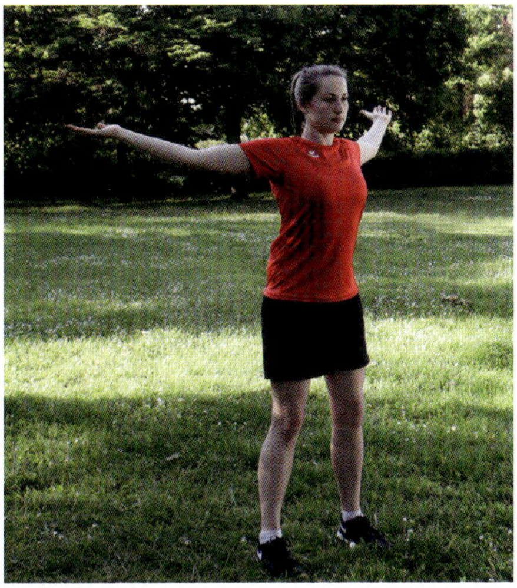

Dehnung der Brustmuskulatur

Dehnen 11 Dehnung der seitlichen Rumpfmuskulatur

Übungsausführung: Im mehr als schulterbreiten Stand werden beide Knie leicht gebeugt und eine Hand wird auf dem gleichseitigen Oberschenkel abgestützt. Dann wird der gegenüberliegende Arm gestreckt nach oben gezogen und der Oberkörper in Richtung des abgestützten Arms zur Seite geneigt, bis seitlich am Rumpf eine Dehnung zu spüren ist. Der Oberkörper sollte keine Ausweichbewegungen nach hinten oder nach vorne machen.

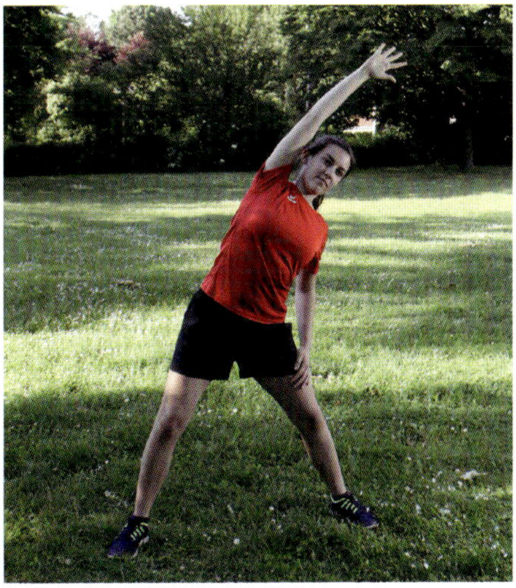

Dehnung der seitlichen Rumpfmuskulatur

Dehnen 12 Dehnung des oberen Rückens

Übungsausführung: Im Stand werden die gestreckten Arme mit ineinandergelegten Händen vor dem Körper so gehalten, dass die Handflächen nach vorne zeigen. Mit rundem oberen Rücken wird das Kinn in Richtung Brustkorb gesenkt. Dann werden die Arme weit nach vorne gestreckt, bis eine Dehnung im Nacken und zwischen den Schulterblättern zu spüren ist.

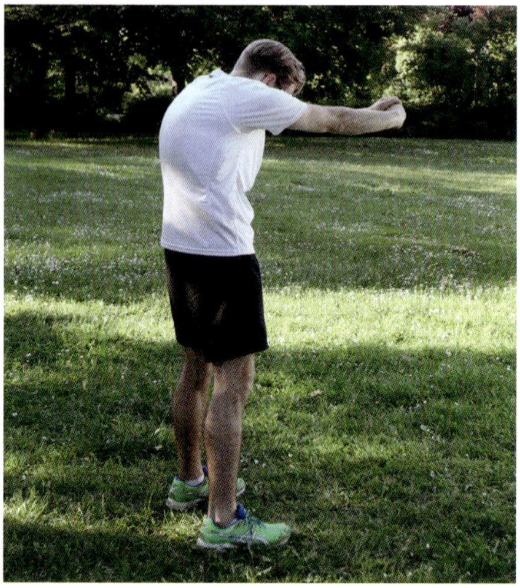

Dehnung des oberen Rückens

KAPITEL 7

1	Aktiver leben – Natursport als Fitness- und Gesundheitssport
2	Natursport und Parksport
3	*4XF Training* – stark & dynamisch
4	*4XF Outdoor FitCamp* – Philosophie und Rahmenbedingungen
5	*4XF Outdoor FitCamp* – Ablauf der Kurseinheiten
6	*Der 4XF Outdoor FitCamp*-Übungspool
7	**Urban Fitness**
8	Partnerübungen
	Anhang – Literaturverzeichnis

Kapitel 7

URBAN FITNESS

7.1 Was ist Urban Fitness?

Inzwischen gibt es in zahlreichen deutschen Städten Outdoor-Fitness-Kurse unter Namen wie *Urban Fitness*, *Freeletics*, *Calisthenics*, *Outdoor Fitness*, *Street-Workout* oder Ähnlichem. Sie alle stehen für ein neues, extrem effizientes Outdoortraining in Gruppen. Das Training kann sowohl auf allen Plätzen der Stadt, z. B. Parkplätzen oder Industriegeländen, als auch in der freien Natur, z. B. in Parks, stattfinden, ohne dass weitere Hilfsmittel eingesetzt werden müssen. Bänke, Treppen, Geländer, Mauern, Hügel, Gräben, Baumstämme, Spielplatzgeräte und vieles mehr werden verwendet.

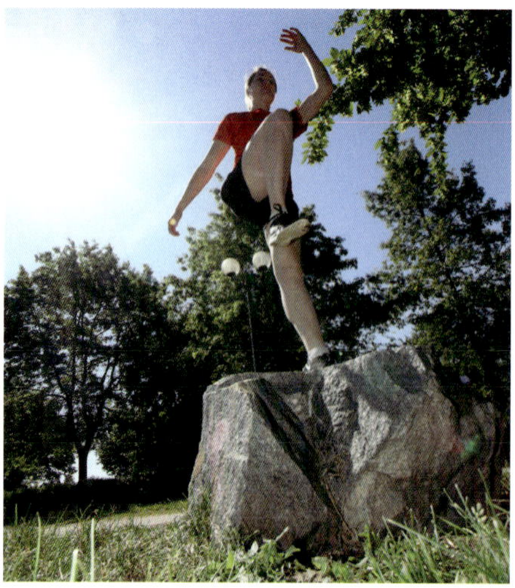

Urban Fitness

Unter Nutzung dessen, was das urbane Umfeld bietet, und ohne zusätzliche Geräte, werden Kraft, Ausdauer und Koordination kombiniert im Freien trainiert. Zielgruppe sind hierbei nicht Sporteinsteiger, sondern bereits sportlich aktive Menschen mit einer Grundlagenfitness. Wichtig bei dem intensiven Training mit recht anspruchsvollen Übungen sind die Anweisungen und regelmäßigen Korrekturen des Trainers. Um zu gewährleisten, dass der Trainer individuell auf die Teilnehmer eingehen kann, wird deshalb in relativ kleinen Gruppen von 10-12 Teilnehmern trainiert.

Durch die frische Luft, die Gruppendynamik und den Spaß an dieser neuen und abwechslungsreichen Trainingsform sind die Teilnehmer hoch motiviert, die intensiven Herausforderungen beim **Urban Fitness** zu bestehen. Doch auch für Sportanbieter bietet Urban Fitness Vorteile. So kann an den unterschiedlichsten Orten und zu jeder Uhrzeit trainiert werden, ohne dass Rücksicht auf Raumkapazitäten genommen werden muss, die bei den meisten Anbietern ohnehin knapp bemessen sind oder Extrakosten verursachen. Darüber hinaus wird das urbane Umfeld genutzt, d. h. die Straße, der Block oder der Stadtteil sowie der Park, der Spielplatz, der Parkplatz oder das Firmengelände werden zum Sportplatz. Durch diese Präsenz vor Ort wird der Sportanbieter verstärkt wahrgenommen und kann sich dabei gleichzeitig neue Zielgruppen, Kooperationspartner sowie Sporträume erschließen.

Während das Grundprinzip – zum Fitnesstraining das zu nutzen, was man vor Ort vorfindet, ohne zusätzliche Geräte einzusetzen – gleich bleibt, können beim Urban Fitness-Training unterschiedliche Schwerpunkte gesetzt werden:

Zirkeltraining: Hierbei wird nach dem Aufwärmen an einem geeigneten Platz, z. B. Spielplatz, Sportplatz, Park etc., ein Zirkeltraining an mehreren Stationen (6-8) durchgeführt, wobei Bänke, Geländer, Mauern, Baumstämme u. v. m. genutzt werden, um gleichzeitig die unterschiedlichen Übungen durchzuführen. Es ist darauf zu achten, dass die unterschiedlichen Gegenstände, die dazu genutzt werden, räumlich dicht beieinanderliegen, um einen schnellen Wechsel der Stationen zu ermöglichen. Der Trainer muss also im Vorfeld den Platz für das Training gut auswählen.

Schwerpunkt Lauf-Intervalltraining: Bei einem Ausdauertraining wechseln unterschiedliche Intensitäten einander ab, z. B. Walking, Jogging, Sprints, Bergaufläufe, Bergabläufe, Treppenläufe, Slalomläufe, Laufen über Hindernisse, Crossläufe, Sprungformen etc.

Schwerpunkt Trimm-dich-Pfad-Training: Das Training erfolgt nach dem Prinzip eines Trimm-dich-Pfads: Während die Gruppe eine Strecke von 3-4 km joggend zurücklegt, werden an geeigneten Stellen im Abstand von mehreren hundert Metern Kräftigungsübungen (auch Mobilisations- bzw. Koordinationsübungen sind möglich) gemeinsam durchgeführt. Auch bei dieser Trainingsform ist eine gezielte Strecken- und Übungsauswahl durch den Trainer im Vorfeld von großer Bedeutung.

Tipp:

Gestalten Sie Ihr ***4XF Outdoor FitCamp*** noch abwechslungsreicher, indem Sie in regelmäßigen Abständen statt des „normalen" Zirkeltrainings bestimmte „Specials" als Schwerpunkt der Kurseinheit einstreuen, z. B.

Special 1: Urban Fitness als Zirkeltraining

Special 2: Urban Fitness als Laufintervall

Special 3: Urban Fitness Trimm-dich-Pfad-Training

Special 4: Best of Partnerübungen

Special 5: Best of Bodyweight Training (Training nur mit dem eigenen Körpergewicht - ohne Hilfsmittel außer einer Gymnastikmatte)

Special 6: Best of Team-Workouts (siehe Teamspiele)

Der Kreativität der Trainer ist bei Urban-Fitness-Angeboten grundsätzlich keine Grenze gesetzt. Immer jedoch gilt als oberstes Prinzip, dass das Lebensumfeld und die Natur nicht verändert werden, aber trotz dem Fehlen jeglicher Hilfsmittel alles vor Ort als „Trainingsgerät" genutzt werden kann. Für den Trainer ist es wichtig, sich für alle Trainingsformen vor der ersten Stunde das Umfeld genau anzusehen, Startpunkt sowie Reihenfolge und Ort der Trainingsübungen festzulegen und die einzelnen Übungen vor Ort auszuprobieren

Hinweis: Meist sind an einem Ort nicht alle diese Dinge gleichzeitig vorhanden. Dies sind Anregungen, vor Ort muss immer überprüft werden, was vorhanden ist und das geplante Programm ggf. geändert werden!

7.2 Übungspool Urban-Fitness-Übungen

Der Übungspool zu Urban Fitness ist jeweils wieder in die im Kap. 5 verwendeten Übungskategorien eingeteilt. So können einzelne Übungen aus dem Zirkel je nach Verfügbarkeit durch eine Urban-Fitness-Übung aus der gleichen Kategorie ersetzt werden.

7.2.1 UDÜ – Drückende Übungen (Urban)

UDÜ 1 Liegestütz (Push-up) an einer Parkbank

UDÜ 2 Stützbeuge (Dips) an einer Mauer

UDÜ 1 Liegestütz (Push-up) an einer Parkbank

Material: Eine Parkbank
Alternativ kann auch ein Geländer, ein Baumstamm oder eine Mauer genutzt werden.

Ziel der Übung: Kräftigung der Brustmuskulatur, Bauchmuskulatur und der Armmuskulatur (Trizeps); Ganzkörperstabilisation

Übungsausführung: Sich mit leicht innenrotierten Händen auf der Sitzfläche einer Parkbank breit abstützen, sodass die Arme in einem 90°-Winkel zum Rumpf nach vorne zeigen. Die Füße so weit hinten aufstellen, dass der Rumpf und die Beine eine gerade Linie bilden. Längsspannung aufbauen und die Rumpfmuskulatur anspannen. Nun die Arme beugen (die Ellbogen weichen nach außen aus), bis die Oberarme parallel zum Boden sind. Dann die Arme wieder strecken.

Variation/Differenzierung:

+ Negative Liegestütze mit den Füßen auf der Sitzfläche ausführen.
– Mit den Händen auf die Lehne der Parkbank stützen.

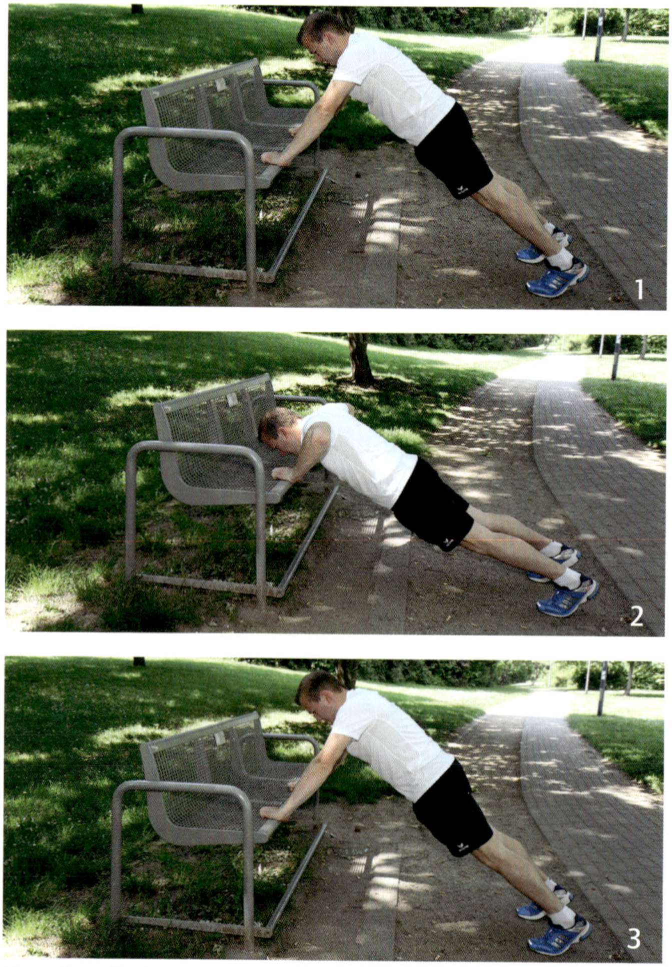

Liegestütze (Push up) an einer Parkbank

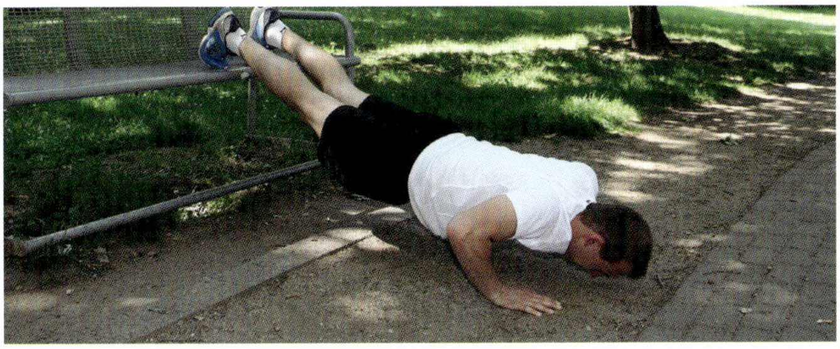

Negative Liegestütze (Push up) mit den Füßen auf der Sitzfläche ausführen

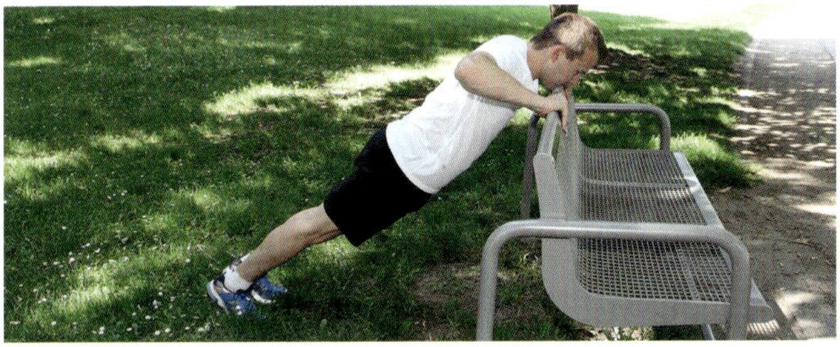

Liegestütze (Push up) auf der Lehne der Parkbank

UDÜ 2 Stützbeuge (Dips) an einer Mauer

Material: eine Mauer zum Abstützen
Alternativ kann auch an einer Parkbank, Baumstamm o. Ä. trainiert werden.

Ziel der Übung: Kräftigung der Armmuskulatur (Trizeps), Schultermuskulatur (Stabilisatoren) und der Rückenmuskulatur (Kapuzenmuskel, Rautenmuskel)

Übungsausführung: Mit dem Rücken zur Mauer mit leicht gebeugten Beinen die Hände neben dem Körper auf der Mauer platzieren, die Arme sind gestreckt. Mit aufgerichtetem Oberkörper und nach hinten unten gezogenen Schultern die Arme im Ellbogen beugen, dabei sinkt das Gesäß in Richtung Boden. Danach die Arme wieder annähernd strecken. Nur aus den Armen arbeiten. Mit dem Becken immer nahe an der Mauer bleiben und die Schultern tiefgezogen halten!

Variation/Differenzierung:

+ Die Füße weiter entfernt aufstellen.
– Die Füße näher aufstellen und die Knie beugen.

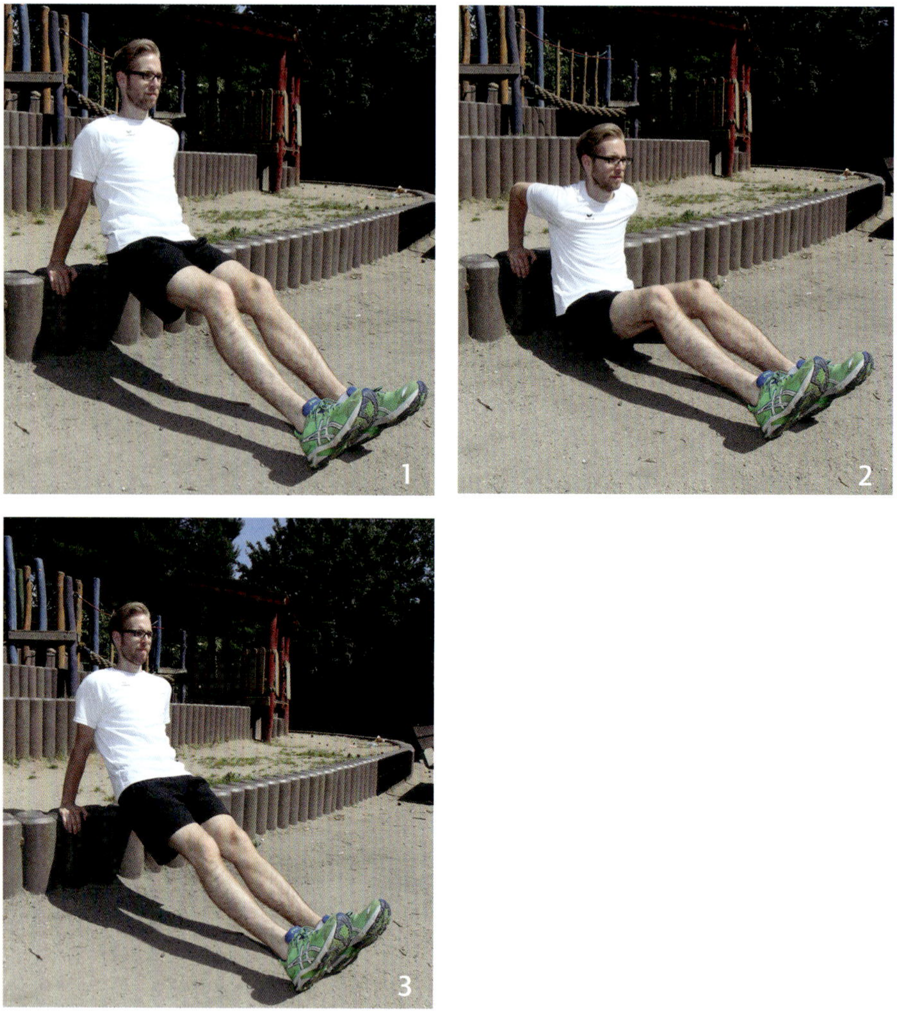

Stützbeuge (Dips) an einer Mauer

7.2.2 UZÜ – Ziehende Übungen (Urban)

UZÜ 1 Klimmzug an einem Tor/Reck

UZÜ 2 Ruderbewegung an einem Reck/Tor/Geländer

UZÜ 3 Frontziehen an einer Schaukel

UZÜ 1 Klimmzug an einem Tor/Reck

Material: ein Tor, Reck o. Ä

Geeignet für Klimmzüge sind insbesondere Reckstangen, die man häufig auf Spielplätzen oder Klettergerüsten in Parks findet.

Ziel der Übung: Kräftigung der Rückenmuskulatur (breiter Rückenmuskel, Kapuzenmuskel, Rautenmuskel), Armmuskulatur (Bizeps) und der Schultermuskulatur (Stabilisatoren)

Übungsausführung: Aus der hängenden Position wird der Körper von den Armen (Hände im Obergriff) so weit nach oben gezogen, bis sich das Kinn oberhalb der Stange befindet. Während der gesamten Bewegung wird kein Schwung mit den Beinen geholt. Anschließend wird der Körper bis zur vollständigen Streckung der Arme wieder heruntergelassen.

Variation/Differenzierung:

+ Einen Klimmzug in den Nacken ausführen.
+ Einen Klimmzug mit Links-rechts-Verlagerung ausführen.
– Nur bis auf Augenhöhe hochziehen bzw. sich nicht bis zur kompletten Armstreckung absenken.

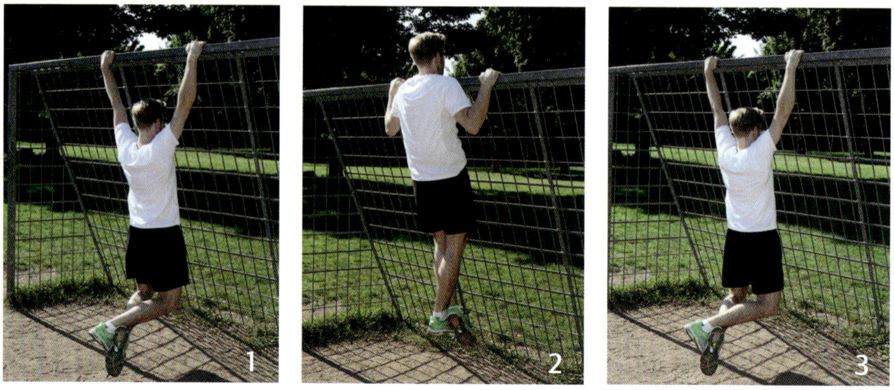

Klimmzug an einem Tor

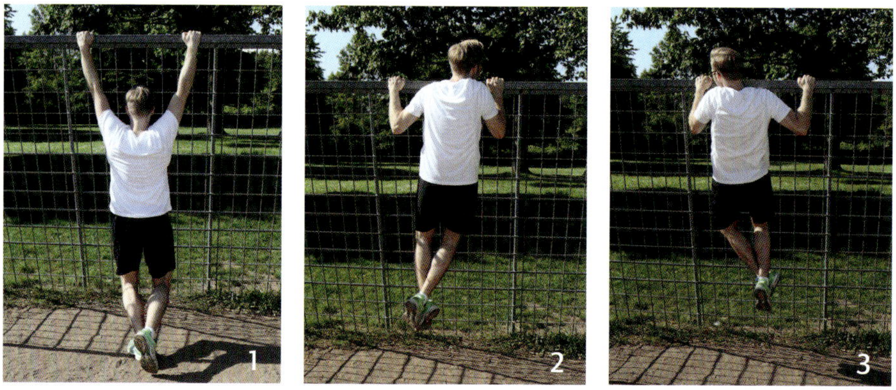

Klimmzug an einem Tor mit Links-rechts-Verlagerung

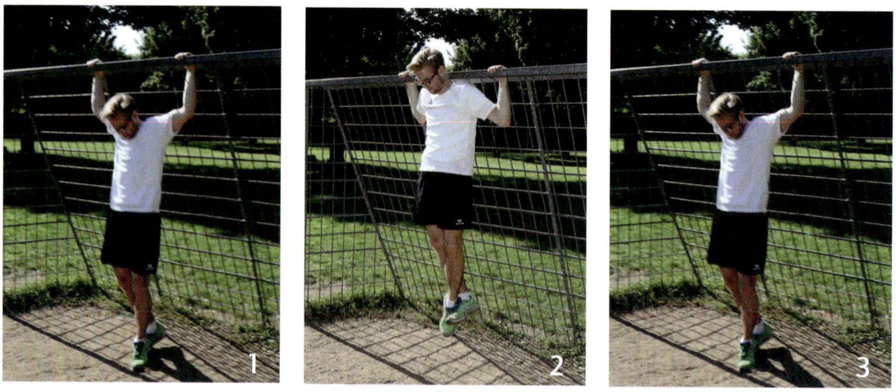

Klimmzug in den Nacken an einem Tor

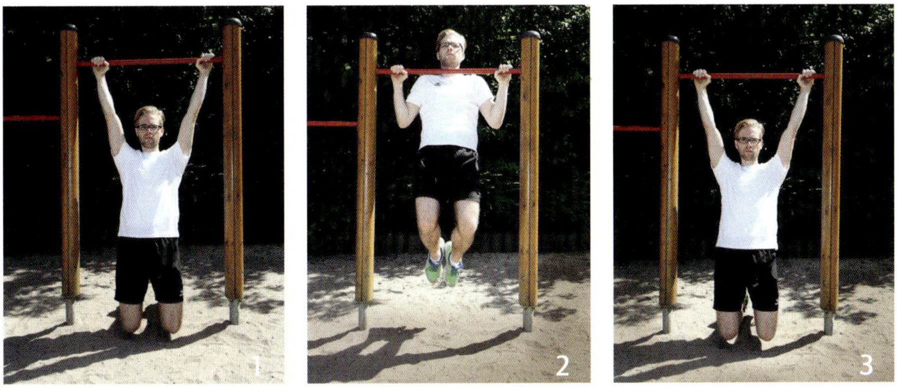

Klimmzug an einem Reck

UZÜ 2 Ruderbewegung an einem Reck/Tor/Geländer

Material: ein Reck, Tor, Geländer o. Ä

Ziel der Übung: Kräftigung der Rückenmuskulatur (Rückenstrecker, Kapuzenmuskel, Rautenmuskel), Armmuskulatur (Bizeps) und der Schultermuskulatur (Stabilisatoren)

Übungsausführung: Die Hände greifen im Obergriff das Reck und die Füße sind so weit vom Reck entfernt aufgestellt, dass die senkrecht herabhängenden Arme den Körper halten. Aus dieser Position wird der gestreckte Körper – Bauch- und Rückenmuskulatur bleiben stets angespannt – von den Armen so weit nach oben gezogen, dass der Kopf fast die Stange berührt. Anschließend die Arme wieder strecken und den Körper herunterlassen.

Variation/Differenzierung:

- Die Beine beugen und die Füße etwas näher an das Reck heranstellen.

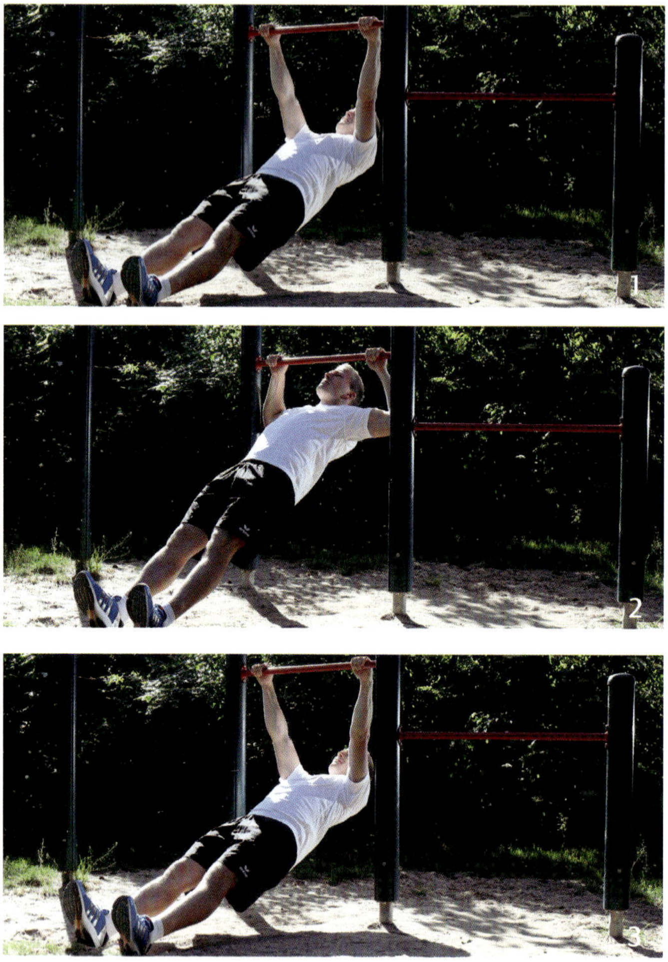

Ruderbewegung an einem Reck

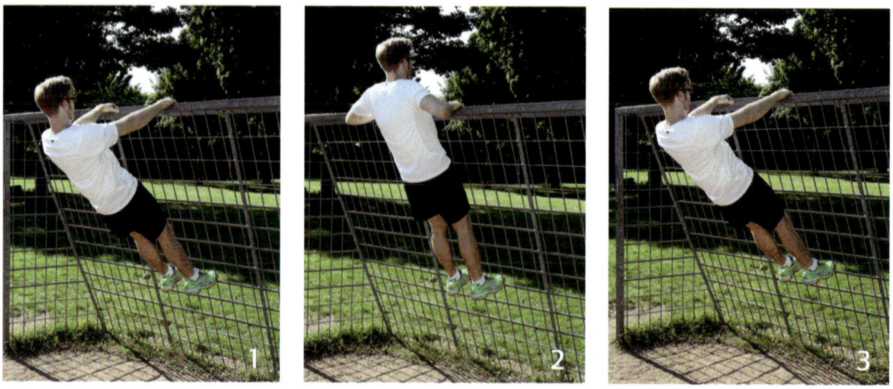

Ruderbewegung an einem Tor

UZÜ 3 Frontziehen an einer Schaukel

Material: eine Schaukel

Ziel der Übung: Kräftigung der Rückenmuskulatur (breiter Rückenmuskel), Bauchmuskulatur, Brustmuskulatur, Schultermuskulatur (großer Rundmuskel) und der Armmuskulatur (Trizeps)

Übungsausführung: Im hüftbreiten Stand wird der Körper nach vorne gelehnt. Die 7
Handflächen stützen auf der Sitzfläche der Schaukel, sodass die Arme ungefähr einen rechten Winkel mit dem Rumpf bilden. Nun werden die Arme bis zu einem Winkel von fast 180° nach vorne oben gestreckt, sodass sich der Körperschwerpunkt nach vorne verschiebt und etwas absenkt. Beine, Rumpf und Arme bilden nun eine Linie. Der Bauch bleibt dabei fest angespannt. Aus dieser Position werden die Arme gestreckt wieder zurück in den 90°-Winkel vor den Körper geführt, wodurch sich der Körperschwerpunkt nach hinten verschiebt und wieder etwas anhebt. Auch dabei stets die Spannung im Bauch halten und die Schulterblätter zusammenziehen.

Variation:

+ Einen größeren Neigungswinkel in der Ausgangsposition wählen.
− Einen geringeren Neigungswinkel in der Ausgangsposition wählen.

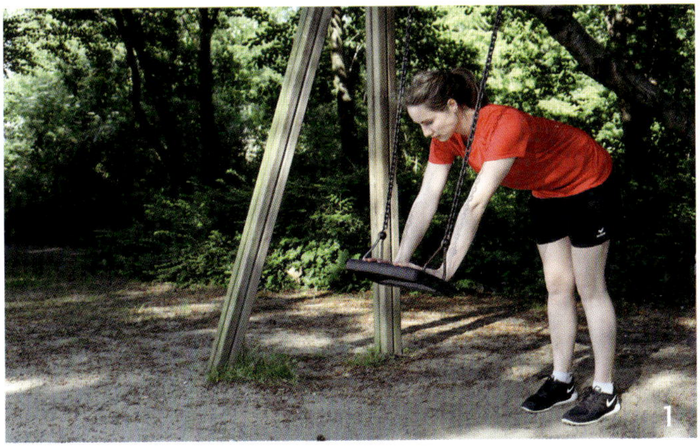

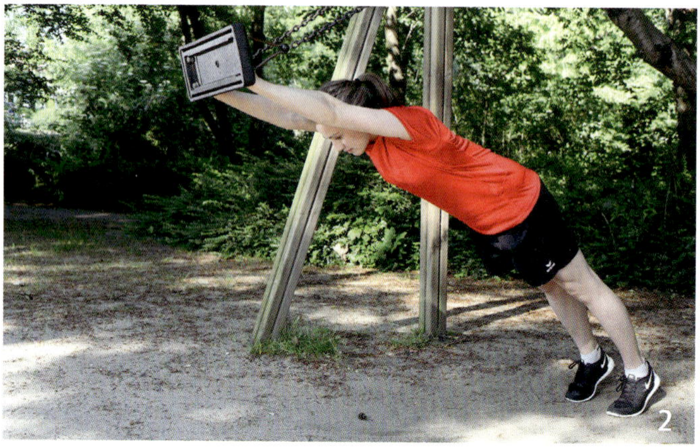

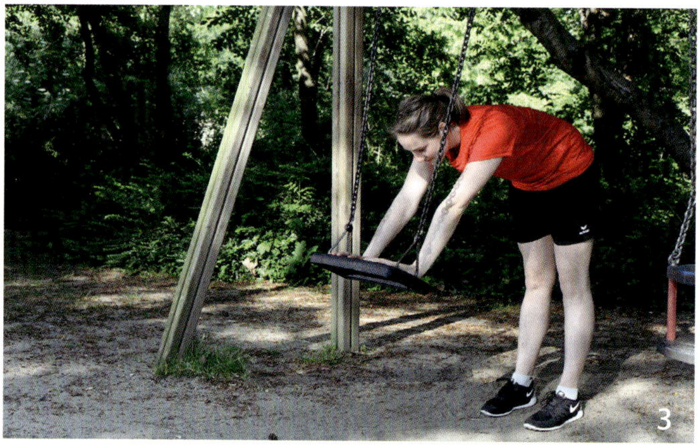

Frontziehen an einer Schaukel

7.2.3 UKH – Knie- und hüftstreckende Übungen (Urban)

UKH 1 **Beidbeinige Kniebeuge (Squat) an einer Mauer**

UKH 2 **Kniebeuge in Schrittstellung (Split Squat) an einer Mauer**

UKH 3 **Treppenschritt vorwärts** 7

UKH 4 **Treppenschritt seitwärts**

UKH 5 **Dynamischer Beckenlift an einer Mauer**

UKH 6 **Hüftstreckung an einer Parkbank**

UKH 7 **Einbeinige Kniebeuge (Pistol Squat) auf einer Mauer**

UKH 1 Beidbeinige Kniebeuge (Squat) an einer Mauer

Material: eine niedrige Mauer oder ein anderer Gegenstand mit ähnlicher Höhe

Ziel der Übung: Kräftigung der Kniestreckmuskulatur, Hüftstreckmuskulatur und der Rückenstreckmuskulatur

Übungsausführung: Aus dem schulterbreiten Stand das Gesäß nach hinten schieben und die Knie beugen, die Mauer gibt vor, wie weit das Gesäß nach hinten unten absenkt werden soll. Die Knie bleiben dabei über den Füßen, die Arme werden nach vorne ausgestreckt. Sich aus dieser Position wieder nach oben drücken und die Arme heranziehen. Der Rücken bleibt gestreckt!

Variation/Differenzierung:

+ Die Hände hinter dem Kopf verschränken.
– Die Kniebeuge weniger tief ausführen.

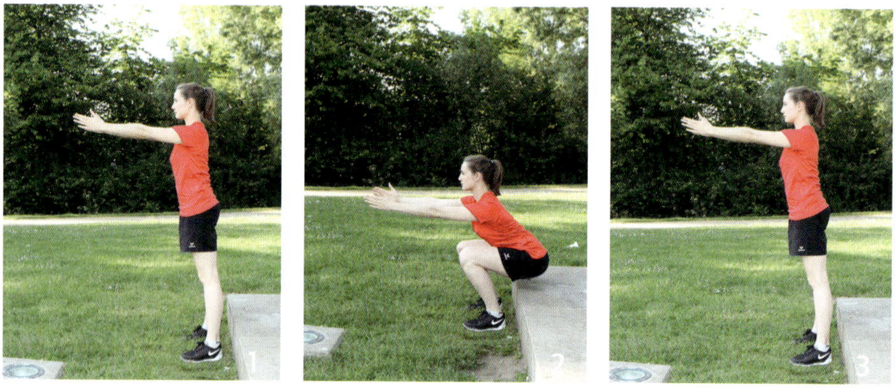

Beidbeinige Kniebeuge (Squat) an einer Mauer

UKH 2 Kniebeuge in Schrittstellung (Split Squat) an einer Mauer

Material: eine Mauer oder eine ähnliche Erhöhung (Stein, Bank, Block, Baumstamm)

Ziel der Übung: Kräftigung der Kniestreckmuskulatur und der Hüftstreckmuskulatur; Stabilisation in Sprung- und Kniegelenk

Übungsausführung: Das hintere Bein wird mit der Fußspitze auf einer Mauer platziert, das vordere Bein steht in einem Ausfallschritt, der Oberkörper ist aufgerichtet. Das Hauptgewicht ruht auf dem vorderen Bein. Nun wird das vordere Knie gebeugt und das Becken so tief wie möglich in Richtung Boden abgesenkt, das Knie bleibt dabei stabil über dem Fuß. Dann das vordere Bein wieder strecken und in die Ausgangsposition zurückkehren. Der Rücken bleibt gestreckt! Nach der Hälfte der Zeit das Bein wechseln.

Variation/Differenzierung:

+ Die Hände hinter dem Kopf verschränken.
+ Beide Arme beim Tiefgehen nach oben strecken und dann wieder heranziehen.
– Beide Arme zur Seite ausstrecken.
– Die Übung ohne Erhöhung mit dem hinteren Fuß am Boden ausführen.

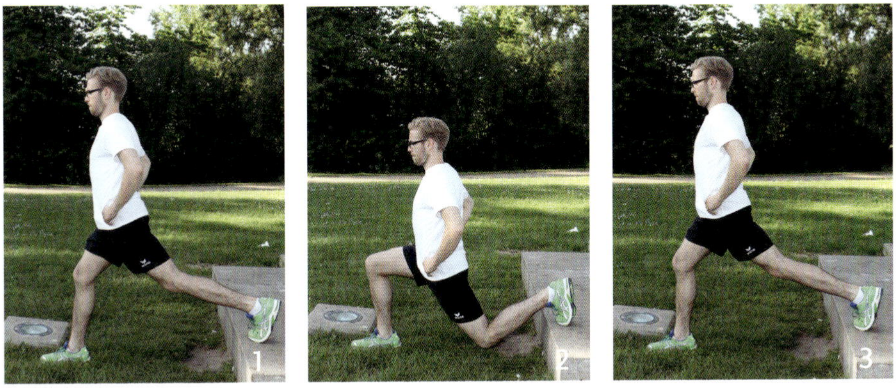

Kniebeuge in Schrittstellung (Split Squat) an einer Mauer

UKH 3 Treppenschritt vorwärts

Material: ein großer Stein, Bank, Block, Baumstamm o. Ä. als Stufe

Ziel der Übung: Kräftigung der Kniestreckmuskulatur und der Hüftstreckmuskulatur; Stabilisation in Sprung- und Kniegelenk

Übungsausführung: Einen Fuß vor dem Körper auf einem großen Stein aufstellen und das Körpergewicht auf diesen Fuß verlagern. Der Oberkörper ist aufrecht. Sich nun mit dem oberen Bein nach (vorne) oben abdrücken und das Bein strecken. Den gleichseitigen Arm dabei vor dem Körper nach oben führen. Das Spielbein bleibt gestreckt hinter dem Körper. Dann das vordere Bein wieder beugen und den Fuß des Spielbeins nah an der Stufe auf dem Boden aufsetzen. Dabei den Arm wieder senken. Die Seite wechseln.

Variation/Differenzierung:

+ Eine höhere Stufe wählen.
+ Die Hände hinter dem Kopf verschränken.
– Eine niedrigere Stufe wählen.

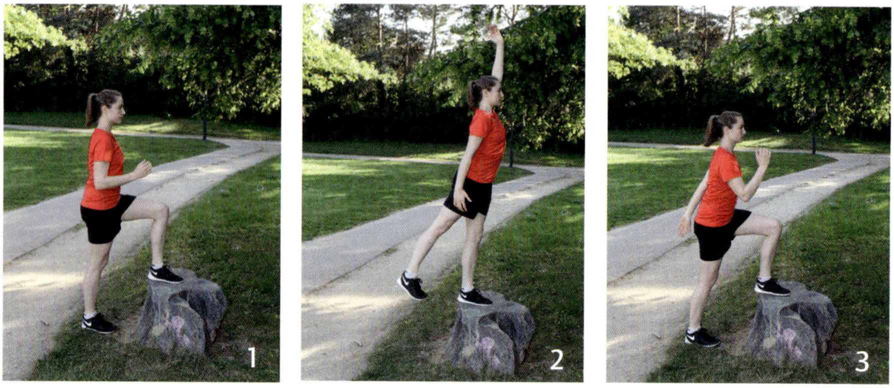

Treppenschritt vorwärts

UKH 4 Treppenschritt seitwärts

Material: ein großer Stein, Bank, Block, Baumstamm o. Ä. als Stufe

Ziel der Übung: Kräftigung der Kniestreckmuskulatur, Hüftstreckmuskulatur und der Adduktoren; Stabilisation in Sprung- und Kniegelenk

Übungsausführung: Seitlich neben dem Körper einen Fuß auf einen Stein, Felsblock o. Ä. stellen und das Körpergewicht auf diesen Fuß verlagern. Der Oberkörper ist aufrecht. Sich nun mit dem oberen Bein zur Seite und nach oben abdrücken und das Bein strecken. Den gleichseitigen Arm dabei vor dem Körper nach oben führen. Das Spielbein bleibt gestreckt neben dem Standbein. Dann das Standbein wieder beugen und den Fuß des Spielbeins nah an der Stufe aufsetzen. Dabei den Arm wieder senken. Die Seite wechseln.

Variation/Differenzierung:

+ Eine höhere Stufe wählen.
+ Die Schrittweite zur Seite vergrößern.

+ Die Hände hinter dem Kopf verschränken.
– Eine niedrigere Stufe wählen.

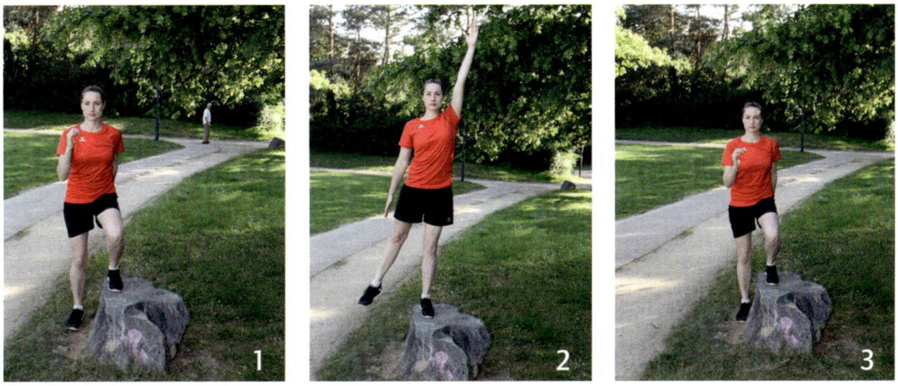

Treppenschritt seitwärts

UKH 5 Dynamischer Beckenlift an einer Mauer

Material: eine Mauer, evtl. eine Gymnastikmatte
Alternativ kann auch an einem ähnlich hohen Baumstamm, Stein oder Block trainiert werden

Ziel der Übung: Kräftigung der Hüftstreckmuskulatur und der Rückenstreckmuskulatur; Rumpfstabilisation

Übungsausführung: In Rückenlage die Füße auf eine Mauer stellen und mit dem Gesäß nah heranrücken, sodass die Beine gebeugt sind. Die Arme liegen seitlich neben dem Körper, die Handflächen zeigen nach oben und der Bauch wird nach innen gezogen. Das Becken nun im Wechsel so weit anheben, bis Rumpf und Oberschenkel eine gerade Linie bilden, und wieder bis knapp über den Boden absenken. Dabei die Bauchspannung und die natürliche Lordose in der Lendenwirbelsäule halten!

Variation/Differenzierung:

+ Ein Bein anheben und nach vorne in einer Linie mit dem Rumpf ausstrecken.
+ Ein Bein anheben und das Knie in Richtung Brustkorb heranziehen.
– Die Übung mit beiden Füßen am Boden (ohne Mauer) ausführen.

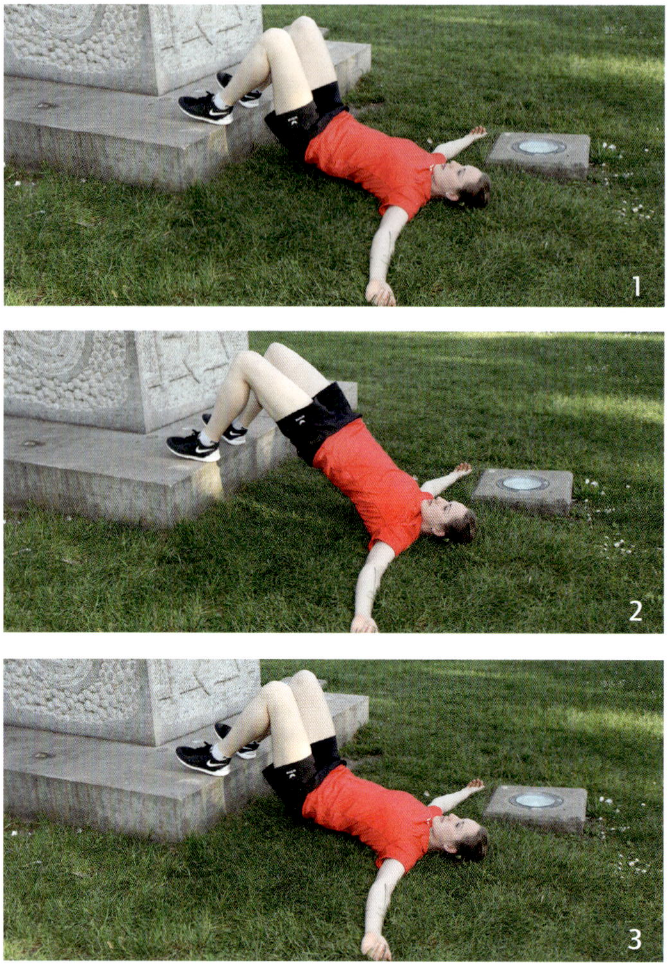

Dynamischer Beckenlift an einer Mauer

UKH 6 Hüftstreckung an einer Parkbank

Material: eine Parkbank

Alternativ können auch andere Erhöhungen benutzt werden, jedoch müssen die Hände eine Möglichkeit zum Festhalten haben

Ziel der Übung: Kräftigung der Rückenstreckmuskulatur und der Hüftstreckmuskulatur

Übungsausführung: Sich in Bauchlage längs auf eine Parkbank legen, sodass die Beine nach hinten überstehen. Je weiter das Becken nach hinten überhängt, umso größer ist die benötigte Kraft aus den Rückenstreckmuskeln. Sich mit den Händen an der Sitzfläche festhalten und die gebeugten Beine so weit wie möglich nach oben führen und dann wieder absenken. Dabei die Lendenwirbelsäule in ihrer natürlichen Lordose halten und den Bauch anspannen.

Variation/Differenzierung: 7

- \+ Mit gestreckten Beinen arbeiten, die Fußsohlen zeigen nach oben.
- – Einen Fuß auf dem Boden absetzen und nur mit einem Bein arbeiten.

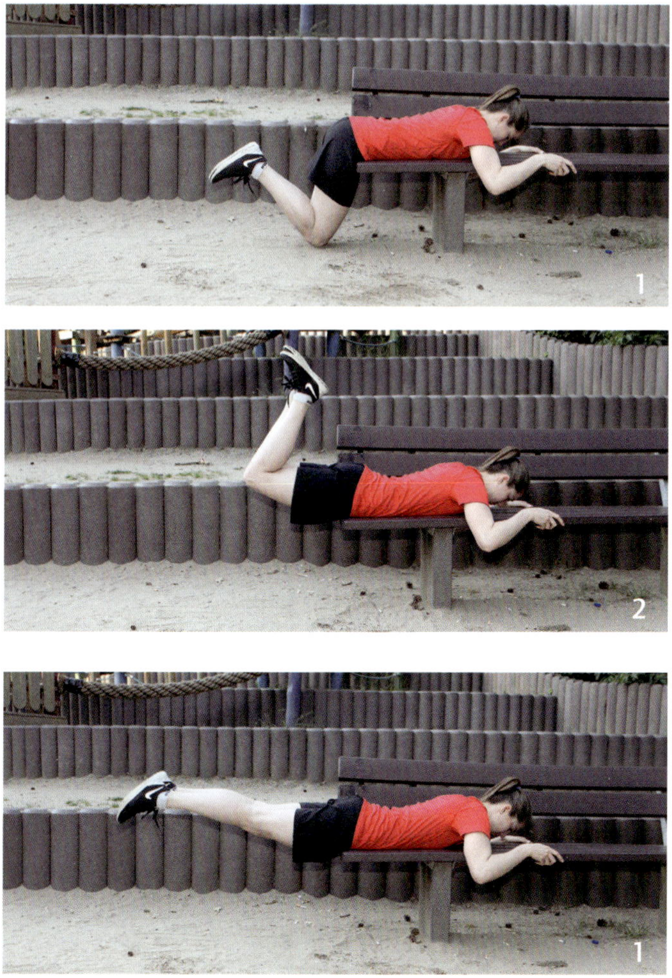

Hüftstreckung an einer Parkbank

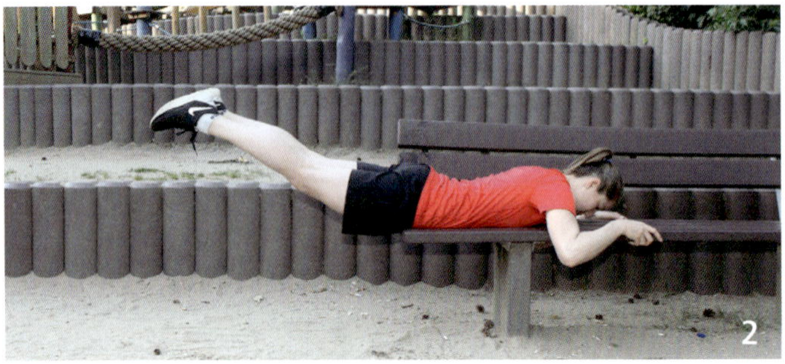

Hüftstreckung an einer Parkbank mit gestreckten Beinen

UKH 7 Einbeinige Kniebeuge (Pistol Squat) auf einer Mauer

Material: eine Mauer oder eine ähnliche Erhöhung (Stein, Bank, Block, Baumstamm)

Ziel der Übung: Kräftigung der Kniestreckmuskulatur und der Hüftstreckmuskulatur; Stabilisation in Sprung- und Kniegelenk

Übungsausführung: Das Standbein wird mit dem Fuß nahe der Kante auf die Mauer gestellt, das Spielbein wird nach vorne ausgestreckt. Die Arme stabilisieren den Stand. Das Standbein nun beugen und das Gesäß nach hinten unten führen. Dabei bleibt das Spielbein gestreckt. Aus der tiefen Position mit der Kraft des Standbeins sich wieder nach oben drücken. Der Rücken bleibt gestreckt!

Variation/Differenzierung:

+ Das Gesäß weiter nach unten führen.
– Das Gesäß weniger weit nach unten führen.

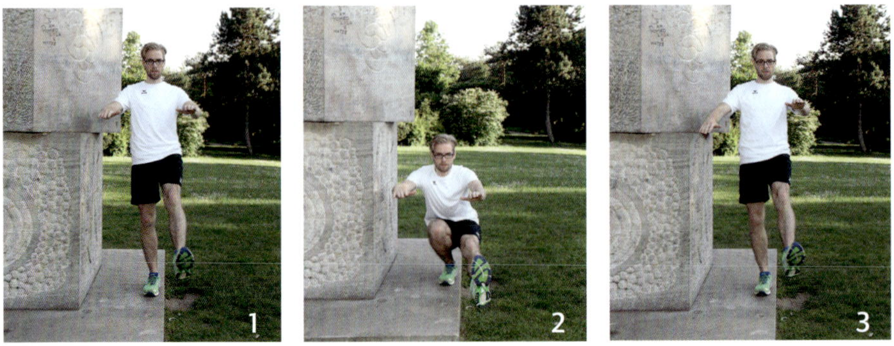

Einbeinige Kniebeuge (Pistol Squat) auf einer Mauer

7.2.4 ULS – Läufe und Sprünge (Urban)

ULS 1 Treppenläufe/-sprünge

ULS 2 Bergläufe/-sprünge

ULS 3 Wechselsprünge mit Taps

ULS 4 Steigsprung

ULS 5 Auf- und Abspringen (Box Jump)

ULS 1 Treppenläufe/-sprünge

Material: Eine Treppe

Ziel der Übung: Kräftigung der Beinmuskulatur; Verbesserung von Sprungkraft und Lauf-/Sprungkoordination

Übungsausführung: Mit unterschiedlichen Aufgaben Treppen hochlaufen/-springen:

- mit/ohne Armeinsatz,
- eine/mehrere Stufen,
- Einer-/Doppelkontakt,
- Schlusssprünge,
- Hocksprünge,
- einbeinige Sprünge.

Variation/Differenzierung:

- \+ Das Tempo erhöhen.
- – Das Tempo verringern.

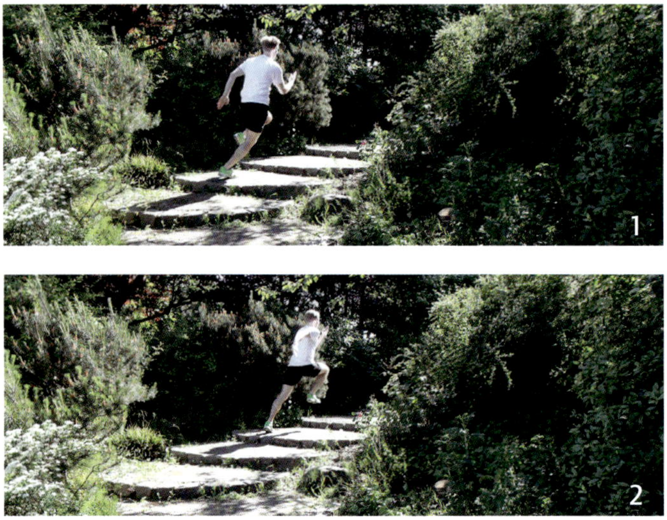

Treppenläufe

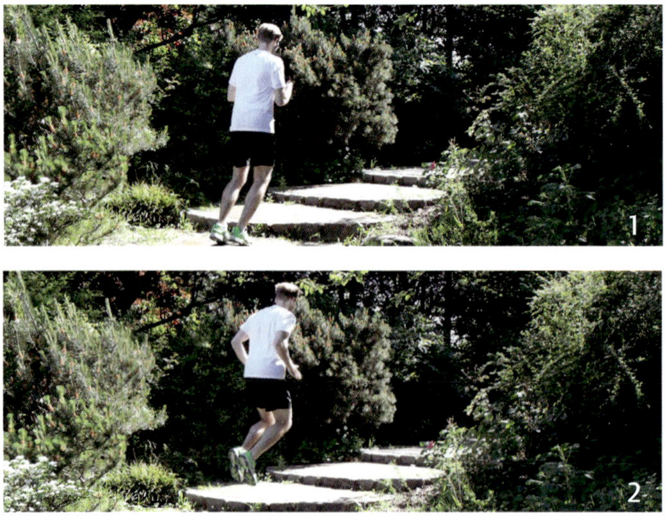

Treppensprünge

ULS 2 Bergläufe/-sprünge

Material: ein Berg oder Hügel

Ziel der Übung: Kräftigung der Beinmuskulatur; Verbesserung der Sprungkraft und der Lauf-/Sprungkoordination

Übungsausführung: Mit unterschiedlichen Aufgaben einen Berg hochlaufen/ -springen: 7

- Unterschiedliche Laufvariationen (siehe lineares und laterales Aufwärmen), unterschiedliche Sprungvariationen (siehe lineares und laterales Aufwärmen).

Variation/Differenzierung:

\+ Das Tempo erhöhen.

– Das Tempo verringern.

– Bergabläufe/-sprünge ausführen.

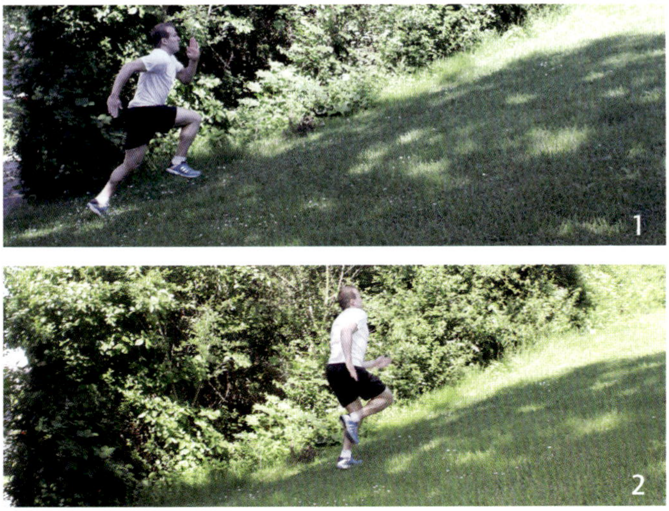

Bergläufe/-sprünge

ULS 3 Wechselsprünge mit Taps

Material: Es wird ein Stein, eine Treppe, eine Stufe oder Ähnliches benötigt.

Ziel der Übung: Kräftigung der Beinmuskulatur; Verbesserung der Sprungkraft

Übungsausführung: Sich in Schrittstellung einen Fuß locker an der Kante eines Steins aufstellen. Nun erfolgt über das hintere Bein ein kurzer Absprung senkrecht nach oben. In der Sprungbewegung werden die Füße getauscht. Bei der Landung auf derselben Stelle ist dann der andere Fuß vorne. Unmittelbar nach der Landung wird der nächste Sprung gestartet.

Variation/Differenzierung:

+ Ohne Armeinsatz springen.
− Eine niedrigere Stufe wählen.

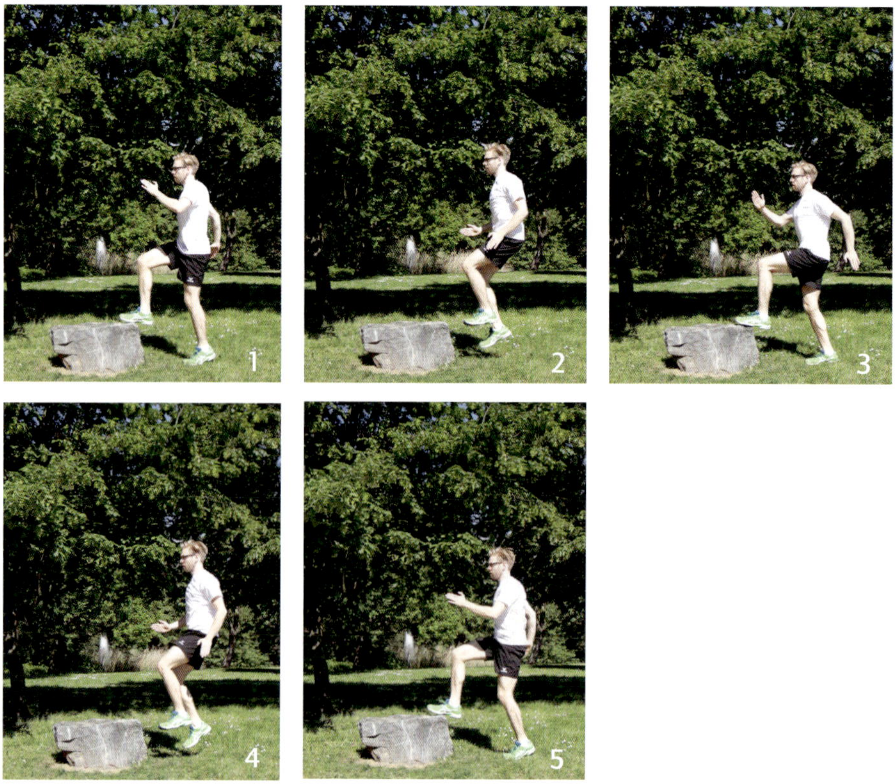

Wechselsprung mit Taps

ULS 4 Steigsprung

Material: ein Stein, eine Treppe, eine Stufe o. Ä

Ziel der Übung: Kräftigung der Beinmuskulatur; Verbesserung der Sprungkraft

Übungsausführung: In Schrittstellung einen Fuß auf einen Stein stellen, das andere Bein steht auf dem Boden. Nun erfolgt über das vordere Bein ein Absprung senkrecht nach oben. Die Sprungbewegung wird durch ein dynamisches Mitführen der Arme unterstützt. Der Körper sollte in eine vollständige Streckung gelangen. Während der Flugphase erfolgt ein Wechsel des vorderen Beins, sodass bei der Landung nun der andere Fuß auf dem Stein steht. Darauf achten, dass das Gewicht bei der Landung auf beiden Beinen lastet, nicht nach hinten lehnen! Nach der Landung erfolgt eine kurze Pause, bevor der nächste Sprung gestartet wird.

Variation/Differenzierung:

+ Die Pause kürzer gestalten oder weglassen.
+ Ohne Armeinsatz springen.
– Eine niedrigere Stufe wählen.

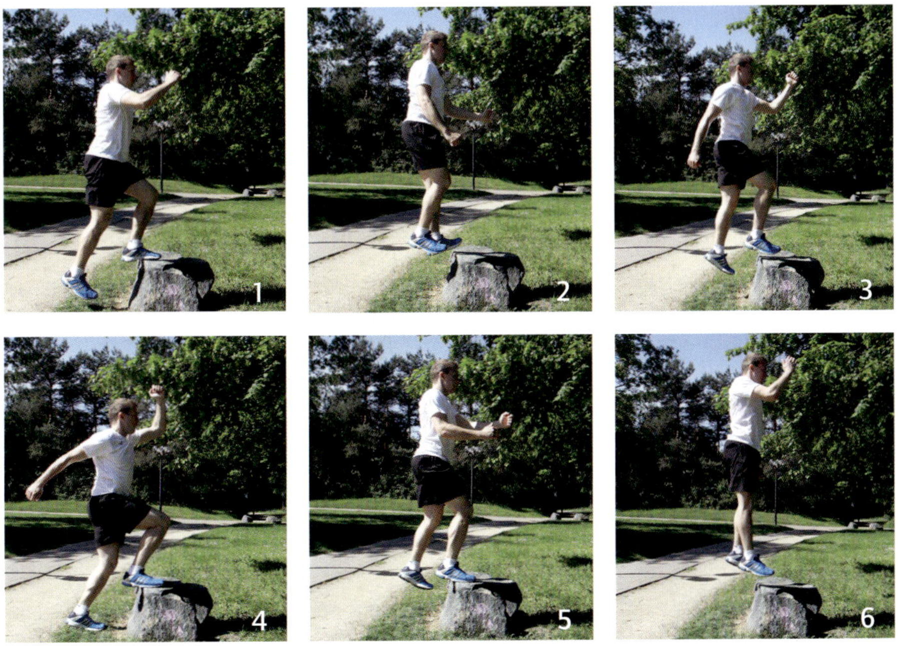

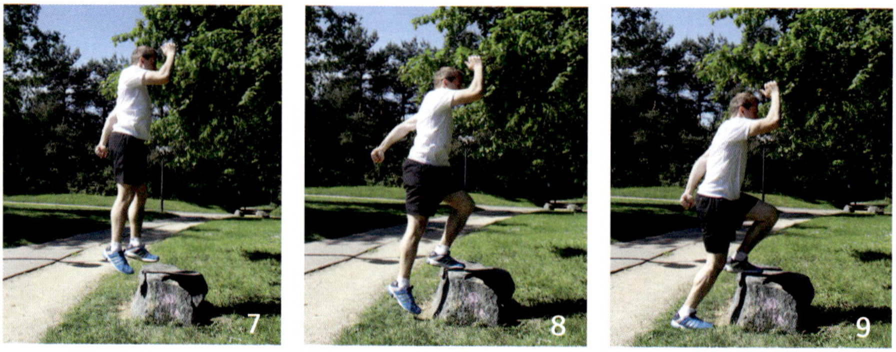

Steigsprung

ULS 5 Auf- und Abspringen (Box Jump)

Material: einen Stein, eine Treppe, eine Stufe o. Ä

Ziel der Übung: Kräftigung der Beinmuskulatur; Verbesserung der Sprungkraft

Übungsausführung: Aus dem hüftbreiten Stand erfolgt ein beidbeiniger Absprung nach oben auf den Stein. Die Sprungbewegung wird durch ein dynamisches Mitführen der Arme unterstützt. Der Körper sollte nach der Landung auf dem Stein in eine vollständige Streckung gelangen. Dann wieder vom Stein absteigen oder runterspringen, um den nächsten Sprung zu starten.

Variation/Differenzierung:

+ Ohne Armeinsatz springen.
+ Einen höheren Stein wählen.
– Einen niedrigeren Stein wählen.

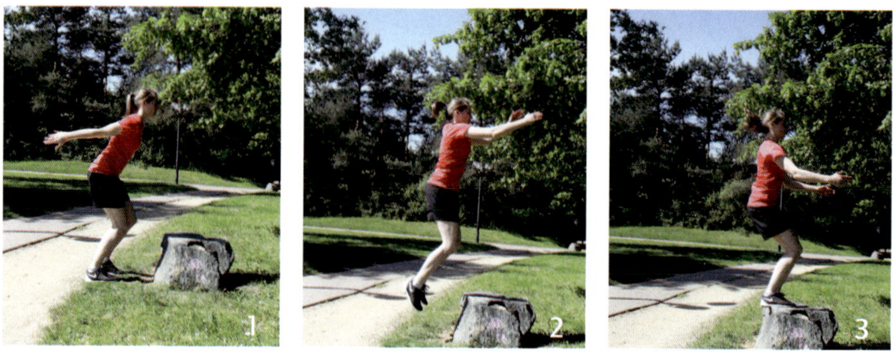

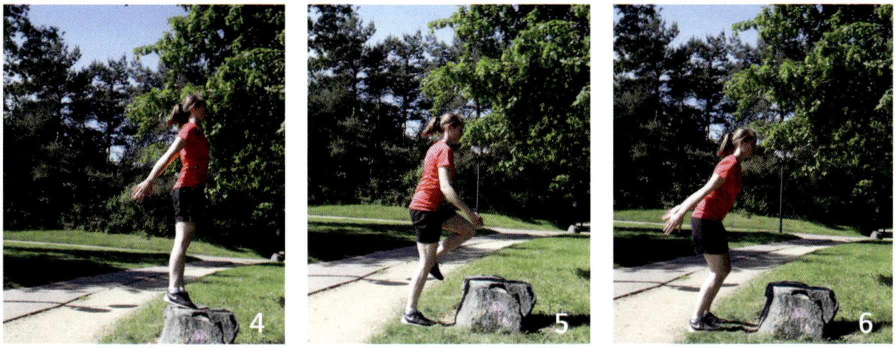

Auf- und Abspringen (Box Jump)

7

7.2.5 USÜ – Rumpfstabilisationsübungen (statisch) (Urban)

USÜ 1 Schwebesitz an einer Parkbank

USÜ 1 Schwebesitz an einer Parkbank

Material: eine Parkbank

Ziel der Übung: Kräftigung der Bauchmuskulatur, der Hüftbeugemuskulatur und der Kniestreckmuskulatur; Ganzkörperstabilisation

Übungsausführung: Auf einer Parkbank wird der Rücken an der Lehne abgestützt, die Hände fassen die Oberkante der Lehne. Der Bauch wird angespannt und der Rücken gestreckt. Dann die Beine strecken und nach oben bis über Hüfthöhe anheben. Die Arme stabilisieren die Position. Der Bauch bleibt die ganze Zeit angespannt und der Rücken gestreckt!

Variation/Differenzierung:

+ Den Oberkörper ohne Abstützen an der Lehne frei halten.
+ Mit den Beinen kleine, schnelle Scherenbewegungen ausführen.
– Die Knie etwas beugen.

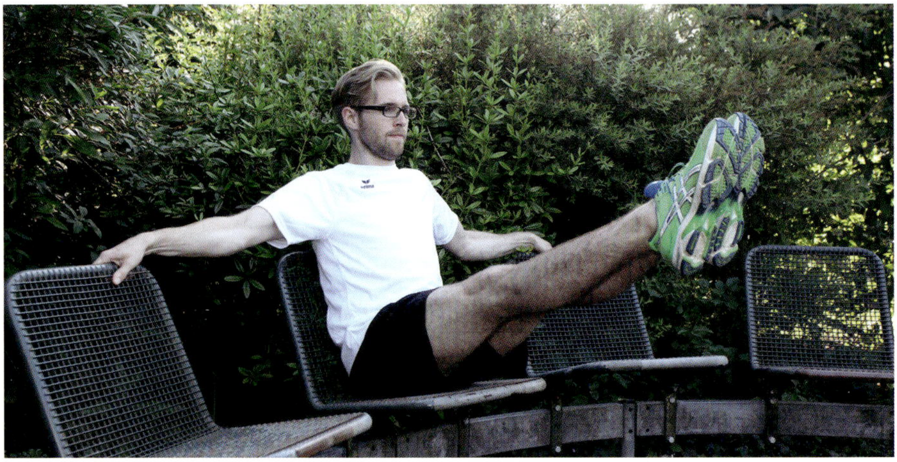

Schwebesitz an einer Parkbank

KAPITEL 8

1 Aktiver leben – Natursport als Fitness- und Gesundheitssport

2 Natursport und Parksport

3 *4XF Training* – stark & dynamisch

4 *4XF Outdoor FitCamp* – Philosophie und Rahmenbedingungen

5 *4XF Outdoor FitCamp* – Ablauf der Kurseinheiten

6 Der *4XF Outdoor FitCamp*-Übungspool

7 Urban Fitness

8 Partnerübungen

Anhang – Literaturverzeichnis

Kapitel 8

PARTNERÜBUNGEN

8.1 Warum Partnerübungen?

Partnerübungen sind eine gute Möglichkeit, das Zusammengehörigkeitsgefühl der Gruppe positiv zu beeinflussen. Denn sie machen Spaß und fördern die Zusammenarbeit der Teilnehmer. Zudem bieten sie auch neue Herausforderungen, auf die sich die Partner einstellen müssen. Sobald nicht mehr nur der Teilnehmer selbst seine Übung vollzieht, sondern eine andere Person durch Körperkontakt oder ein Gerät mit ihm verbunden ist, werden insbesondere die Reaktions-, Umstellungs- und Antizipationsfähigkeit als grundlegende koordinative Fähigkeiten gefordert. Dadurch wird der Schwierigkeitsgrad von Übungen erhöht und das gemeinsame Meistern dieser zusätzlichen Herausforderung stärkt das „Wir"-Gefühl.

Außerdem kann der Teilnehmer leichter „über sich hinauswachsen", wenn ein direkter Vergleich mit einem Partner stattfindet. Diese Situation kann überaus motivierend sein: Wenn ein Teilnehmer denkt, er könne nicht mehr, sein Partner trainiert aber noch weiter, wird oftmals doch der innere Schweinehund überwunden und die zusätzliche Motivation lässt den Teilnehmer an seine Grenzen gehen. Diese Grenzerfahrungen sind für die oben schon erwähnte Entwicklung von Selbstvertrauen von zentraler Bedeutung.

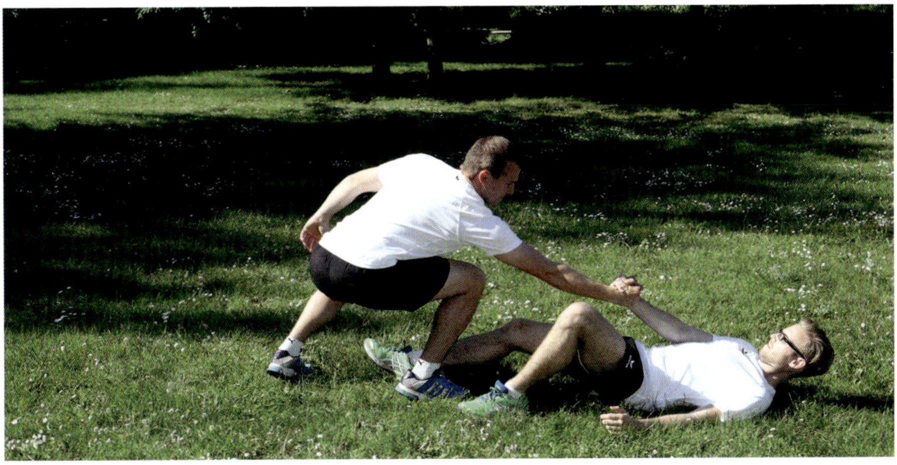

Partnerübungen

Bei Partnerübungen ist zu beachten, dass sie im Zirkeltraining nur ausgeführt werden können, wenn eine gerade Anzahl an Teilnehmern in der jeweiligen Kurseinheit anwesend ist. Aus diesem Grund sollte die Planung eines Trainings grundsätzlich immer ohne Partnerübungen erfolgen. Ist dann eine gerade Anzahl von Teilnehmern anwesend, so können einzelne Übungen aus dem Zirkel durch eine Partnerübung ersetzt werden. Wir empfehlen, maximal zwei Partnerübungen pro Zirkel zu verwenden.

8.2 Übungspool Partnerübungen

Der Übungspool zu den Partnerübungen ist ebenfalls in die Kategorien aus Kap. 5 eingeteilt. So können auch damit einzelne Übungen der Zirkel durch Partnerübungen aus der gleichen Kategorie ersetzt werden.

8.2.1 PDÜ – Drückende Übungen mit Partner

PDÜ 1 Liegestütz (Push-up) mit Partner abklatschen

PDÜ 2 Boxen mit Partner

PDÜ 1 Liegestütz (Push-up) mit Partner abklatschen

Material: keines, evtl. eine Gymnastikmatte

Ziel der Übung: Kräftigung der Brustmuskulatur, Armmuskulatur (Trizeps) und der Bauchmuskulatur; Ganzkörperstabilisation

Übungsausführung: Zwei Partner stützen in der Liegestützposition frontal voreinander mit etwa 0,5-1 m Abstand. Nun führt jeder einen Liegestütz aus. Nach dem Hochdrücken lösen die Partner jeweils die linke bzw. rechte Hand vom Boden und klatschen sich diagonal gegenseitig ab. Bei der nächsten Wiederholung wird mit der anderen Hand abgeklatscht.

Variation/Differenzierung:

+ Nach jedem Liegestütz mit rechter und linker Hand abklatschen.
– Auf den Knien stützen.

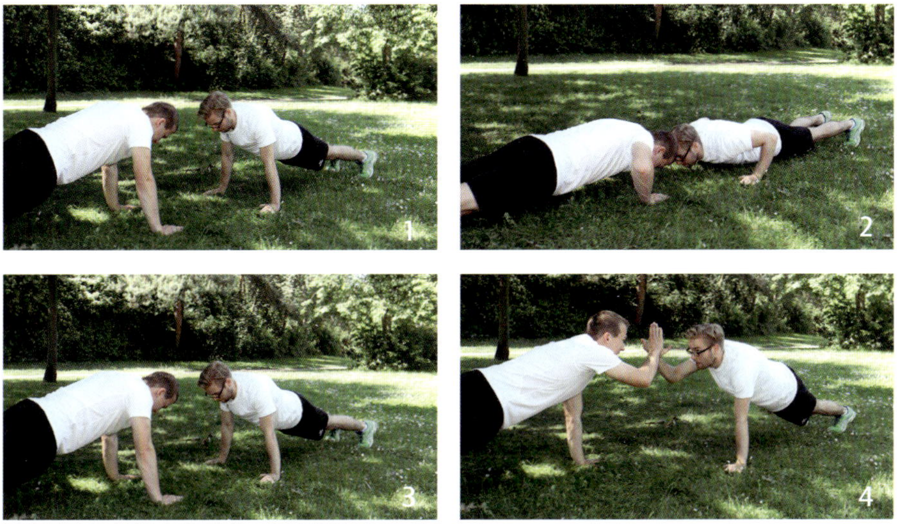

Liegestütz (Push-up) mit Partner abklatschen

PDÜ 2 Boxen mit Partner

Material: eine zusammengerollte Gymnastikmatte
Alternativ können auch Boxpratzen verwendet werden.

Ziel der Übung: Kräftigung der Brustmuskulatur und der Armmuskulatur (Trizeps); Stabilisation im Rumpf

Übungsausführung: Zwei Partner stehen sich in Schrittstellung mit leicht gebeugten Knien gegenüber, einer der Partner hält eine zusammengerollte Gymnastikmatte an den Seiten waagerecht nach vorne, der andere Partner führt im Wechsel mit der rechten und linken Faust schnelle Boxbewegungen in die Mitte der Rolle aus. Dabei wird das Ellbogengelenk niemals ganz durchgestreckt. Die Faust, die gerade nicht boxt, wird in einer Art „Verteidigungshaltung" vor dem Gesicht gehalten. Beide Partner halten den Bauch angespannt und den Rücken gestreckt!

Variation/Differenzierung:

+ Das Tempo erhöhen.
+ Mit mehr Kraft boxen.
– Das Tempo verringern.
– Mit weniger Kraft boxen.

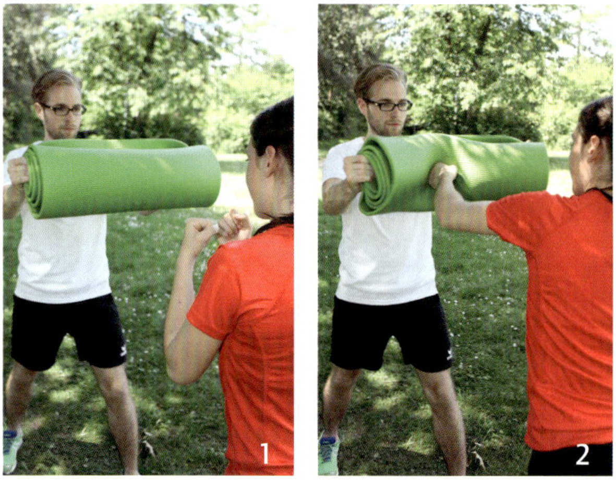

Boxen mit Partner

8.2.2 PZÜ – Ziehende Übungen mit Partner

PZÜ 1 Rudern (Rowing) mit Partner und Powerbändern oder Tubes

PZÜ 2 Hinlegen und Aufstehen mit Partner

PZÜ 1 Rudern (Rowing) mit Partner und Powerbändern oder Tubes

Material: zwei Powerbänder oder zwei Tubes

8

Ziel der Übung: Kräftigung der Rückenmuskulatur (Rückenstrecker, Kapuzenmuskel, Rautenmuskel) und Schultermuskulatur (Deltamuskel, großer Rundmuskel)

Übungsausführung: Die beiden Partner stehen sich im hüftbreiten Stand gegenüber und halten mit nach vorne gestreckten Armen jeweils die Enden zweier in der Mitte miteinander verbundener Powerbänder oder Tubes auf Brusthöhe in ihren Händen. Die Beine sind in den Kniegelenken leicht gebeugt und die Powerbänder/Tubes sind bereits unter Spannung. Nun beugen beide Partner gleichzeitig die Arme und ziehen die Hände so weit zurück, bis sie auf Brusthöhe fast neben dem Rumpf sind. Dabei die Schulterblätter zusammenziehen. Anschließend die Arme wieder nach vorne strecken. Der Rücken bleibt die ganze Zeit gestreckt!

Variation/Differenzierung:

+ Ein stärkeres Powerband oder Tube wählen.
+ Sich weiter entfernt voneinander aufstellen.
– Ein schwächeres Powerband oder Tube wählen.

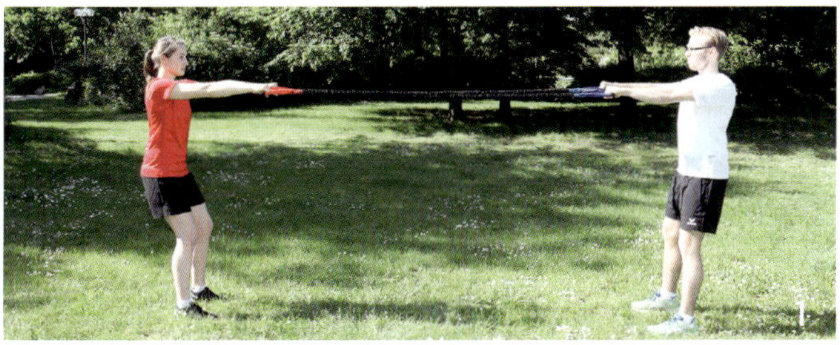

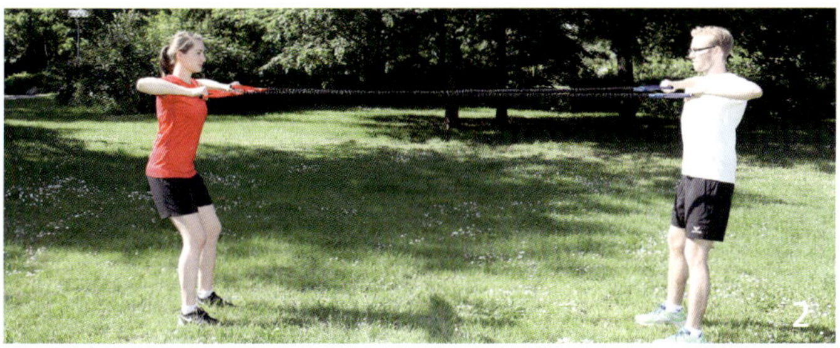

Rudern (Rowing) mit Partner und Powerbändern oder Tubes

PZÜ 2 Hinlegen und Aufstehen mit Partner

Material: keines

Ziel der Übung: Ganzkörperübung: Kräftigung der Rückenmuskulatur (Rückenstrecker, breiter Rückenmuskel, Kapuzenmuskel, Rautenmuskel), Schultermuskulatur (großer Rundmuskel) Armmuskulatur (Bizeps), Bauchmuskulatur (gerade und schräge), Kniestreckmuskulatur und der Hüftstreckmuskulatur.

Übungsausführung: Zwei Partner stehen sich in Schrittstellung gegenüber und halten sich gegenseitig mit der jeweils gleichen Hand diagonal fest. Nun beugt ein Partner seine Knie und legt sich nach hinten auf den Rücken ab. Der andere Partner beugt ebenfalls seine Knie und bremst die Bewegung des Partners, bis dessen Schultern den Boden berühren. Der Rücken des stehenden Partners bleibt gestreckt. Dann hilft er dem Liegenden durch Ziehen mit dem Arm wieder beim Aufstehen. Nun legt sich der zuvor stehende Partner auf den Rücken ab und der zuvor liegende Partner hilft. Nach der Hälfte der Zeit wird der Arm gewechselt.

Variation/Differenzierung:

+ Das Tempo erhöhen.
– Das Tempo verringern.
– Mit beiden Händen fassen.

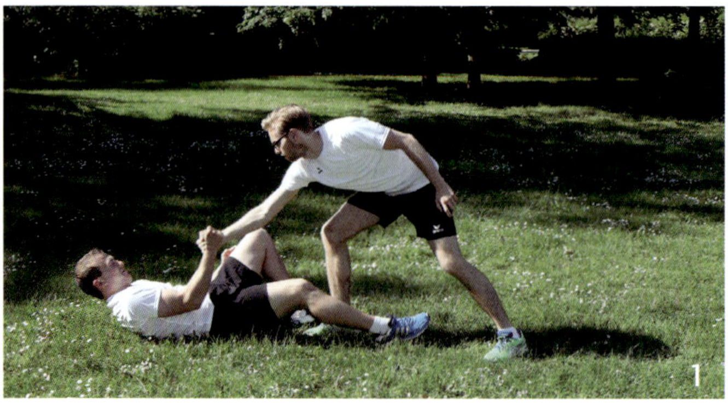

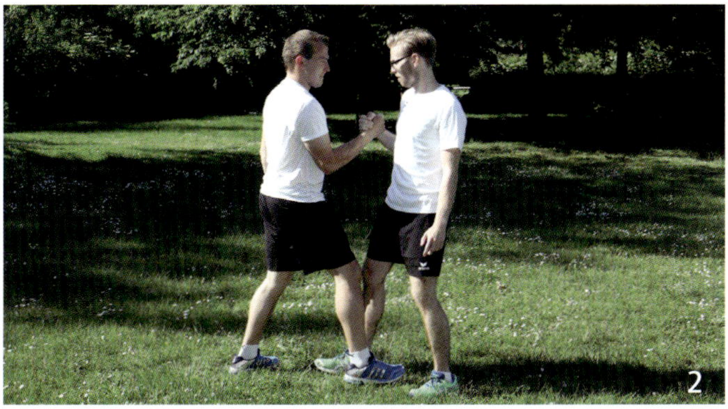

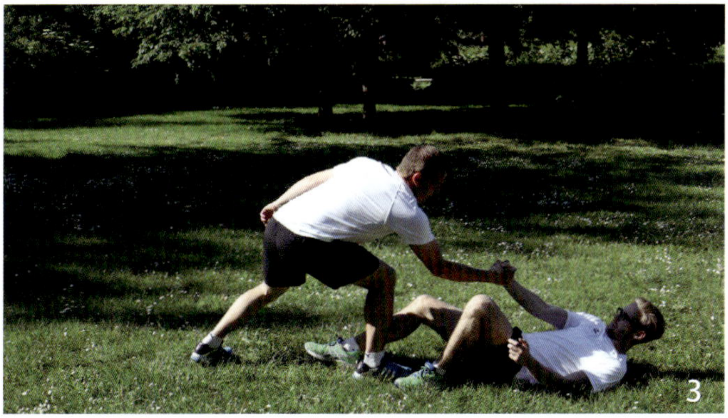

Hinlegen und Aufstehen mit Partner

8.2.3 PKH – Knie- und hüftstreckende Übungen mit Partner

PKH 1 Beidbeinige Kniebeuge (Squat) mit Partner

PKH 1 Beidbeinige Kniebeuge (Squat) mit Partner

Material: keines

Ziel der Übung: Kräftigung der Kniestreckmuskulatur, Hüftstreckmuskulatur und der Rückenstreckmuskulatur; Stabilisation

Übungsausführung: Zwei Partner stehen sich gegenüber und fassen sich gegenseitig mit beiden Händen. Aus dem Stand schieben beide gleichzeitig das Gesäß nach hinten und beugen die Knie bis auf 90°. Dabei lehnen sie sich etwas nach hinten, sodass die Partner sich gegenseitig halten. Aus dieser Position sich mit den Beinen wieder nach oben drücken. Die Arme bleiben über den gesamten Bewegungsverlauf lang.

Darauf achten, dass die Knie über dem Fuß bleiben und der Rücken immer gestreckt ist!

Variation/Differenzierung:

+ Nur mit einer Hand diagonal fassen.
– Die Kniebeuge weniger tief ausführen.

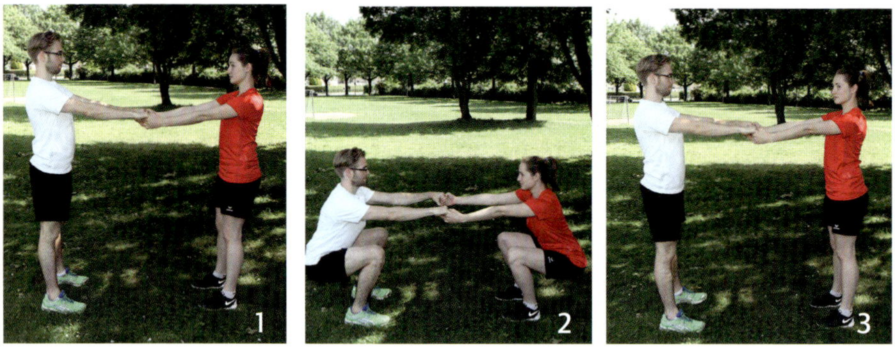

Beidbeinige Kniebeuge (Squat) mit Partner mit einem Arm diagonal gefasst

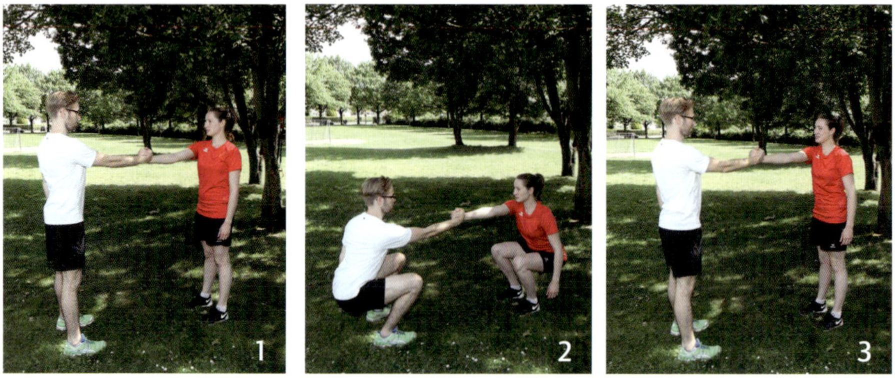

Beidbeinige Kniebeuge (Squat) mit Partner

8.2.4 PKÜ – Komplex- und Rumpfkräftigungs-übungen (dynamisch) mit Partner

PKÜ 1 Einen Medizinball passen mit Partner

PKÜ 2 Den Rumpf aufrichten (Situp) mit Partner

PKÜ 3 Den Rumpf anheben (Crunch) mit Partner

PKÜ 1 Einen Medizinball passen mit Partner

Material: ein Medizinball

Ziel der Übung: Kräftigung der Rückenmuskulatur (Kapuzenmuskel, Rautenmuskel), Brustmuskulatur, Schultermuskulatur (Deltamuskel) und der Armmuskulatur (Trizeps)

Übungsausführung: Die Partner stehen sich mit etwa 5 m Abstand frontal gegenüber. Ein Partner hält den Medizinball mit beiden Händen vor der Brust, die Ellbogen zeigen zur Seite. Aus dieser Position wird der Medizinball durch dynamisches Strecken der Arme nach vorne in Richtung Brustkorb des anderen Partners geworfen (Druckpass). Dieser hält die Arme ausgestreckt vor dem Körper und fängt den Medizinball mit beiden Händen. Anschließend beugt er die Arme und führt den Ball vor seinen Brustkorb und passt seinerseits den Ball dynamisch zurück.

Variation/Differenzierung:

+ Einen schwereren Medizinball wählen.
+ Das Tempo erhöhen.
– Einen leichteren Medizinball wählen.
– Das Tempo verringern.

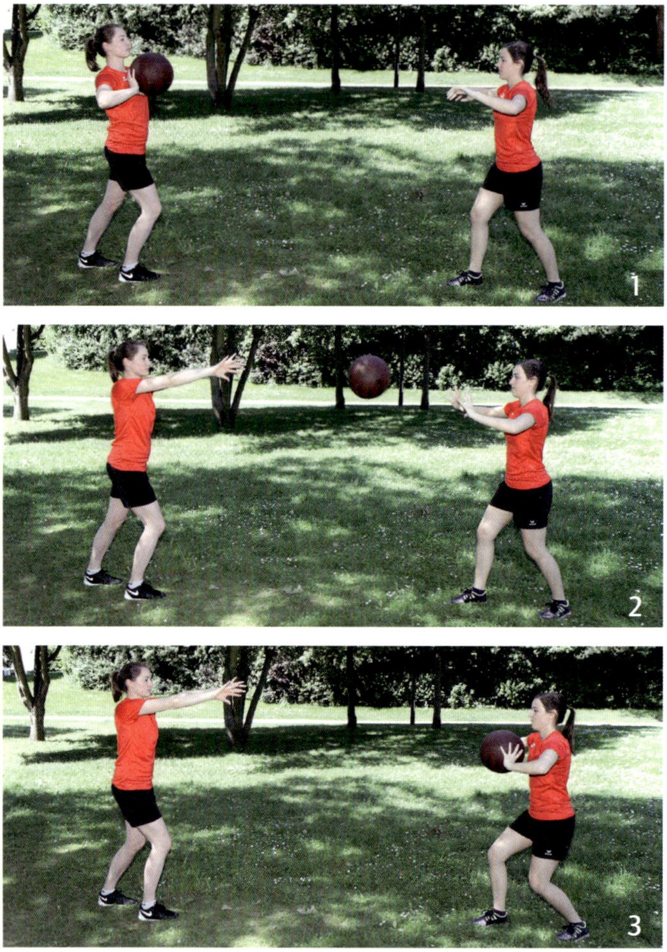

Partnerübung: Medizinball passen

PKÜ 2 Den Rumpf aufrichten (Situp) mit Partner

Material: keines, evtl. eine Gymnastikmatte

Ziel der Übung: Kräftigung der Bauchmuskulatur (gerade und schräge) und der Hüftbeugemuskulatur

Übungsausführung: Zwei Partner sitzen sich gegenüber und hängen sich mit den Füßen jeweils beim Partner ein. Dabei hat ein Partner die Beine innen und der andere außen. Beide richten ihre Wirbelsäule auf, spannen den Bauch an und lehnen den Oberkörper leicht nach hinten, dabei bleibt der Rücken gestreckt. Die Hände werden seitlich an den Kopf gelegt. Nun legen beide Partner ihren Oberkörper nach hinten auf den Boden ab und kommen wieder in die Sitzposition zurück. Dort wird 1 x mit der gegengleichen Hand abgeklatscht (rechts und links im Wechsel), die andere Hand bleibt am Kopf. Der Bauch bleibt immer angespannt und der Rücken möglichst gestreckt! 8

Variation/Differenzierung:

- \+ Das Tempo erhöhen.
- – Das Tempo verringern bzw. kurze Pausen machen.
- – Die Arme nach vorne ausstrecken.

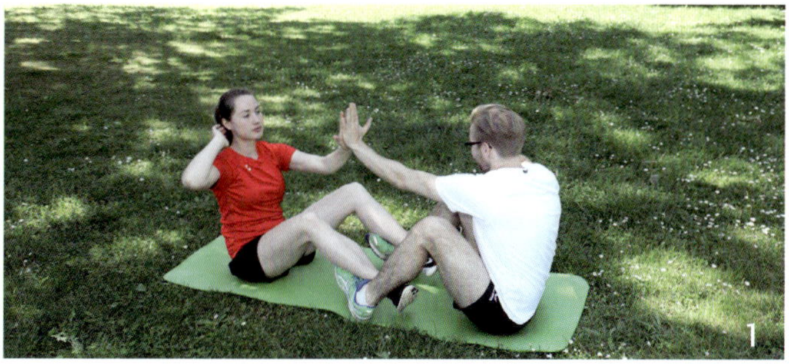

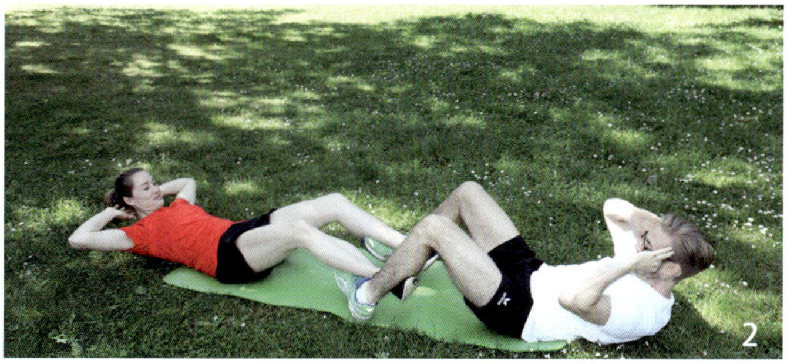

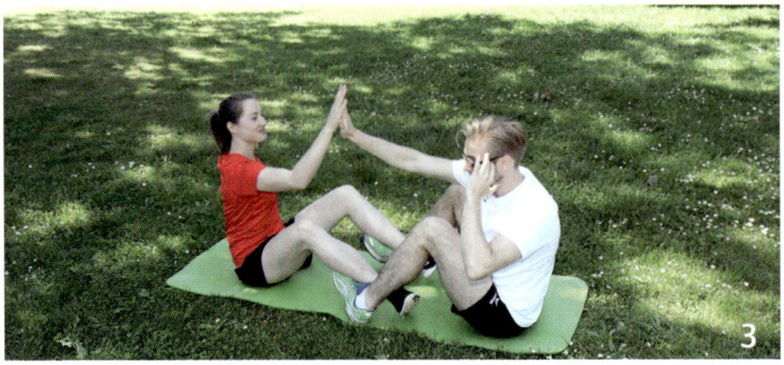

Den Rumpf aufrichten (Situp) mit Partner

PKÜ 3 Den Rumpf anheben (Crunch) mit Partner

Material: keines, evtl. eine Gymnastikmatte

Ziel der Übung: Kräftigung der Bauchmuskulatur (gerade und schräge) und der Hüftbeugemuskulatur

Übungsausführung: Zwei Partner liegen mit angehobenen Beinen (Knie und Hüfte sind 90° gebeugt) auf dem Rücken so, dass ihre Fußsohlen sich berühren. Die Hände sind seitlich am Kopf angelegt (die Ellbogen sind möglichst weit hinten, kurz vor der Schulterachse). Nun heben beide den Oberkörper an und rotieren gegengleich, wobei jeweils ein Ellbogen dabei in Richtung des gegenüberliegenden Knies geschoben wird. Die Rotation des Oberkörpers wird durch die Bauchmuskulatur ausgelöst. D.h., die Ellbogen sollten sich nicht ausschließlich durch eine Veränderung der Armposition in Richtung der Knie bewegen. Im Anschluss wird der Oberkörper nur so weit wieder in die Ausgangsposition zurückgeführt, dass die Schulterblätter nicht den Boden berühren. Im Wechsel nach rechts und nach links ausführen.

Variation/Differenzierung:

+ Das Tempo erhöhen.
− Das Tempo verringern bzw. kurze Pausen machen.
− Die Arme nach vorne ausstrecken.

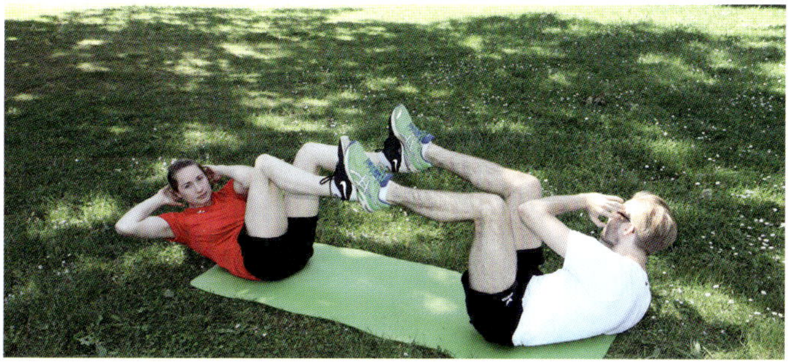

Den Rumpf anheben (Crunch) mit Partner

8

8.2.5 PRÜ – Rotatorische Übungen mit Partner

PRÜ 1 Rotationswurf mit Partner

PRÜ 2 Einen Medizinball übergeben mit Partner

PRÜ 3 Rotation im Ausfallschritt mit Partner und Powerband oder Tube

PRÜ 1 Rotationswurf mit Partner

Material: ein Medizinball

Ziel der Übung: Kräftigung der Bauchmuskulatur (schräge), Schultermuskulatur (Deltamuskel) und der Rückenstreckmuskulatur

Übungsausführung: Die Partner stehen im Abstand von ca. 5 m im schulterbreiten Stand, sodass die beiden linken Schultern zueinander zeigen. Ein Partner hält den Medizinball mit gestreckten Armen. Mit einer Rotation des Oberkörpers zum Partner hin wirft er diesem den Medizinball zu. Dieser fängt den Medizinball mit beiden Händen, bremst ihn mit einer Rotation des Oberkörpers vom Partner weg ab und wirft ihn dann mit einer Rotation zum Partner hin wieder zu diesem zurück. Nach der Hälfte der Zeit drehen sich beide Partner, sodass nun die beiden rechten Schultern zueinander zeigen.

Variation/Differenzierung:

+ Einen schwereren Medizinball wählen.
– Einen leichteren Medizinball wählen.

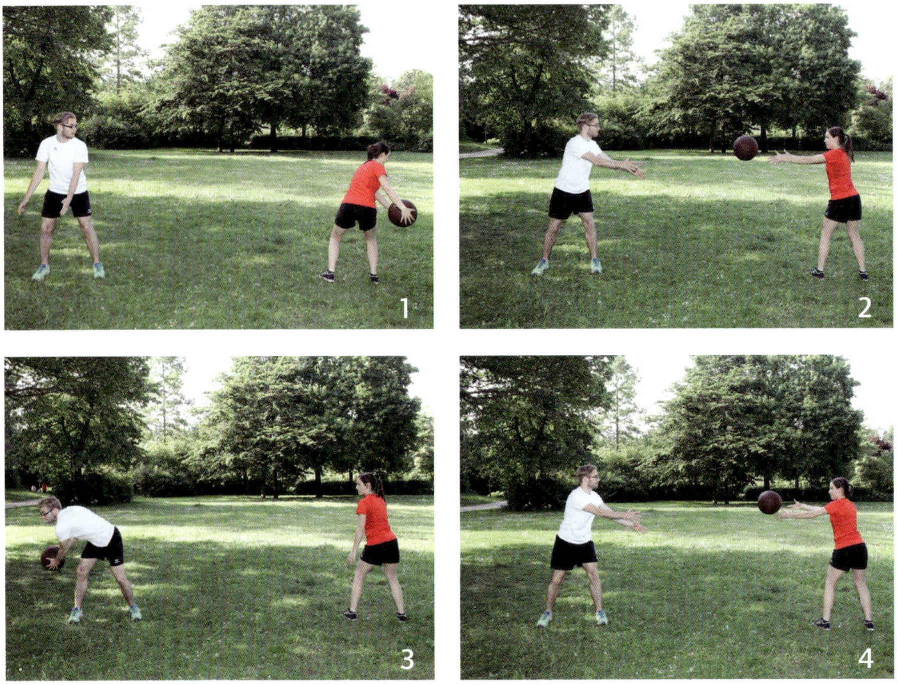

Rotationswurf mit Partner

PRÜ 2 Einen Medizinball übergeben mit Partner

Material: ein Medizinball

Ziel der Übung: Kräftigung der Bauchmuskulatur (schräge), Schultermuskulatur (Deltamuskel) und der Rückenstreckmuskulatur

Übungsausführung: Die Partner stehen Rücken an Rücken in einer leichten Kniebeuge. Die Arme sind nach vorne ausgestreckt, einer der Partner hält den Medizinball mit beiden Händen. Im Wechsel wird nun rechts/links, mittels einer Rotation des Oberkörpers beider Partner zur selben Seite, der Medizinball zwischen den Partnern übergeben. Der Medizinball kreist so um beide Partner herum. Nach der Hälfte der Zeit die Richtung des Balls wechseln. Der Rücken bleibt die ganze Zeit gestreckt und die Knie sind gebeugt!

Variation/Differenzierung:

+ Einen schwereren Medizinball wählen.
– Einen leichteren Medizinball wählen oder ohne Ball arbeiten.

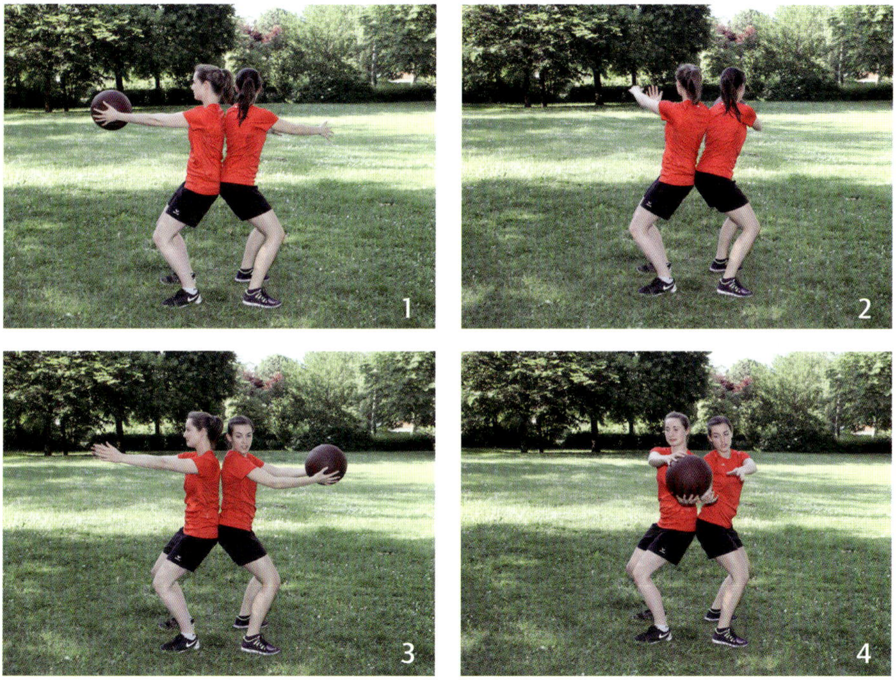

Einen Medizinball übergeben mit Partner

PRÜ 3 Rotation im Ausfallschritt mit Partner und Powerband oder Tube

Material: ein Powerband oder ein Tube

Ziel der Übung: Kräftigung der Bauchmuskulatur (schräge), Rückenstreckmuskulatur, der Kniestreckmuskulatur; Stabilisation der Wirbelsäule sowie der Knie- und Hüftgelenke

Übungsausführung: Die Partner stehen nebeneinander und setzen den jeweils äußeren Fuß nach vorne (Schrittstellung). Das gebeugte hintere Knie wird in Richtung Boden geführt und die Kniebeuge gehalten. Der Oberkörper ist aufgerichtet, die Schultern werden nach hinten unten gezogen. Beide Partner halten mit jeweils beiden Händen die Enden eines Powerbandes/Tubes, die Arme sind gerade nach vorne ausgestreckt und das Band/Tube ist schon unter Spannung. Nun wird eine Rotation des Oberkörpers nach außen, also zu dem vorne stehenden Bein ausgeführt, und so das Band/Tube auseinandergezogen. Dann wieder in die Ausgangsposition zurückrotieren. Das Band/Tube muss immer unter Spannung bleiben. Nach der Hälfte der Zeit drehen sich die Partner in die andere Richtung um und führen so die Rotation zur anderen Seite aus. Der Rücken bleibt gestreckt und das vordere Knie wird stabil über dem Fuß gehalten!

Variation/Differenzierung:

+ Ein stärkeres Band wählen.
− Ein schwächeres Band wählen.

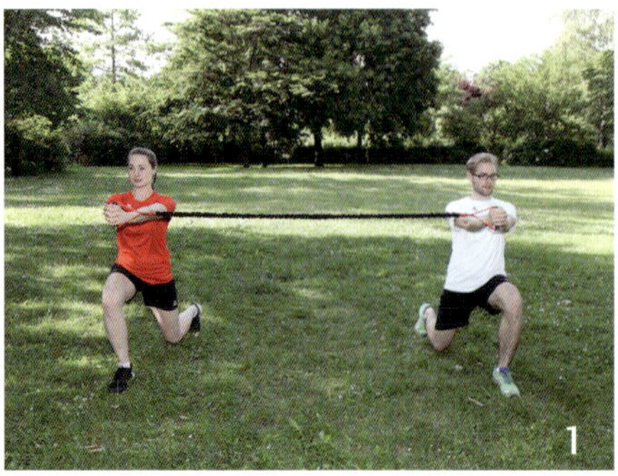

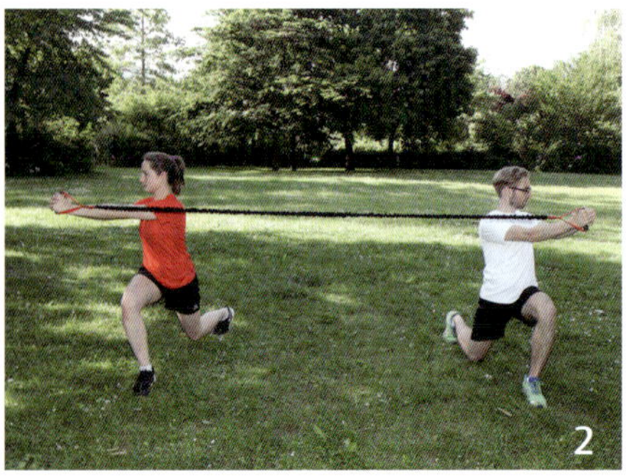

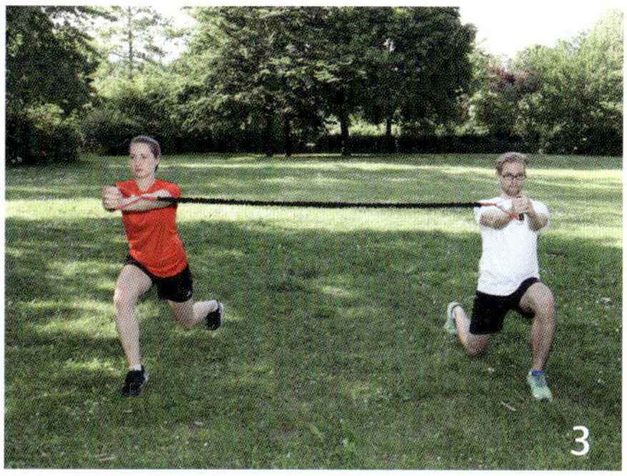

Rotation mit Ausfallschritt mit Partner und Powerband oder Tube

8

8.2.6 PSÜ – Rumpfstabilisationsübungen (statisch) mit Partner

PSÜ 1 Powerband- oder Tubeziehen im Einbeinstand mit Partner

PSÜ 2 Powerband- oder Tubeziehen im Liegestütz mit Partner

PSÜ 3 Einen Medizinball zuwerfen im Sitzen mit Partner

PSÜ 4 Die Beine kreisen im Sitzen mit Partner

PSÜ 1 Powerband- oder Tubeziehen im Einbeinstand mit Partner

Material: ein Powerband oder ein Tube

Ziel der Übung: Stabilisation in Hüft-, Knie- und Sprunggelenk; Kräftigung der Rückenmuskulatur (Rückenstrecker, breiter Rückenmuskel) und der Armmuskulatur (Trizeps)

Übungsausführung: Zwei Partner stehen sich im Einbeinstand auf dem jeweils rechten oder linken Bein frontal gegenüber, ein Powerband oder Tube wird von beiden Partnern mit der zum Standbein gegengleichen Hand gegriffen und diagonal zwischen ihnen gespannt. Das Standbein ist im Knie leicht gebeugt, der Bauch ist angespannt und der Rücken gestreckt. Nun ziehen beide synchron das Band auseinander und mit dem gestreckten Arm langsam am Körper vorbei nach hinten. Dann den Arm langsam wieder nach vorne führen. Das Band/Tube bleibt immer unter Spannung. Dabei wird der Rücken stets gestreckt und das Knie des Standbeins möglichst ruhig und stabil gehalten.

Variation/Differenzierung:

+ Ein stärkeres Powerband oder Tube wählen.
– Ein schwächeres Powerband oder Tube wählen.
– Die Fußspitze des Spielbeins auftippen.

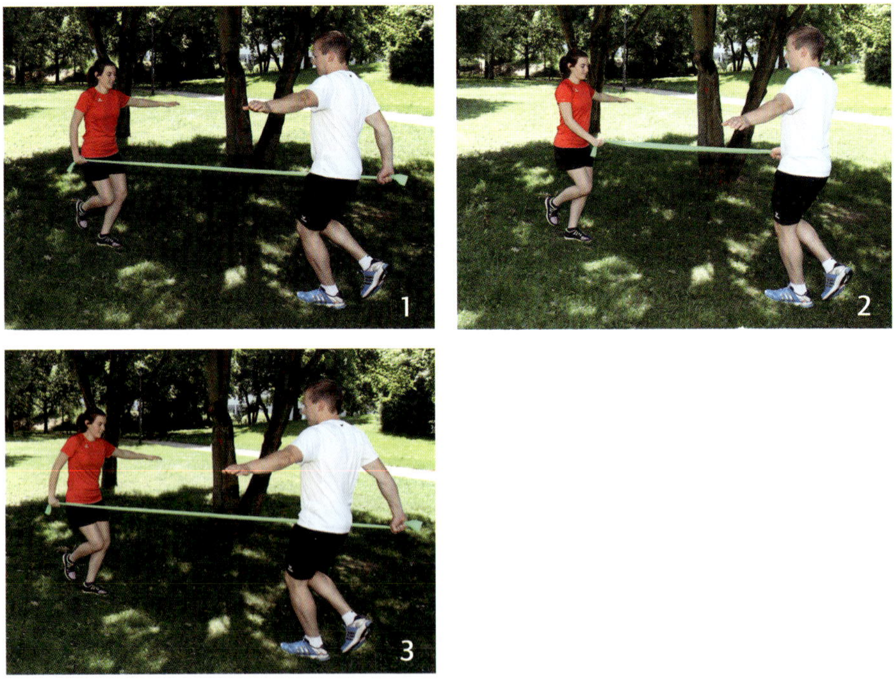

Einbeinstand mit Partner und Tube

PSÜ 2 Powerband- oder Tubeziehen im Liegestütz mit Partner

Material: ein Powerband oder ein Tube

Ziel der Übung: Ganzkörperstabilisation; Kräftigung der Armmuskulatur (Trizeps), Rückenmuskulatur (breiter Rückenmuskel) und der Bauchmuskulatur

Übungsausführung: Die Partner gehen frontal gegenüber in die Liegestütz-position, sodass sie sich anschauen können. Die Füße sind dabei breit auseinandergestellt, um im einarmigen Stütz die Stabilität zu gewährleisten. Mit dem zum Partner jeweils gegengleichen Arm wird ein Powerband oder Tube so gefasst, dass es auf Spannung ist, wenn beide Partner den Arm nach vorne ausstrecken. Nun ziehen beide Partner ihren Arm seitlich nach hinten am Körper vorbei und strecken ihn wieder nach vorne. Die Rumpfposition wird dabei gehalten!

Variation/Differenzierung:

+ Ein stärkeres Powerband oder Tube wählen.
– Ein schwächeres Powerband oder Tube wählen.

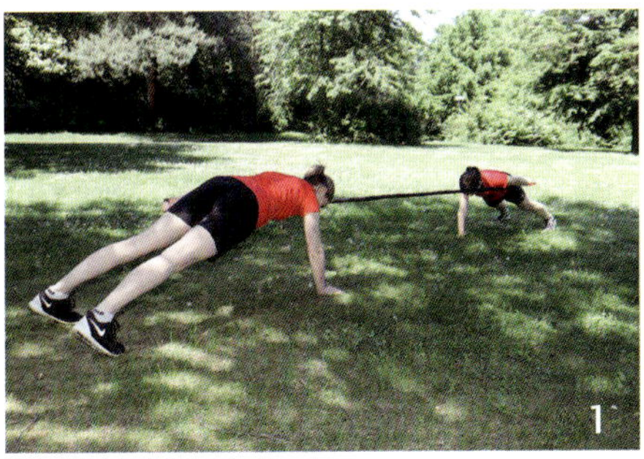

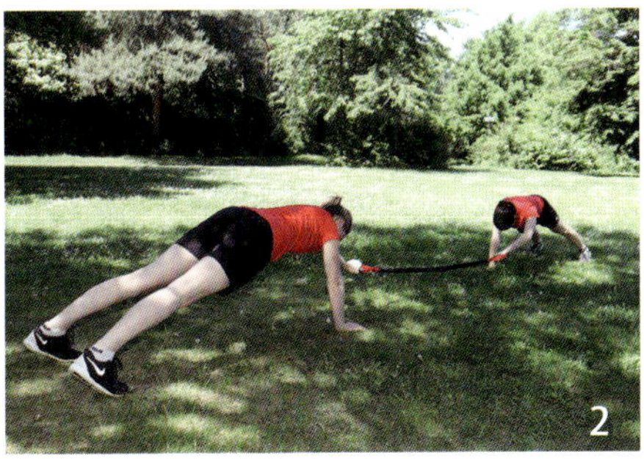

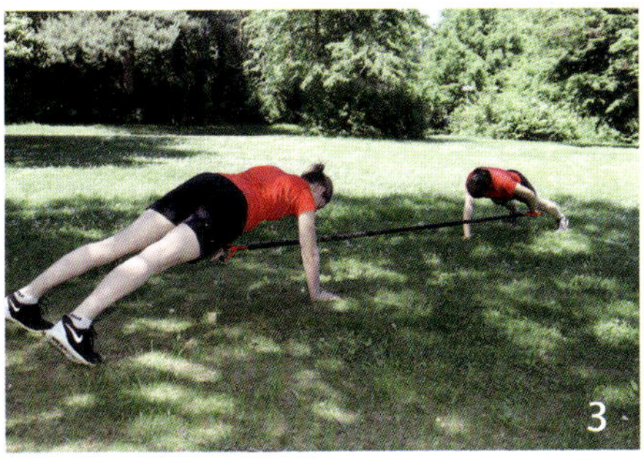

Powerband- oder Tubeziehen mit Partner im Liegestütz

PSÜ 3 Einen Medizinball zuwerfen im Sitzen mit Partner

Material: ein Medizinball, evtl. eine Gymnastikmatte

Ziel der Übung: Stabilisation des Rumpfs; Kräftigung der Bauchmuskulatur (gerade und schräge) und der Hüftbeugemuskulatur

Übungsausführung: Zwei Partner sitzen sich gegenüber und hängen sich mit den Füßen jeweils beim Partner ein. Dabei hat ein Partner die Beine innen und der andere außen. Beide richten ihre Wirbelsäule auf, spannen den Bauch an und lehnen den Oberkörper leicht nach hinten, dabei werden die Aufrichtung und die Lordose im Lendenwirbelbereich beibehalten. Nun wird ein Medizinball hin- und hergeworfen. Dabei lehnen sich die Partner beim Fangen etwas mehr nach hinten, beim Werfen kommen sie aber wieder zurück in die Ausgangsposition (Ausholbewegung). Der Bauch bleibt immer angespannt und der Rücken gestreckt!

Variation/Differenzierung:

+ Das Tempo erhöhen.
+ Einen schwereren Medizinball wählen.
– Das Tempo verringern.
– Einen leichteren Medizinball wählen.

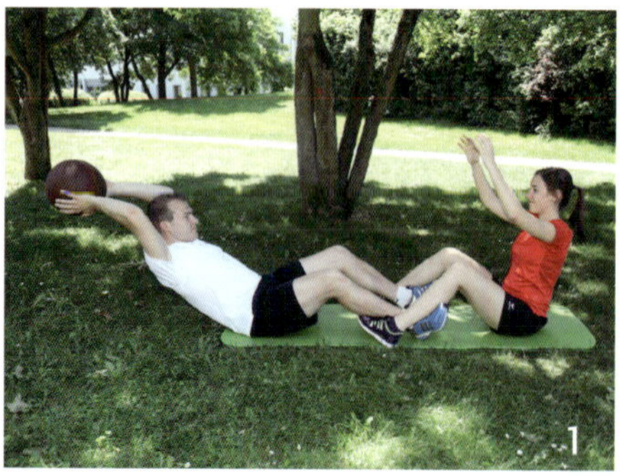

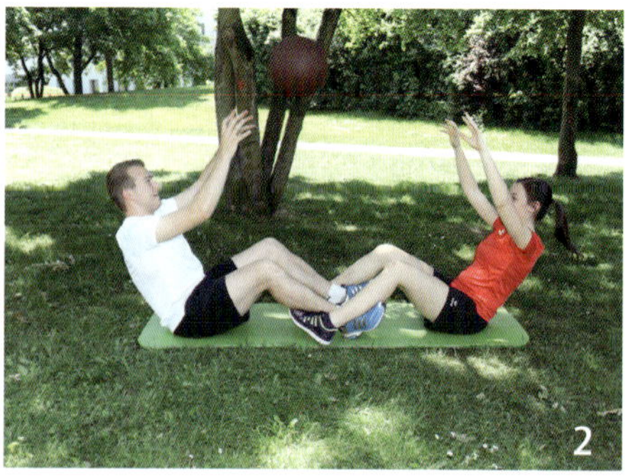

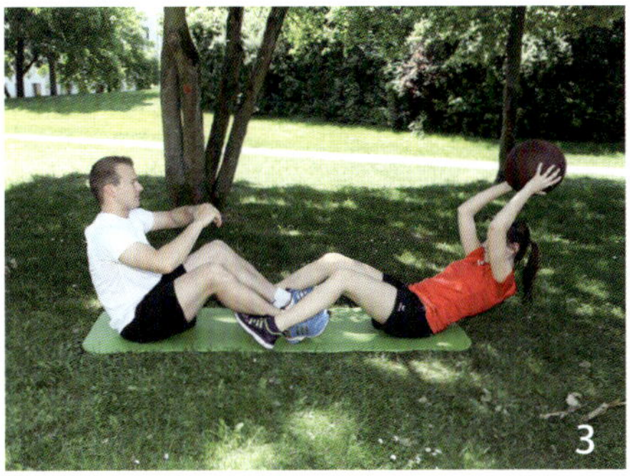

Einen Medizinball zuwerfen im Sitzen mit Partner

PSÜ 4 Die Beine kreisen im Sitzen mit Partner

Material: keines, evtl. eine Gymnastikmatte

Ziel der Übung: Stabilisation im Rumpf; Kräftigung der Bauchmuskulatur (gerade und schräge) und der Hüftbeugemuskulatur

Übungsausführung: Zwei Partner sitzen sich frontal gegenüber, beide richten ihre Wirbelsäule auf, spannen den Bauch an und lehnen den Oberkörper leicht nach hinten. Die Hände werden hinter dem Gesäß auf dem Boden abgestützt. Nun die Beine anheben und die Unterschenkel langsam umeinanderkreisen. Nach der Hälfte der Zeit die Richtung wechseln. Der Rücken bleibt gestreckt und der Bauch angespannt!

Variation/Differenzierung:

+ Die Hände vom Boden lösen.
− Sich auf den Unterarmen abstützen.

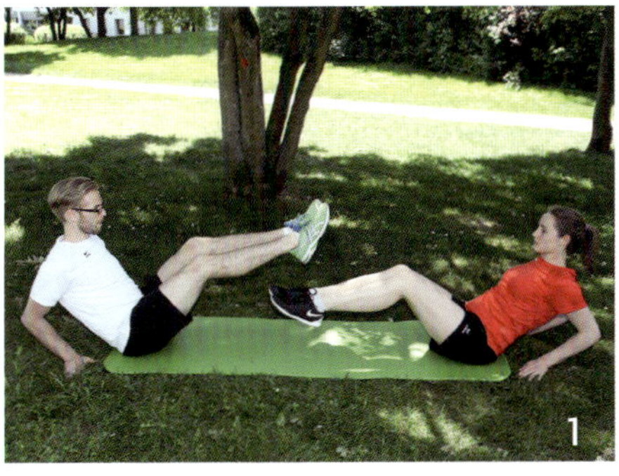

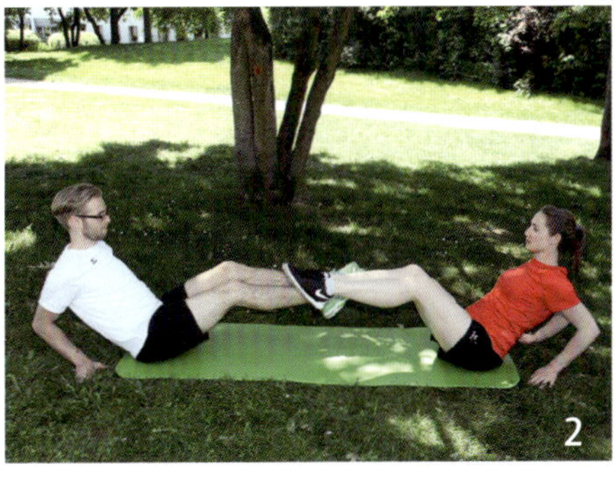

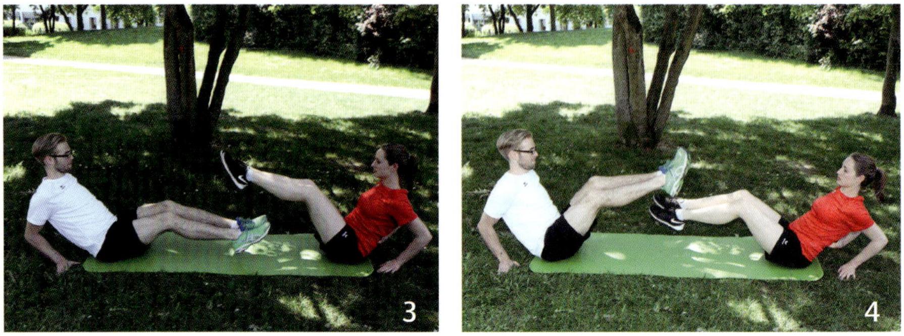

Die Beine kreisen im Sitzen mit Partner

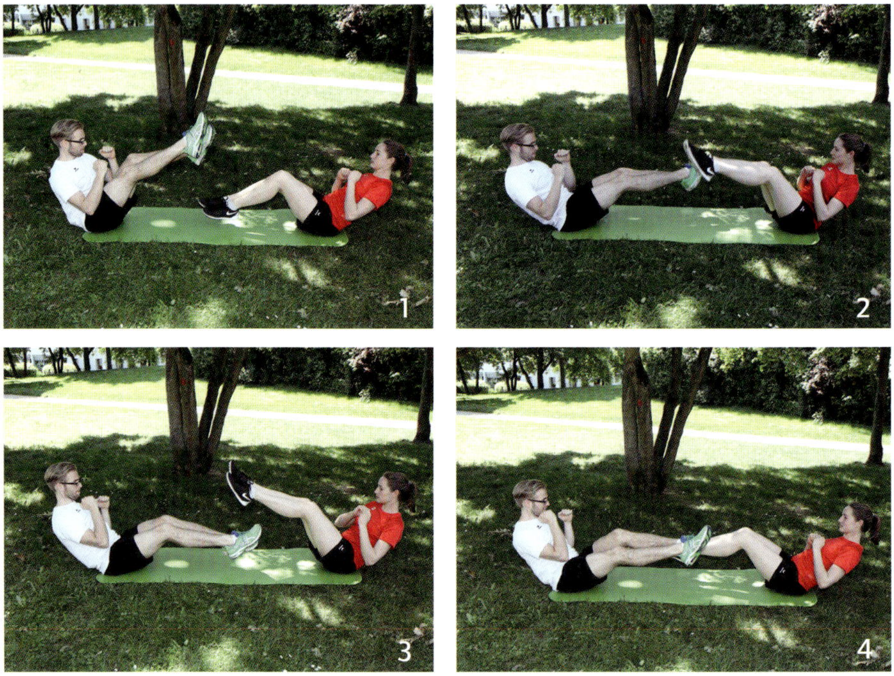

Die Beine kreisen im Sitzen mit Partner, mit den Händen vom Boden gelöst

ANHANG

1 Aktiver leben – Natursport als Fitness- und Gesundheitssport

2 Natursport und Parksport

3 *4XF Training* – stark & dynamisch

4 *4XF Outdoor FitCamp* – Philosophie und Rahmenbedingungen

5 *4XF Outdoor FitCamp* – Ablauf der Kurseinheiten

6 Der *4XF Outdoor FitCamp*-Übungspool

7 Urban Fitness

8 Partnerübungen

Anhang – Literaturverzeichnis

Anhang

LITERATURVERZEICHNIS

- Berget, A. & Krohn-Hansen, L. (2013): *Schlingentraining – Das moderne Ganzkörpertraining*. Meyer & Meyer Verlag, Aachen.
- Birkel, J. & Schneider, B. (2012): *Athletiktraining für Triathleten – Funktionelles Training für mehr Kraft, Stabilität und bessere Leistungen*. Spomedis GmbH, Hamburg.
- Bloss, C. (2009): *Die besten Leibesübungen aller Zeiten*. Knaur Ratgeber Verlag, München.
- Boyle, M. (2010): *Functional Training – Das Erfolgsprogramm der Spitzensportler*. Riva Verlag, München.
- Boyle, M. (2011): *Fortschritte im Functional Training – Neue Trainingstechniken für Trainer und Athleten*. Riva Verlag, München.
- Collins, P. (2011): *The Body Coach. Kurzhanteltraining – 200 effektive Übungen*. Meyer & Meyer Verlag, Aachen.
- Contreras, B. (2014): *Bodyweight Training Anatomie – Der vollständig illustrierte Ratgeber für mehr Kraft, Leistung und Muskelaufbau*. Copress Verlag, München.
- Cook, G. (2011): *Der perfekte Athlet – Spitzenleistungen durch Functional Training*. Riva Verlag, München.
- Ellsworth, A. (2010): *Core Training Anatomie – Der Ratgeber für anatomisch richtiges Core-Training*. Stiebner Verlag, München.

- Hammes, A., Rühl, J. & Schuba, V. (2009): Core & Stability – Sensomotorisches Training. *Ü – das Magazin für Übungsleiterinnen und Übungsleiter* (05), 9-18. Meyer & Meyer Verlag, Aachen.
- Jordan, A. & Graeber, I. (2000): *Fitness zu zweit – Partnergymnastik Dehnen und Kräftigen.* Meyer & Meyer Verlag, Aachen.
- Kafka, B. & Jenewein,O. (2012): *Functional Fitness – Einfach, effektiv, zeitsparend.* Delius Klasing Verlag, Bielefeld.
- Manocchia, P. (2007): *Die Muskelfibel – Aufbau und Funktion aller Muskelgruppen mit den besten Übungen und Workouts.* Südwest Verlag, München.
- Müller-Wohlfahrt & H.-W., Schmidtlein, O. (2007): *Besser trainieren! – Den ganzen Körper und nicht nur Muskeln stärken.* Verlag Zabert Sandmann, München.
- Naunheim, P. (1996): *Fitneß-Training ohne Trott – 700 Übungen für den dauerhaften Trainings-Spaß.* Verlag an der Ruhr, Mülheim an der Ruhr.
- Oltmanns, K. (2009): *Einer für Alles: Der Medizinball – Fitness für den ganzen Körper.* Philippka-Sportverlag, Münster.
- Pavel (2012): *Kettlebelltraining – Das Fitnessgeheimnis der russischen Spezialeinheiten.* Riva Verlag, München.
- Rühl, J. (2014): Power mit Partner (Teil I) – Die besten Workout-Übungen zu zweit. *Ü – das Magazin für Übungsleiterinnen und Übungsleiter (04)*, 5-6. Meyer & Meyer Verlag, Aachen.
- Rühl, J. & Laubach, V. (2011): *Funktionelles Zirkeltraining – Das moderne Sensomotoriktraining für alle.* Meyer & Meyer Verlag, Aachen.
- Rühl, J. (2013): Urban Fitness (Teil II) – Outdoor Fitnesstraining geht überall. *Ü – das Magazin für Übungsleiterinnen und Übungsleiter (05)*, 5-6. Meyer & Meyer Verlag, Aachen.

- Rühl, J. (2012): Urban Fitness (Teil I) – Outdoor Fitnesstraining geht überall. *Ü – das Magazin für Übungsleiterinnen und Übungsleiter (04)*, 5-6. Meyer & Meyer Verlag, Aachen.
- Rühl, J. (2013): CrossFitness 2.0 – Der Mega-Trend. *Ü – das Magazin für Übungsleiterinnen und Übungsleiter (03)*, 9-18. Meyer & Meyer Verlag, Aachen.
- Rühl, J. (2013): Dynamisches Aufwärmen – CrossFitness 2.0 *Ü – das Magazin für Übungsleiterinnen und Übungsleiter (03)*, 5-6. Meyer & Meyer Verlag, Aachen.
- Rühl, J. (2013). Die Vielfalt des Parksports – Urban Fitness & Co. *Ü – das Magazin für Übungsleiterinnen und Übungsleiter (02)*, 29. Aachen: Meyer & Meyer.
- Rühl, J. & Herrmannsdörfer, S. (2013): Original Bootcamp – Personal-Group-Training Outdoor. *Ü – das Magazin für Übungsleiterinnen und Übungsleiter (02)*, 15-18. Meyer & Meyer Verlag, Aachen.
- Rühl, J. (2013): Das Fitness-Studio im Park – Fitnessparcours 4FCIRCLE. *Ü – das Magazin für Übungsleiterinnen und Übungsleiter (02)*, 12-14. Meyer & Meyer Verlag, Aachen.
- Rühl, J. (2013): ParkSport. *Ü – das Magazin für Übungsleiterinnen und Übungsleiter (02)*, 9. Meyer & Meyer Verlag, Aachen.
- Rühl, J. (2013): Traditionelles neu entdeckt – Training mit Medizinball (Teil II). *Ü – das Magazin für Übungsleiterinnen und Übungsleiter (01)*, 5-6. Meyer & Meyer Verlag, Aachen.
- Rühl, J. (2012): *Traditionelles neu entdeckt – Training mit Medizinball (Teil I). In Ü – das Magazin für Übungsleiterinnen und Übungsleiter (06),* 5-6. Meyer & Meyer Verlag, Aachen.
- Rühl, J. (2012): Natursport Trends. *Ü – das Magazin für Übungsleiterinnen und Übungsleiter* (05), 9. Meyer & Meyer Verlag, Aachen.
- Rühl, J. (2012): Der Mega-Trend: Natursport – Vereinsangebote in freier Natur. *Ü – das Magazin für Übungsleiterinnen und Übungsleiter (02)*, 29. Meyer & Meyer Verlag, Aachen.
- Rühl, J. (2012): Functional Training – Praxis: Fitness- und Gesundheitssport. *Ü – das Magazin für Übungsleiterinnen und Übungsleiter (02)*, 12-13. Meyer & Meyer Verlag, Aachen 2012.

- Rühl, J. (2012): Mobilisation – Sanfter Stundeneinstieg. *Ü– das Magazin für Übungsleiterinnen und Übungsleiter (02)*, 6-7. Meyer & Meyer Verlag, Aachen.
- Rühl, J. (2012): Rückenpower mit Partner – Sensomotorik für das Rückentraining. *Ü – das Magazin für Übungsleiterinnen und Übungsleiter (01)*, 6-7. Meyer & Meyer Verlag, Aachen.
- Rühl, J. & Brehm, W. (2011): Fitness- und Gesundheitssport im DTB – Strategien für eine dauerhafte Bindung von Mitgliedern. *Deutsches Turnen – Das DTB-Vereinsmagazin (07/08)*, 09-11. Meyer & Meyer Verlag, Aachen.
- Rühl, J. (2011): Stabilisationstraining – Schutz für den Rücken. Teil II. *Ü – das Magazin für Übungsleiterinnen und Übungsleiter (04)*, 6-7. Meyer & Meyer Verlag, Aachen.
- Rühl, J. (2011): Stabilisationstraining – Schutz für den Rücken. Teil I. *Ü – das Magazin für Übungsleiterinnen und Übungsleiter (03)*, 6-7. Meyer & Meyer Verlag, Aachen.
- Rühl, J. (2011): Funktionelles Zirkeltraining – Functional Training (FT). *Ü – das Magazin für Übungsleiterinnen und Übungsleiter (02)*, 9-18. Meyer & Meyer Verlag, Aachen.
- Rühl, J. (2011): Kräftigung Outdoor – Gymnastik für den Natursport. *Ü – das Magazin für Übungsleiterinnen und Übungsleiter (07)*, 7. Meyer & Meyer Verlag, Aachen.
- Rühl, J. (2009): Grundpositionen – Training der Körperhaltung. *Ü – das Magazin für Übungsleiterinnen und Übungsleiter (05)*, 6-7. Meyer & Meyer Verlag, Aachen.
- Rühl, J. (2009): Natursport - Frische Luft im Überfluss. *Ü – das Magazin für Übungsleiterinnen und Übungsleiter (02)*, 9-10. Meyer & Meyer Verlag, Aachen.
- Rühl, J. (2009): Aktiver Leben – Natursport als Gesundheitssport. *Ü – das Magazin für Übungsleiterinnen und Übungsleiter (02)*, 6-7. Meyer & Meyer Verlag, Aachen.
- Rühl, J. (2009): Funktionelles Stabilisationstraining – Functional Training (Teil II). *Ü – das Magazin für Übungsleiterinnen und Übungsleiter (01)*, 6-7. Meyer & Meyer Verlag, Aachen.
- Rühl, J. (2008): Ausdauerzirkel – Zirkeltraining (Teil II). *Ü – das Magazin für Übungsleiterinnen und Übungsleiter (04)*, 6-7. Meyer & Meyer Verlag, Aachen.

- Rühl, J. (2008): Physische Gesundheitsressourcen – Stärkung von physischen Ressourcen im Gesundheitssport. *Ü – das Magazin für Übungsleiterinnen und Übungsleiter (03)*, 9-18. Meyer & Meyer Verlag, Aachen.
- Rühl, J. (2008): Ausdauerzirkel – Zirkeltraining (Teil I). *Ü – das Magazin für Übungsleiterinnen und Übungsleiter (03)*, 6-7. Meyer & Meyer Verlag, Aachen.
- Rühl, J. (2008): Sensomotorisches Training – Grundlagen. *Ü – das Magazin für Übungsleiterinnen und Übungsleiter (01)*, 10-11. Meyer & Meyer Verlag, Aachen.
- Rühl, J. (2008): Sensomotorisches Training – Die Chance für mehr Gesundheit und Fitness. *Ü – das Magazin für Übungsleiterinnen und Übungsleiter (01)*, 9. Meyer & Meyer Verlag, Aachen.
- Rühl, J. (2008): Partnerübungen zum Training der stabilisierenden Rumpfmuskulatur. *Ü – das Magazin für Übungsleiterinnen und Übungsleiter (01)*, 6-7. Meyer & Meyer Verlag, Aachen.
- Rühl, J. (2007): Geh- & Laufschule (Teil 2). *Ü – das Magazin für Übungsleiterinnen und Übungsleiter (05)*, 6-7. Meyer & Meyer Verlag, Aachen.
- Rühl, J. (2007): Geh- & Laufschule (Teil 1). *Ü – das Magazin für Übungsleiterinnen und Übungsleiter (04)*, 6-7. Meyer & Meyer Verlag, Aachen.
- Rühl, J. (2007): Mobilisation in der Aufwärmphase. *Ü – das Magazin für Übungsleiterinnen und Übungsleiter (01)*, 6-7. Meyer & Meyer Verlag, Aachen.
- Rühl, J. & Schuba, V. (2003): *Funktionelles Fitnesskrafttraining.* Meyer & Meyer Verlag, Aachen.
- Thömmes, F. (2014): *Funktionelles Mattentraining – Die besten Bodenübungen und -programme für das Fasziensystem, die Core-Muskulatur, den Beckenboden und Ihre Balance.* Copress Verlag, München.
- Thömmes, F. (2014): *Schlingentraining – Effektives und sanftes Bodyweight-Training für den ganzen Körper.* Copress Verlag, München.

- Verstegen, M. & Williams, P. (2007): *Core Performance – Das revolutionäre Workout Programm für Körper und Geist.* Riva Verlag, München.
- Walter, M. (1991): *Spiel und Sport an jedem Ort – Spielsammlung für Vereins-, Schul- und Freizeitsport.* Verlag Christina Walter, Schorndorf.
- Walter, M. (2000): *Sport ohne Reue – Übungssammlung für Vereins-, Schul- und Freizeitsport.* Verlag Christina Walter, Schorndorf.

Bildnachweis

Titel und Aufmacherseite: Thinkstock/iStock

Fotos: Martin Meyer, Jörn Rühl

Seite: 140, Thinkstock/Image Source

Lektorat: Dr. Irmgard Jaeger

Layout: Cornelia Knorr

Cover: Sannah Inderelst

Umschlaggestaltung und Satz: Sannah Inderelst